蔡 威 **主编**

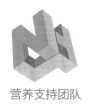

营养支持团队

儿科
临床营养支持

Clinical Nutrition in
Pediatric Practice

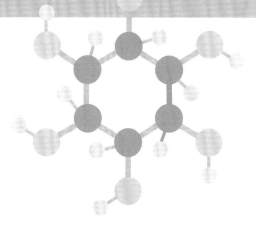

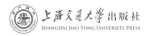
上海交通大学出版社
SHANGHAI JIAO TONG UNIVERSITY PRESS

内容提要

本书为儿科临床营养支持的专业图书,涵盖了国内外最新的学术观点和应用技术,共分为两篇。第一篇为总论,包括临床营养学概述、儿童营养状态评定、肠内肠外营养支持以及母乳与儿童疾病防治等;第二篇为各论,包括新生儿营养支持、危重患儿营养支持以及各类疾病患儿的营养支持应用原则和方法等。相关内容来源于国内儿科临床营养支持团队多年的实践经验,同时结合了国际上相关领域最新的研究进展。

本书适合广大儿科医生、临床营养师和医学生参考阅读。

图书在版编目(CIP)数据

儿科临床营养支持/蔡威主编.—上海:上海交通大学出版社,2019〔2022 重印〕
ISBN 978 - 7 - 313 - 21291 - 7

Ⅰ.①儿…　Ⅱ.①蔡…　Ⅲ.①儿科学—临床营养
Ⅳ.①R720.5

中国版本图书馆 CIP 数据核字(2019)第 091551 号

儿科临床营养支持

主　　编:蔡　威
出版发行:上海交通大学出版社　　　　　地　　址:上海市番禺路 951 号
邮政编码:200030　　　　　　　　　　　电　　话:021 - 64071208
印　　制:苏州市越洋印刷有限公司　　　经　　销:全国新华书店
开　　本:710mm×1000mm　1/16　　　印　　张:16
字　　数:266 千字
版　　次:2019 年 6 月第 1 版　　　　　印　　次:2022 年 8 月第 3 次印刷
书　　号:ISBN 978 - 7 - 313 - 21291 - 7
定　　价:158.00 元

编　委　会

主编　蔡　威　上海交通大学医学院附属新华医院

编委（按姓氏笔画排序）

　　万燕萍　上海交通大学医学院附属仁济医院

　　王　莹　上海交通大学医学院附属新华医院

　　方伯梁　首都医科大学附属北京儿童医院

　　石杰如　复旦大学附属儿科医院

　　汤庆娅　上海交通大学医学院附属新华医院

　　李在玲　北京大学第三医院

　　汪　健　苏州大学附属儿童医院

　　张晓敏　上海交通大学医学院附属仁济医院

　　张　婷　复旦大学附属儿科医院

　　张　蓉　复旦大学附属儿科医院

　　陆丽娜　上海交通大学医学院附属新华医院

　　洪　莉　上海交通大学医学院附属上海儿童医学中心

　　钱素云　首都医科大学附属北京儿童医院

　　徐　秀　复旦大学附属儿科医院

　　唐维兵　南京医科大学附属儿童医院

　　黄　瑛　复旦大学附属儿科医院

　　曹　云　复旦大学附属儿科医院

　　龚四堂　广州市妇女儿童医疗中心

　　董　萍　复旦大学附属儿科医院

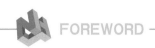

前　言

　　研究显示,合理规范的营养支持可以促进疾病康复,改善临床结局,有些疾病的营养支持甚至是拯救生命的重要措施。在这一过程中,营养支持团队(nutrition support team,NST)是规范院内营养支持不可或缺的一部分,它是由医师、营养师、药剂师和护士等组成的多学科协作小组,其目标是为患者提供合理而有效的营养支持。

　　与西方发达国家相比,我国的临床营养发展起步较晚。在临床营养,尤其是儿科临床营养领域,相关人才的培养相对落后,目前主要是由临床医师且主要是普通外科和消化科医师在推动和引领这一学科的发展。我国正规的营养师培养工作虽在 20 世纪就有零星院校开展,但总体上不成规模和体系。同时,我国尚缺乏针对儿科临床营养系统的、成熟的教材。

　　近年,随着国内小儿外科、小儿消化科、新生儿科、小儿重症医学科等对临床营养学应用的重视,中国的儿科营养得到了快速发展。自上海交通大学医学院附属新华医院和附属上海儿童医学中心分别于 1995 年和 1998 年成立了儿科NST 以来,迄今已经有 40 多家医院筹建或正式设立了临床营养科及相关技术团队。儿童专科医院中的住院患儿营养筛查、营养评估和营养干预也日渐得到重视。

　　为了能对儿科临床营养支持有一个系统性的阐述,为 NST 的培训提供科学的依据,中华医学会肠外肠内营养学分会儿科学组组织了包括临床营养、小儿外科、小儿消化、危重症、新生儿、儿童保健等多个领域的权威专家,编撰成《儿科临床营养支持》一书。本书涵盖了国内外最新的学术观点和应用技术,共分为两篇。第一篇为总论,包括临床营养学概述、儿童营养状态评定、肠内肠外营养支持以及母乳与儿童疾病防治等;第二篇为各论,包括新生儿营养支持、危重患儿营养支持以及各类疾病患儿的营养支持应用原则和方法等。

本书可以作为儿科 NST 的教材,用于各儿童医院临床营养科及相关科室的营养师和临床医生的综合性营养支持的培训,或结合不同的专业需求开展有针对性的培训。本书充分考虑了儿科临床营养的特殊性和实用性,在每一个章节前,标注了该章节的学习目的,分为"了解""熟悉"和"掌握",可以有针对性地进行学习。同时,本书还对如何开展营养相关的临床科研做了独到的介绍。

参与编写本书的编者都来自临床一线,他们把日常工作中的体会和心得融入了图书的编写过程中,以期和同行分享,在此对他们的无私付出表示感谢。期望本书能够为我国儿科临床营养工作的开展起到一定的促进作用。本书在编写过程中,还借鉴引用了部分国内外同行的科研成果,已在参考文献中标注,在此致以衷心的感谢。

在本书的策划和组织实施过程中,还得到了来自各领域专家和雀巢健康科学的支持,感谢他们为此作出的贡献。

编者
2019 年 5 月

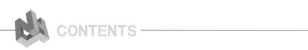

目　　录

第二篇　各论 99

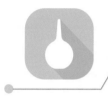

  第 一 篇 总 论

- 临床营养学概述
- 营养支持专业团队建立的意义及其运作
- 住院患儿的营养筛查和评定
- 肠内营养支持的途径、制剂选择及并发症防治
- 肠外营养支持的途径、制剂选择及并发症防治
- 营养失衡对机体的影响
- 母乳库与母乳捐赠
- 如何做好临床科研

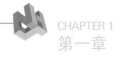

第一章

临床营养学概述

╾╾╾ 学习目的 ╾╾╾

掌握 国内外营养支持团队的发展及现状。

熟悉 我国儿科临床营养支持的发展过程。

了解 临床营养学的发展历史。

一、临床营养学的形成与发展

在临床医学发展史上,人们对于患者营养状态好坏与疾病的治疗效果和转归关系的认识是明确而肯定的。饥饿本身就是一种疾病状态,严重者将导致死亡。如果一名患者在 1 个月内体重急剧减轻达 20% 以上,不管其原发病如何,都可以因营养衰竭而死亡。因此,对有营养不良的患者如何开展科学合理的营养支持治疗显得格外重要,有人将临床营养支持技术作为 20 世纪的重要医学进展之一。临床营养主要指肠内营养(enteral nutrition,EN)和肠外营养(parenteral nutrition,PN,又称静脉营养)。近代临床营养学的发展始于 20 世纪中期。1952 年,法国外科医师 Robert Aubaniac 首先成功地完成中心静脉置管技术,为肠外营养支持治疗解决了高渗葡萄糖输入的途径问题。1959 年,美国哈佛医学院外科的 Francis Moore 教授首先提出热量与氮的合适比值为 150 kcal(628 kJ,1 kcal＝4.184 kJ)∶1 g 的理论,并阐明了外科患者在应激状态下的一系列代谢变化,这些研究成果为营养支持治疗奠定了理论基础。同时,随着制药工业的发展,也先后生产出可供静脉输注的水解蛋白(1939 年)和结晶氨基酸(1940 年)。1961 年,瑞典 Arvid Wretlind 教授发明的大豆油脂肪乳剂"Intralipid"成为很好的静脉用能量物质。至此,近代临床营养学的发展时机已经成熟。1967 年,美国的 Dudrick 和 Wilmore 等在美国外科年会上报告了 6 例通过腔静脉插管接受了没有脂肪乳剂的肠外营养支持的患者,这是美国有关肠外营养的最早报告。1968 年,Dudrick 和 Wilmore 等分别报道了应用全肠外营养的动物实验及临床研究结果,证明该方法可以明显改善临床结局,在当时获得了广泛关注,开创了肠外营养的先河。1969 年,Randall 受宇航员饮食启发,将化学成分明确的配方膳(即要素膳)用于患者,也发展了近代的肠内营养学。

我国临床营养学的起步首先开始于北京协和医院在 1978 年全国第九届外科年会上率先报道的《静脉营养治疗外科重症患者临床应用》。1979 年,北京协和医院、复旦大学附属中山医院(以下简称中山医院)及南京军区总医院先后在国内杂志《中华外科杂志》和《上海医学》上发表了静脉营养应用的论文。南京军区总医院邹忠寿和黎介寿教授于 1981 年在《中华小儿外科杂志》上发表了《小儿全静脉营养疗法的氮平衡研究》,这是国内第一篇关于儿科应用静脉营养的论文。1988 年,上海第二医科大学附属新华医院(现在上海交通大学医学院附属新华医院,以下简称新华医院)在《中华小儿外科杂志》上发表的《经周围静脉全肠道外营养在新生儿外科的应用》,这是国内第一篇静脉营养在新生儿应用方面的论文。20 世纪 70—90 年代,上海、北京、天津等制药企业与三地的临床医师合作开展了氨基酸注射液仿制和临床应用研究,也有企业开展了国产中心静脉导管、三腔输液袋和输液泵的研制。20 世纪 80 年代,瑞典和中国合资生产了全套静脉营养产品(现属华瑞制药有限公司),为其在我国的推广应用提供了保障。为了更合理地管理和应用临床营养,1995 年,新华医院和上海第二医科大学附属瑞金医院(现上海交通大学医学院附属瑞金医院,以下简称瑞金医院)率先在国内医院内成立可独立行政运行的临床业务科室,即临床营养中心(后改为临床营养科),负责全院住院患者的临床营养工作,包括营养需求会诊、查房、制订营养支持方案、随访以及营养咨询门诊等。2000 年后,随着国内国民经济的高速发展和医疗水平的快速提升及国内一线城市和省会城市对临床营养的逐渐重视,许多医院相继成立了临床营养科,但总体发展仍很不平衡。除北京和长三角、珠三角等地区相对发展得更快外,其他地区的开展有限,关键问题是缺乏相关的高级人才和合格的营养师队伍。

我国临床营养学的学术团体起源于中华医学会外科学分会,于 1985 年开始酝酿。1990年,在南京正式成立中华医学会外科学分会营养支持学组,由南京军区总医院的黎介寿教授(现中国工程院院士)任组长,北京协和医院蒋朱明教授和中山医院吴肇光教授分别任副组长,成立后每两年召开1次学术会议。至2004年12月,由蒋朱明、王宝胜、刘一宁、陆召麟、蔡威5位教授发起成立了中华医学会肠外肠内营养学分会(Chinese Society for Parenteral and Enteral Nutrition,CSPEN),逐步开始每年召开1次年会,至今已召开了12届。参加人员体现了多学科特色,主要包括普外科、消化内科、神经内科、重症监护病房(ICU)、烧伤外科、小儿外科、小儿消化科、小儿重症医学科、新生儿科、临床营养科、药剂科等科室的医师以及营养师、护士等,参加人数已超过3 000人,会议的学术水平也不断提高。2011年,在上海成立了中华医学会肠外肠内营养学分会儿科学组,并且每年开展学术会议,加强与中华医学会儿科学分会消化学组的合作。2016年,在青岛成立了中华医学会儿科学分会临床营养学组,同年又成功举办了首届中国小儿胃肠病、肝病和营养学术会议。

我国的临床营养人才培养相对落后,目前主要是由临床医师(且主要是普外科和消化科医师)在推动和引领这个学科的发展。我国正规的营养师培养工作虽在20世纪就有零星院校开展,但不成规模和体系。直到21世纪开始逐渐有院校设立营养学或食品与营养学专业,招收本科学历学生,但缺乏资格水平考试认证。中国营养学会从2016年起,在上海试点注册营养师考试工作成功的基础上,于2017年在全国五省市高校(首都医科大学、上海交通大学、中山大学、吉林大学、四川大学)开展这项工作。在学会引领、严格管理、专人负责的基础上,这项工作逐渐被国内外同行认可。目前正有条不紊地推进这项工作的发展,努力扩大注册营养师队伍,提升注册营养师的国内外影响力,为我国临床营养学的发展和健康中国相关政策的实施做出应有的贡献。

二、国内外营养支持团队的发展及现状

医院内要做好临床营养管理应该有专业团队,国际上通用的做法是建立营养支持团队(nutrition support team,NST)或临床营养科,由它们负责管理整个医院患者的营养问题。这种模式既有利于住院患者的全面营养管理,又有利于营养支持技术的规范化应用。

良好运作的NST至少会有以下几方面的益处:①降低营养支持过程中的CVC相关感染以及机械性和代谢性并发症的发生率。②实施合理有效的营养

支持,可改善临床预后,降低住院患者的医疗费用,为医院节省开支。③在疾病诊断相关分组(diagnosis related group system,DRGS)医疗费用支付系统中起到积极的作用。④有利于开展家庭营养支持(home nutrition support,HNS),降低医疗保险费用的支出。因此,医院 NST 需要设立为患者提供合理、有效和安全的临床营养支持的目标以及与之相对应的任务,具体详见相关章节。

一个正规而典型的 NST 应该是多学科的,主要由医师、营养师、药剂师和护士组成。同时可包括社会工作者、呼吸疾病治疗专家、医院的行政管理人员以及上述专业到 NST 轮转的受训者等。这将有利于为患者提供合理、全面而有效的营养支持服务,有利于 NST 的不断发展,完善营养支持的理论和方法。有关 NST 中各成员的岗位职责内容详见相关章节。

遗憾的是,目前中国医院内除少数发达地区的临床营养科发展较完善外,绝大多数医院还没有完整的体制运作机制,这与我国临床营养的专业队伍发展落后及医院领导和管理部门对临床营养的认识不足有关。但随着医疗体制的改革与深入发展,在各相关学术团体的积极推动下,我国临床营养学的全面发展有望在不远的未来赶上或超过发达国家水平。

20 世纪 80—90 年代,美国 NST 快速增长。经过了近 40 年的不断发展,NST 的基本组织构架也随着不断增加的临床需求日益丰富和完善,主要包括医师、注册营养师(registered dietician,RD)、营养技师、药剂师、护士、心理治疗师、职业治疗师(occupational therapist,OT)、社会工作者(social worker)以及到 NST 轮转的受训者等。在完成院内疾病营养有效管控的基础上,出院后的家庭肠外或肠内营养护理及随访、长期肠外或肠内营养管饲后的进食行为建立、患儿及家长的心理辅导等工作内容的不断改善都成为 NST 关注的重心。据近期的报道,现 500 张床位以上的医院拥有 NST 的比例已相当高。而在欧洲各国,NST 的组建差异很大,如英国教学医院 NST 的拥有率已达 37%,但在德国却仅有 5% 左右。

在儿科领域,包括美国洛杉矶儿童医院(Children's Hospital Los Angeles,CHLA)、辛辛那提儿童医院医疗中心(Cincinnati Children's Hospital Medical Center,CCHMC)、波士顿儿童医院(Boston Children's Hospital,BCH)和麻省总医院附属儿童医院(MassGeneral Hospital for Children,MGHfC),均有成熟的 NST。作为全美排名第一的儿童医院,BCH 临床营养支持团队的运作已非常成熟,属于集中管理运作模式,营养师团队的人员配置也最为完善。另外,

BCH 营养中心还参与肠康复中心(center for advanced intestinal rehabilitation,CAIR)的组建和发展。总之,目前的 NST 已经融入多学科团队中,不仅提升了临床医疗的整体观和完善性,还促进了医-教-研的同步发展。而 CHLA、CCHMC 和 MGHfC 这 3 家医院属于分散会诊制模式,临床营养管理的标准化诊疗路径通常由消化/肝病/营养中心牵头制订,各科室配备专门的注册营养师支持常规营养工作的开展,如有疑难病例则请消化/肝病/营养中心会诊。

随着国内临床营养支持在临床的快速开展,新华医院、瑞金医院、上海第二医科大学附属仁济医院(现上海交通大学医学院附属仁济医院,以下简称仁济医院)、北京协和医院等分别在 20 世纪 90 年代中后期率先成立了临床营养科,由来自临床科室的主任级医师担任负责人。而南京军区总医院和中山医院也早已依托在外科下成立了临床营养管理小组和研究中心,采用分散管理体系并已收到良好效果。NST 通过近 20 余年的学科发展,上述医院的 NST 人员也在积极参与特殊疾病如短肠综合征(short bowel syndrome,SBS)、炎症性肠病(inflammatory bowel disease,IBD)、慢性代谢性疾病和外科减肥手术等的多学科合作,使营养干预在这些疾病的治疗中发挥了应有的作用。中国台湾地区的许自齐于 2000 年报道台湾地区有合格 NST 的医院达 60 家,全民健保局只根据学会认可的 NST 给予肠外营养付费。据不完全统计,中国内地目前有医院27 587 家(其中公立医院 13 069 家,民营医院 14 518 家),至今拥有名副其实的NST 包含肠内、外营养全面管理的医院不超过 100 家。近期一项在全国 49 所三级综合性医院的问卷调查结果显示,有 11 家(22%)医院的临床营养科室开展了肠外营养支持,而其余医院的营养科仅开展肠内营养、营养门诊和膳食管理,无法对患者进行非常完整而连续性的营养管理。

我国儿科领域的 NST 团队分别于 1995 年和 1998 年在新华医院和上海儿童医学中心成立。自 2011 年 3 月在 CSPEN 的支持下正式成立以来,儿科营养学组正积极推进着各地儿童专科医院 NST 的建设工作。迄今我国拥有儿童专科医院 99 家,有 NST 者 18 家,拥有率为 18%。另有 20 余家儿童专科医院筹建或正式设立了临床营养科或相关技术团队。目前儿科 NST 工作开展得非常具有规模和正规的有 6～7 家。2014 年 5 月,新华医院在原有 NST 的基础上成立了小儿消化营养科,并具有独立床位,接受小儿肠衰竭的整体住院治疗,开展多学科的联合医疗管理模式,取得了非常好的成效。但各家医院 NST 运作的状况差异很大,2017 年来自 19 所儿科床位数超过 500 张的三级甲等医院的调查结果显示,NST 团队的建立促进其临床营养支持更加规范化,同时也增进了与临床科室在临床医疗工作中的合作力度。主要表现为提高了临床医生对营养支持的重视(12 家),认识到营养支持对临床治疗起到至关重要的作用(10 家);使患儿康复加快、住院时间缩短、住院费用降低、手术并发症减少、再入院次数减少(6 家);肠内营养治疗规范化提高(5 家);促进多学科临床营养交流(5 家);逐步建立营养筛查制度,促进早期干预(2 家);减轻临床工作负担(2 家),培养青年营养医师(1 家)。但也有医院遇到一些问题和困难,主要表现为临床医生认识不足,关注度不高(7 家);无疾病营养治疗方案和治疗规范的指导(5 家);临床营养科的构建尚不成熟(5 家);营养科与临床科室跨学科间合作存在难度(3 家);营养筛查较难广泛开展(3 家);出院后营养随访较难开展(2 家);没有合适的肠内营养置管器材(1 家);交流学习机会不够(1 家);缺乏营养管理软件(1 家);医院资源投入不足(1 家)等。

三、关于国内外营养支持团队的教育和培训

在美国,营养委员会的资格考试大纲为临床营养医师的教育提供了最精确的基础教材,而营养研究生计划是临床培训的最佳方法。当然,培训临床营养医师最普通的办法是积累临床经验,补充研究生课程,参加专题报告会、临床研讨会、科学会议以及每年 1 次的美国肠外肠内营养学会(American Society for Parenteral and Enteral Nutrition,ASPEN)、ASPEN 设在各州的分会以及已成立的营养支持团队(NST)提供的培训课程。ASPEN 成立于 1975 年,其官方杂志是 *Journal of Parenteral and Enteral Nutrition*,创刊于 1978 年。

为了适应在营养支持治疗过程中对药剂师及其专业知识日益增长的需求,美国健康系统药剂师协会(American Society of Health-System Pharmacists,ASHSP)、ASPEN 和药物治疗专业委员会共同发起成立了临床营养支持药剂师专业。1992 年第一次进行了该专业的资格考试。1988 年,美国建立了临床营养支持营养师资格认定制。1988 年,3 件事的发生确定了临床营养支持护士成为一个法定的临床专业:①《临床营养支持护士核心课程》一书的出版;②国家临床营养支持资格认定委员会开始举办临床营养支持护士资格考试;③ASPEN 出版了《临床营养支持护士的工作标准》。

欧洲肠外肠内营养协会(European Society for Parenteral and Enteral Nutrition,ESPEN)也于 1978 年成立,其官方杂志是 *Clinical Nutrition*。迄

今，ESPEN 已每年连续召开年会共 39 届，尤其是最近 10 年来，中国专家参加 ESPEN 的人员越来越多，积极投稿参加交流和学习，从中也获得了不少营养专业知识的新进展信息，年轻临床 NST 人员也会通过参加会议前的终身学习（life long learning，LLL）继续教育培训课程来提高专业知识和技术。

中国在 2004 年成立了 CSPEN，迄今已成功举办了共 12 届年会，近年也在会前开设国家级继续教育课程，为年轻医生和营养师提供学习和培训机会。分会成立以来，随着各临床专业对临床营养支持的认识不断提高，在分会下面已逐渐设立儿科、消化、肿瘤、老年、药剂和护理等 6 个学组和 6 个协作组，使临床营养技术向更精准的方向发展。另外，在中国营养学会的带动下，也推动了中国注册营养师制度的建立，为向我国 NST 团队提供专业素质过关的人员创造了条件。ESPEN 的继续教育指定教材 Basics in Clinical Nutrition 已经连续三版被翻译成中文，也为我国的临床营养支持提供了很好的参考和学习条件。

在儿科领域，欧洲最先于 1968 年成立了欧洲小儿胃肠病、肝病和营养协会（European Society for Paediatric Gastroenterology, Hepatology and Nutrition, ESPGHAN），并在法国巴黎召开首届年会，以后每年 1 次的年会也为从事儿科临床营养相关领域的医师、营养师等提供了非常好的机会。迄今已召开了 50 届年会，其官方杂志为 Journal of Pediatric Gastroenterology & Nutrition。北美洲小儿胃肠病、肝病和营养协会（North American Society for Pediatric Gastroenterology, Hepatology and Nutrition, NASPGHAN）的第 1 届年会于 1978 年与 ESPGHAN 在法国巴黎联合举办。世界小儿胃肠病、肝病和营养协会（World Society for Pediatric Gastroenterology, Hepatology and Nutrition, WSPGHAN）的第 1 届年会于 2000 年 8 月与 ESPGHAN 在美国波士顿合并召开。CSPEN 于 2004 年成立后，旗下的儿科学组于 2011 年 5 月正式成立。在这之前的 2005 年，由中华医学会下的新生儿内外科和营养学专业学者组成的协作组制定了《中国新生儿营养支持临床应用指南》，首次规范了我国危重新生儿临床肠内外营养支持的应用。随后，儿科学组在 2008 年制定了《中国儿科肠内和肠外营养支持临床应用指南》，涵盖了整个儿科人群的临床应用规范。在全球医学快速发展的趋势下，于 2013 年对《中国新生儿营养支持临床应用指南》进行了更新，这更加规范了新生儿这类特殊人群的营养支持和治疗的临床应用。上述一系列发展和成果均获得国际认可。2015 年，CSPEN 又被邀请与 ESPGHAN、欧洲临床营养与代谢学会和欧洲儿科研究学会合作，共同完成国际上发布的《儿科肠外营养指南（2016 版）》的制订工作。我国儿科学组还在进一步推动 NST 在全国范围的组建和发展,联合企业定期开展相关的培训、专题报告会、临床研讨会和临床病案分享等学术活动,更深入地提升我国儿科临床营养支持的规范化和合理化。因此,本教材的更新编写和计划的专业培训也积极为促进临床 NST 的建设和发展提供了有力的帮助。

（蔡　威　汤庆娅）

 参 考 文 献

［1］蒋朱明,于康,蔡威. 临床肠外与肠内营养［M］. 2 版. 北京:科学技术文献出版社,2010.

［2］吴肇汉. 实用临床营养治疗学［M］. 上海:上海科学技术出版社,2001.

［3］Fischer JE. Surgical nutrition［M］. Boston:Little,Brown and Company,1983.

［4］Tucker HN,Miguel SG. Cost containment through nutrition intervention［J］. Nutr Rev,1996,54(4 Pt 1):111 - 121.

［5］Sriram K,Cyriac T,Fogg LF. Effect of nutritional support team restructuring on the use of parenteral Nutrition［J］. Nutrition,2010,26(7 - 8):735 - 739.

［6］Ceniccola GD,Araújo WMC,de Brito-Ashurst I,et al. Protected time for nutrition support teams:What are the benefits［J］. Clin Nutr ESPEN,2016,16:36 - 41.

［7］欧洲儿科胃肠肝病与营养学会,欧洲临床营养与代谢学会,欧洲儿科研究学会,等. 颜伟慧,吴江、王莹、等译. 儿科肠外营养指南(2016 版)推荐意见节译［J］. 中华儿科杂志,2018,56(12):885 - 896.

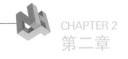

营养支持专业团队建立的意义及其运作

临床营养支持技术的诞生不仅是人类科学技术发展的成果,更是临床医学实践和医学观念不断进步的体现,并随之不断地发展而变得越来越完善。危重患者通常存在营养储备的消耗和重要脏器功能不全的双重打击,在临床实施中,能量和营养素的需求往往很难得到真正的满足,大多数迅速发展为蛋白质-热卡营养不良,严重影响疾病预后。小儿因其病理生理的特殊性,对营养支持的需要明显不同于成人,对能量和营养素成分的要求更高。因此,当患儿存在营养风险或营养不良时,应尽最大努力积极提供合理的营养监控和营养支持,同时又需考虑到脏器功能对能量、营养素和液体供给量的耐受度。鉴于营养不良、不合理或不规范的营养支持所产生的严重临床与经济后果,有必要在较大规模的医疗机构建立一个训练有素的、具有专业技能的、多学科的营养管理团队或部门〔如营养支持团队(NST)〕,对患者进行系统的营养状况识别、营养支持方案的制订与实施以及并发症的监管等,使患者获得全方位的营养管理。NST 的组建一方面为了满足个体健康维护、疾病康复和国家医疗卫生技术发展等社会需求,另一方面是为了降低住院患者营养不良的发生率、规范患者临床营养管理以及有效管控不合理的医疗成本支出等。当前,医院发展对 NST 的需求也十分迫切。

一、组建营养支持团队的必要性

医院组建营养支持团队(NST)的原因不外乎以下几个方面:①迄今为止,住院危重患儿还是存在很高的营养不良发生率以及由此产生的严重不良后果;②需对住院患儿进行营养风险筛查和营养评价,制订并实施营养医疗计划,监测耐受性和并发症,以便能及时调整营养支持方案并可正确决定何时结束营养支持等,这些决策的制订只有经过专业培训、掌握临床营养支持的理论知识、精通它的实践和操作的人员才能胜任;③在肠外营养支持过程中仍存在过高的与导管相关的败血症、胆汁淤积性肝损的发生率,需要积极设法攻克和防治;④在肠内营养支持过程中,相关的操作规范和安全监护也是成功营养支持的关键,需要专业团队的监管和培训;⑤临床营养支持的医学理论和方法在不断发展和完善中,这对临床医护人员也提出了更高的专业化要求;⑥避免和减少因营养不良增加和不合理使用营养支持所导致的过高的医疗费用,需组织和运行良好的营养支持团队,有益于医疗服务质量的提升,并可获得良好的社会和经济效益。

近年来,美国、英国、丹麦、波兰和巴西等国家也在医院如何优化 NST 组成、家庭营养支持和养老机构的营养支持及其管理上做了一些涉及经济效价比的研究,尤其是在家庭营养支持和养老机构中配备 NST 专业团队体现出了良好的医疗经济效价比的优势。如波兰在进行家庭肠外营养(home parenteral nutrition,HPN)支持时,主管医生的肠外营养处方经常会违反药物配伍原则,以往都是进行频繁的营养混合液的稳定性测试来保证其安全性。通过 NST 对配方的分组优化,可减少人员和经费的浪费,大大提高 HPN 的成本效益和质量。波兰的另一研究显示,由专业 NST 团队处方的优化改良的家庭肠内营养配方大大减少了再次入院人数和住院时间,优化管理后的这些患者在医院治疗的人均年费用从764.65 美元降至 142.66 美元。同样,在英国,通过配备家庭肠内营养小组的有效管理,也使家庭管饲患者再住院次数减少,不仅降低了医院转运成本,还降低了管饲喂养成本,使管饲相关的并发症如管道堵塞等发生的频率明显减少,在经济效价比上也取得明显成效。

二、营养支持团队的目标与任务

组建营养支持团队(NST)的目标是为需要营养干预的患者提供合理而有效的营养支持并获得良好的临床结局,包括正确的营养风险筛查,识别出患者是否存在营养不良或发生营养不良的风险;对患者进行科学而精准的营养评价,为其制订合理的营养支持方案;保障营养支持的安全规范及合理有效的实施。

为达成以上目标,NST 的工作职责和范围包括:①规范营养支持工作。制订适合本医疗机构肠内和肠外营养支持应用的规章制度、政策和使用程序,设计规范的会诊单、配方单、监测单和巡视单。②负责对管辖的全部患者进行营养风险的筛查,并对存在营养风险的患儿进行会诊和全面的营养及代谢评价,为那些需要肠内或肠外营养支持的患者提供与营养支持相关的医疗服务。③对营养支持进行质量控制,有计划地对接受营养支持的患者进行每日的监测和查房,及时调整营养支持的方案并处理在营养支持过程中出现的各种问题和并发症。④承担对医护工作者进行营养支持知识的教育和培训,对患者及其家属进行营养支持知识的宣教和指导等工作的责任,包括为临床医生、护士、营养师和药剂师等医护人员开设一系列的专业讲座和在职培训课程,鼓励住院医师到 NST 部门轮转实习,撰写和印发一些宣教材料给医护工作者、患者及其家属。⑤进行营养支持的研究工作来推动学科的发展,不断发展和完善营养支持的理论和方法;进行营养和代谢支持方面的监护及用来评价营养疗效敏感指标的研究,使营养支持的效率和安全性不断提高。⑥探索进行家庭营养支持计划,包括对患者及其家属进行教育和培训,制订出院后的营养支持计划,对患者进行随访和营养监测等。⑦开设营养门诊,提供营养咨询,治疗营养失衡并对患者进行随访。

三、国内外营养支持团队的组成构架和现状比较

一个正规而典型的营养支持团队(NST)应该是多学科的,主要由医师、营养师、药剂师和护士组成,同时还可包括社会工作者、到 NST 轮转的受训者以及医院行政管理人员等。这将有利于为患者提供合理、全面而有效的营养支持服务,有利于 NST 的不断发展,也有利于进一步完善营养支持的理论研究和实践制度。

1. NST 的规模

1991 年,ASPEN 对 1 680 所床位超过 150 张的医院的调查结果显示:NST人员超过 6 名的占 34%,5~6 名的占 29%,1~4 名的占 37%。2017 年,对我国19 个具有 NST 的三级甲等医院(床位均超过 500 张以上,其中 15 家为儿童专科医院)的调查结果显示:NST 规模>20 人 4 家(占 21%),15~20 人 8 家(占42%),10~15 人 4 家(占 21%),5~10 人 3 家(占 16%)。

2. NST 的负责人

通常 NST 的负责人由医师来担任。1991 年,在被 ASPEN 调查的 487 家医院已成立的 NST 中,由医师担任负责人的共 292 家(60%),由营养师担任负责人的共 52 家(11%),由药剂师担任负责人的共 32 家(7%),由护士担任负责人的共 13 家(3%),由其他专业人员担任 8 家(2%),另有 83 家(17%)则无负责人。我国 2017 年调查的上述 19 家医院结果显示:NST 负责人均由医师担任,其中来自消化科 8 家(占 42%)、外科 4 家(占 21%)、营养科 4 家(占 21%)、ICU 3 家(16%)。

3. NST 的人员结构

国外 NST 的医师中 62% 是外科医师,31% 是消化科医师。这样的比例也并不让人感到意外,因为第一篇有关住院患儿营养不良状况的研究报告、第一篇有关成功静脉高营养应用的论文均出自外科医师之手,早年多届 ASPEN 的主席也都是外科医师。但近几年国外各学科对营养支持的认识有很大提高,ASPEN 和 ESPEN 的主席常由非外科医师担任,而围手术期和消化道功能不全的患者仍是营养支持的主要对象。我国 2017 年对上述 19 家医院的调查显示,NST 成员的专业分布为:外科 22%,消化科 20%,儿科重症监护病房(PICU) 15%,新生儿重症监护病房(NICU)12%,营养科 9%,血液科 7%,儿保科 6%,内分泌 3%,其他包括心内科、肾内科、药剂科、护理和管理层等合计为 6%。

四、营养支持团队各类成员的职责

1. 临床营养医师的职责

(1)担当营养支持团队(NST)的负责人,并指导 NST 的运作。

(2)解释与营养支持有关的医学咨询。

(3)对患者进行营养评价,包括确认病史、进行体检、复习实验室报告。

(4)汇总小组其他成员提供的信息和建议,以完善营养支持和监测计划。

(5)对医疗计划的制订及实施承担最终的责任。

临床营养医师应该具备的条件:①对营养素在健康和疾病情况下的不同代谢特点应该十分了解;②知道营养不良在病理生理和临床上的所有不同的表现形式;③具有处理一些其他疾病的临床经验。

2. 营养师的职责

(1)对住院患者进行营养风险筛查及指导,以识别高风险患者。

（2）对有风险的患者进行营养评价。

（3）决定膳食和肠内营养的热卡和营养素的需要量。

（4）根据膳食配方配制饮食并负责管饲营养配方的选择及配制。

（5）监测并记录热卡和营养素的摄入量。

（6）监测喂饲情况。

（7）为包括肠内营养的产品、价格及喂饲营养的配方在内的膳食营养问题提供咨询服务。

3. 护士的职责

（1）对营养支持过程中的护理工作进行监测。

（2）对营养支持输入设备（静脉导管、喂饲管等）的护理进行监测。

（3）对患者、家属以及其他护士进行宣教并提供咨询服务。

4. 药剂师

（1）参与静脉营养液的配制。

（2）对静脉营养液进行质量检验。

（3）就与药物相关的问题（如药物与营养素的相互作用、合适的给药方法、药物与肠内或肠外营养液的配伍）提供咨询。

（4）监测与完全肠外营养（total parenteral nutrition，TPN）相关的数据。

（5）参与发展和保持具有高效益-低成本的营养支持配方。

五、营养支持团队的组织管理形式和运作模式

（一）组织管理与运作模式

1. 美国模式

目前临床营养支持团队（NST）的管理与运作模式在美国大致分为两类，一种是集中管理体系，一种是分散会诊体系。

（1）集中管理体系：成立一个独立的、负责承担整个医院患者营养医疗服务的部门，即建立一个由医师、营养师和护士组成的营养/代谢支持专门病房，包括CVC 的置入和护理、实施肠外肠内营养支持以及出院后的家庭营养支持计划。该体系对全院所有需要接受营养支持的患者直接负责，病房的全部管理工作均由专门医疗小组负责，如涉及其他疾病或问题，则需通过会诊得到治疗或解决。

该体系的优点在于：①管理较为严格；②肠内和肠外营养支持的并发症发生率较低；③在营养支持实施过程中发生相关并发症后易于得到有效的预防和

控制。

其缺点在于：①与其他科室人员接触较少，因而在一定程度上限制了信息与技术的交流；②设立单独病房需要有更多的空间和人员规模；③全面医疗与整体护理水平会受到不同程度的影响；④患者有时不易接受。

（2）分散会诊体系：成立一个营养管理委员会或营养咨询小组，或肠内、肠外营养核心小组。在整个医院范围内，NST 成员对住在各病房的患者进行肠内、肠外营养会诊与治疗，主要运作模式是进行会诊和最初的营养评价，向提出会诊的医生提供有关营养支持的配方及监测的建议，并且每周对患者的营养治疗进行 3 次评估，但最后做决定、承担责任的还是主管床位的医生。患者的整体治疗、护理与管理工作仍由其所在病区自己的主治医师和护士负责，NST 仅提供营养会诊意见。

该体系的优点在于：①全面医疗及整体护理较好；②涉及的科室及领域较多，人员与技术的合作和交流机会较多；③不需单独病房，节省了空间和人员；④患者和其他科室医护人员易于接受。

其缺点主要有：①营养治疗的整体管理相对不严；②对并发症的监测与控制相对不利。

上述两种运作模式的主要区别在于：前者可以在对患者的医疗中保持最大程度的连续性，并最大限度地减少并发症的发生；而后者则有利于主管床位的医生更多地参与对患者的医疗，有利于将营养支持的观念和原则传授给医疗小组中的其他住院医生和医学生。当然，这种差别不是绝对的，更不是对立的，通过完善的运作制度完全可以将两者的优点集中在一起。1996 年，美国克利夫兰诊所（Cleveland Clinic）NST 的 Ezra Steiger 报道，该院 NST 于 1975 年成立的时候是以会诊制模式运作的。1983 年，由于美国开始实施 DRG 医疗费用支付系统，该院为了降低医疗费用而成立了药品及治疗管理委员会。结果经该委员会调查发现，NST 的 TPN 不正确使用率为 11%，而其他部门的 TPN 不正确使用率为 51%。在该委员会的建议下，医院管理委员会规定：凡是应用 TPN 及氨基酸溶液，必须经 NST 会诊同意。在该规定颁布前，该院每月配制的 TPN 数为 2 800 袋，颁布 1 年后减少为每月 1 200 袋。这说明集中管理模式大大减少了不合理的营养支持，明显降低了医疗费用。

2. 欧洲模式

在欧洲，NST 日常组织工作模式有以下 4 种：

（1）一个专门的营养管理小组，进行日常查房，对住院患者进行营养风险筛查和营养评价，发现有营养支持指征的患儿，即给予营养支持治疗。但营养支持的好处很有可能因为其他治疗的需要而被掩盖甚至造成不良后果。因此，如果需要足够的决定权，NST 必须与可做决定的临床医师密切合作。

（2）一个专门的营养管理小组，具有自己的床位，一旦患者需要特殊营养支持（如 SBS 等慢性肠道功能障碍患者）就可转到这里。这样做的好处是可以保证营养支持治疗的完善实施，但缺点是涉及其他专业治疗的限制，需要通过会诊方式来完善治疗的全面性。

（3）兼具第（1）、（2）条的两种功能，既有自己的病房接受需要专门营养治疗的患者，又接受其他病区的会诊邀请，提供营养治疗服务。

（4）NST 则又进了一步，不仅管理所有患者的营养问题，还参与医院政策的制定，拥有表决权，对全院工作人员进行必要的相关培训等。NST 成员加入到医院管理者范畴，由膳食科、临床医师、营养师、护士、药剂师共同组成营养应用指导委员会，监督从膳食营养到肠内肠外营养治疗等各方面的实施情况。

最后应强调指出的是，具体选择哪种运行模式和管理体系，需根据各个医疗机构的自身特点决定。当然，这两种模式不是绝对的，更不是对立的，无论采用何种方式，其基本管理原则是一致的，即营养支持的安全需得到确保，通过完善的运作制度完全可以将两者的优点集中在一起。

（二）NST 管理和运作的要素和注意事项

（1）挑选具有良好的业务素质和合作品格的人组建 NST。

（2）NST 人员应该充满自信，充满旺盛的精力与活力，具有很强的适应能力和调整能力，具有良好的敬业和奉献精神。组员需要团结互助，懂得团队的重要性。

（3）NST 人员不仅要精通业务，还要懂得交流和沟通技巧，善于与专科医师、医院行政、医疗、药品管理、护理等部门进行交流和沟通，获取他们对 NST 的理解、支持与帮助，避免与专科医生及其他 NST 外部人员发生争执与矛盾。

（4）制定明确的 NST 工作目标和任务，明确每个组员的工作职责和范围，制定 NST 的工作纪律和考核制度。

（5）NST 人员要有耐心，要从简单的、经过周详考虑的计划开始，避免不切实际。

（6）NST 应该提供每周 7 天的营养支持和咨询服务。

（7）NST 必须每天对需要接受营养治疗的患者进行随访、查房和监测，每天就患儿的医疗问题与专科医师进行交流，按时和及时在病历上记录患儿的病情变化、营养支持的情况和方案的调整。

（8）要充分应用网络信息系统的强大功能进行日常医疗资料的查询、医嘱制订及相关的统计工作，包括病史资料和实验室数据的查询、会诊记录和营养医嘱下单、配方中营养药物的领取和费用查询以及与营养相关的工作量统计等。目的不仅在于了解 NST 自身的运作情况变化，也是为了证明自身的临床和经济价值，并有利于科研统计。

（9）为小组成员及其他医护人员积极提供有计划的进修深造和继续教育。

（汤庆娅 蔡 威）

参考文献

［1］Standards for Nutrition Support：Hospitalized Patients. The American Society for Parenteral and Enteral Nutrition ［J］. Nutr Clin Pract，1995,10(6)：208 - 219.

［2］Sizer T. Standards and guidelines for nutritional support of patients in hospitals ［EB/OL］. ［2012. 12. 21］https：//www. bapen. org. uk/resources-and-education/education-and-guidance/clinical-guidance/standards-and-guidelines-for-nutritional-support-of-patients-in-hospitals.

［3］Sriram K，Cyriac T，Fogg LF. Effect of nutritional support team restructuring on the use of parenteral nutrition ［J］. Nutrition，2010,26(7 - 8)：735 - 739.

［4］Klek S，Szybinski P，Sierzega M，et al. Commercial enteral formulas and nutrition support teams improve the outcome of home enteral tube feeding ［J］. JPEN J Parenter Enteral Nutr, 2011,35(3)：380 - 385.

［5］Beck AM，Gøgsig Christensen A，Stenbæk Hansen B，et al. Study protocol：Cost-effectiveness of multidisciplinary nutritional support for undernutrition in older adults in nursing home and home-care：cluster randomized controlled trial ［J］. Nutr J，2014,13：86.

［6］Pietka M，Watrobska-Swietlikowska D，Szczepanek K，et al. Nutritional support teams：The cooperation among physicians and pharmacists helps improve cost-effectiveness of home parenteral nutrition（HPN）［J］. Nutr Hosp，2014,31(1)：251 - 259.

［7］Dinenage S，Gower M，van Wyk J，et al. Development and evaluation of a home enteral nutrition team ［J］. Nutrients，2015,7(3)：1607 - 1617.

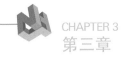

CHAPTER 3
第三章

住院患儿的营养筛查和评定

===学习目的===

掌握 营养评定的常用方法及其局限性。

熟悉 营养筛查的原则和常用住院患儿营养筛查工具。

了解 营养不良对临床结局的影响,各类疾病营养不良的发生率以及住院患儿营养状况对疾病预后影响的重要性。

　　住院患儿营养不良主要指蛋白质、能量摄入不足引起的营养不足。充足的营养不仅是维持机体生存的基础,也是儿童生长发育的基本要素。然而无论是发达国家还是发展中国家,疾病状态下住院患儿营养不良的现象仍普遍存在。儿童时期,许多疾病如慢性腹泻、恶性肿瘤或外科手术等,均会引发营养不良,影响预后。一些国际性的大宗病例报道认为大多数儿童的死亡原因与营养不良相关,在死亡危险因素中,营养不良的相对危险度较高。儿童疾病相关的营养不良(disease-associated malnutrition)造成的原因可能有营养素的丢失、能量消耗的增加、营养物质摄入减少或营养素合成利用途经改变等。

　　关于住院患儿营养不良发生率的报道,绝大多数研究是根据体格测量的结果。据国外发达国家报道,住院患儿疾病相关性营养不良总体发生率在 6%～51%。不同疾病间营养不良的发生率也各不相同:神经系统疾病为 40%,感染性疾病为 34.5%,囊性纤维化为 33.3%,心血管疾病为 28.6%,肿瘤性疾病为 27.3%,消化系统疾病为 23.6%。如果同时合并多种系统疾病,营养不良发生率可高达 43.8%。2015 年,欧洲最新发表的一项多中心研究(14 家医院,$n=$

2 400)表明,根据体重指数(body mass index,BMI)<$-$2标准差(SDS)的诊断标准,住院患儿入院时营养不良的发生率为7%(4.0%~9.3%),其中婴儿和1~2岁儿童发生率较高,分别为10.8%和8.3%。国内研究多为单中心研究,或者是同一地区不同家医院的多中心研究,缺少覆盖全国范围的多中心大样本流行病学研究数据结果。

营养筛查(nutrition screening)、营养评定(nutrition assessment)与营养治疗(nutrition therapy)是临床营养干预(nutrition intervention)的3个关键步骤。儿科营养状况和生长发育较成年人更应受到重视。有研究进一步表明,住院期间,20%~50%患儿的营养状况会继续恶化。因此临床需要快速、简便、准确的营养筛查工具,对入院患儿快速完成营养不良风险的筛查,并在住院期间能定期复查,以提高临床医师对住院患儿营养状况的重视程度,使需要营养干预的患儿及时得到营养支持治疗。

一、营养筛查

营养筛查是指通过判断个体是否已有营养不良或有营养不良的风险,以决定是否需要进行详细的营养评定的一种简易方法。应注意的是,营养不良风险与营养风险在内涵上有区别。营养风险这一概念来自ESPEN提出的营养风险筛查2002(NRS 2002)工具,以Kondrup为首的专家组在基于128个随机对照临床研究的基础上,明确"营养风险"的定义为"现存的或潜在的、与营养因素相关的、导致患者出现不利临床结局的风险"。营养不良风险筛查的关注点在于判断发生营养不良的可能性存在与否。基于现有的儿科营养筛查工具的目标,尽管有些工具的名称包含"营养风险",但本质上还是在于筛查营养不良的风险,而非筛查营养风险。营养不良不仅基于较低的体重或身高,同时也要考虑是否存在近期饮食摄入不足和近期疾病状态,这些指标也可反映营养不良,尤其对那些入院时体重尚处于正常范围的患儿。

(一)营养筛查工具介绍

迄今为止,有超过70种营养筛查工具问世,营养筛查在成人中已得到普遍应用。在儿科领域,近15年来,不同国家陆续出台了多个针对儿科的营养筛查工具,如儿科营养风险评分工具,儿科主观全面营养风险评定,儿科营养不良评估的筛查工具,营养状况和生长发育风险筛查工具,儿科Yorkhill营养不良评分工具,简易营养筛查工具和儿科数字化测量营养不良风险筛查工具等,以下逐一简述。

1. 儿科营养风险评分工具

2000 年，Sermet-Gaudelus 等提出儿科营养风险评分工具（pediatric nutritional risk score，PNRS），并在法国一家医院的儿科病区首次使用。该工具针对 296 例年龄＞1 个月的患儿，入院后 48 h 内完成评估，内容包括饮食情况（是否达到推荐量的 50％）、疼痛、消化系统症状（包括呕吐、腹泻等）和疾病严重程度等。根据收集资料评分，结果判断分为低（0 分）、中（1～2 分）、高（≥3 分）风险 3 组。提出如果患儿处于中、高风险组则需采取不同层面的营养干预。Sermet-Gaudelus 等认为，这种采用综合评分的方法能很好地预测营养不良的风险，建议常规采用该工具对患儿入院时进行营养风险筛查。然而，评分工具需详细记录入院 48 h 的膳食，因过于烦琐和费时使其应用受限，直到 2006 年仍未在法国普及推广。

2. 儿科主观全面营养风险评定

2007 年，加拿大学者 Secker 和 Jeejeebhoy 将适用于成人的主观全面评价法（subjective global assessment，SGA）经过修正改良后，提出了儿科主观全面营养风险评定（subjective global nutritional risk assessment，SGNA），适用于 31 天～18 岁的患儿。内容包括近期身高体重变化、父母身高、有无基础疾病、膳食调查（进食种类、数量，固体和液体食物比例等）、胃肠道症状（包括恶心、呕吐、腹泻、进食情况等）、生理功能状况以及皮脂肌肉消耗程度（主要根据体检和体格测量结果判断）。然后综合上述几方面指标评估营养风险程度，分别为营养良好、轻中度营养不良和重度营养不良。但 SGNA 很大程度上依赖评定者对有关指标的主观判断，还需要回顾大量既往史，较费时费力，不能满足快速临床筛查的目的。

3. 儿科营养不良评估的筛查工具

McCarthy 等在 2008 年提出并于 2010 年修正的儿科营养不良评估的筛查工具（screening tool for the assessment of malnutrition in pediatrics，STAMP），适用于 2～17 岁患儿。内容包括三大参数：临床诊断和营养不良相关风险判断、住院期间膳食摄入调查及身高体重的测量和评价。评分标准：每项最高 3 分，总分 4～5 分为高度风险，2～3 分为中度风险，0～1 分为低度风险。随后 STAMP 在英国、西班牙包括国内部分医院得到有效性的验证，被认为是较为可靠的筛查工具。

4. 营养状况和生长发育风险筛查工具

2009 年,荷兰学者 Hulst 等发表的营养状况和生长风险筛查工具(screening tool for risk of nutrition and status and growth,STRONGkids),内容包括 4 个方面:营养不良主观评估、疾病相关营养不良风险评估、营养摄入和丢失情况(摄入减少、腹泻、呕吐)、体重丢失和增长情况。评分标准:每项最高 2 分,总分 4~5 分为高度风险,1~3 分为中度风险,0 分为低度风险。该筛查工具首次在荷兰 44 所医院内 424 例 >1 个月的患儿中成功应用,根据标准评分,结果分为低、中、高风险,并发现 62% 的儿童存在营养不良风险。存在高风险的儿童比无风险者 WHZ 评分更低,发生急性营养不良的比例更高,且住院时间延长。因其操作简便,耗时短,被多位学者推荐应用于临床。

5. 儿科 Yorkhill 营养不良评分工具

2010 年,英国人 Gerasimidis 等提出了儿科 Yorkhill 营养不良评分工具(pediatric Yorkhill malnutrition score,PYMS),适用于 1~16 岁儿童。筛查分 4 个方面,包括 BMI、近期体重变化、近期(过去 1 周)膳食情况、预计当前疾病对营养状况的影响。每项最高 2 分,总分 1 分提示中度营养不良风险,≥2 分则表示存在高风险。Gerasimidis 对该工具进行了多项临床验证,发现与作为金标准的全面营养评估(包括膳食调查、人体测量、营养相关生化指标、能量需要等)相比,Kappa 系数为 0.46。而护士和营养师评分者间一致性比较的 Kappa 系数为 0.53,一致性水平中等,说明其具有较好的临床可靠度和适用性。2014 年,Wonoputri 等人验证发现,以 SGNA 为参考标准,PYMS 较 STAMP 及 STRONGkids 具有更高的可靠性。

6. 简易营养筛查工具

2014 年,澳大利亚学者 White 提出了简易营养筛查工具(simple pediatric nutrition screening tool,PNST),包括 4 个方面的问题:近期体重是否有体重丢失,最近几个月内是否体重增加,最近几周是否有饮食摄入减少,患儿目前是否消瘦或肥胖。若 2 个及 2 个以上的问题回答"是"则考虑存在营养不良的风险。该工具和 STRONGkids 一样不涉及人体测量,不耗时,操作简便。

7. 儿科数字化测量营养不良风险筛查工具

2015 年,希腊学者 Karagiozoglou-Lampoudi T 提出了儿科数字化测量营养不良风险筛查工具(pediatric digital scaled malnutrition risk screening tool,PeDiSMART)。通过 4 个方面进行评估:①根据体重 Z 值评分得到营养状况的评

价;②营养摄入水平;③影响膳食摄入的症状;④疾病整体的影响。每一项评分为 0～4 分。考虑到年龄越小,营养不良发生率越高,<1 岁的患儿有 2 分的调整范围,总分为 0～18 分;轻、中、重度营养不良风险分别为 0～5 分、6～8 分、>8 分。

(二)营养筛查工具评价

大多数国外出台的儿科营养筛查工具如 STRONGkids、PYMS 和 STAMP 均是基于 ESPEN 提出的营养筛查工具的原则开发构建的,即反映实际的营养状况(身高和体重)、体重的变化情况、疾病状况对营养状况的影响和饮食摄入情况。有些营养筛查工具则是从成人营养筛查工具改良而来的,如 SGNA。由于不同的筛查工具设计有不同的筛查目的和适用范围,如何选择合适的营养筛查工具仍然困扰着临床工作者。

就儿科筛查工具的筛查目标而言,除了 SGNA 和 PNRS 工具外,其余均在入院时即可完成。所有的筛查工具均以识别是否需要营养干预为目的,其中 PeDiSMART、PYMS、STAMP 和 SGNA 工具还具备营养评估的功能,可评估儿童住院时的营养状况,而 STRONGkids 和 PNST 则不具备,因为这两项工具均不包含体格测量,仅通过筛查者的主观经验判断患儿是否有营养不良。PeDiSMART、PYMS、STRONGkids 和 PNRS 工具一样,可预测无营养干预下的临床结局。

目前认为,评价一项筛查工具的临床有效性(usefulness)应具备 4 项基本原则:实用性(practicality)、可重复性(reproducibility)、一致性(concurrent)和预测效度(predictive validity)。决定筛查工具效度的好坏,重要的是要考虑灵敏度(sensitivity)和特异度(specificity),以便能对筛查结果准确的分类。灵敏度反映筛查工具正确识别营养不良或营养风险的概率,即真阳性率。特异度反映筛查工具正确识别未发生营养不良或营养风险的概率,即真阴性率。关于金标准的选择仍有争议(见表 3-1)。

表 3-1 营养筛查工具评价

作者,年份	筛查工具	灵敏度/%	特异度/%	阳性预测值/%	阴性预测值/%	一致性(Kappa 值)	金标准
Gerasimides, 2010	PYMS	59	92	47	95	$K = 0.46$(与金标准比) $K = 0.53$(评分者间)	综合营养评定

（续表）

作者,年份	筛查工具	灵敏度/%	特异度/%	阳性预测值/%	阴性预测值/%	一致性（Kappa 值）	金标准
McCarthy,2012	STAMP	70	91	54.8	94.9	$K = 0.541$（与金标准比） $K = 0.921$（评分者间）	综合营养评定
Wong,2012	STAMP	83.3	66.6	78.1	73.6	$K = 0.507$（与金标准比） $K = 0.752$（评分者间）	综合营养评定
Huysentruyt 2013	STRONGkids	69 71.9	48.4 49.1	10.4 11.9	94.8 94.8	$K = 0.66$（评分者间） $K = 0.61$（评分者间）	HFA＜－2SD WFH＜－2SD
Wonoputri,2014	PYMS STAMP STRONGkids	95.31 100 100	76.92 11.54 7.7	83.56 58.2 57.14	93.02 100 100	$K = 0.348$（与金标准比） $K = 0.018$（与金标准比） $K = 0.028$（与金标准比）	SGNA（急性营养不良）
White,2014	PNST	89.3 77.8	66.2 82.1	22.5 69.3	98.4 87.6	/	BMI ≤－2SD SGNA

注：WFH,身高别体重；HFA,年龄别身高；BMI,体重指数

论筛查工具的便捷性,STRONGkids 由于不包括体格测量,所以相对花费的时间较少,平均为 3～5 min,仅 0.4％患儿花费时间超过 5 min,被认为操作简便、实用性强。而 STAMP 需 10～15 min 完成。然而也有人认为,在临床实践中,身高和体重本身是临床常规监测的指标,不会过多增加临床工作者的负担,因此建议将体格测量包含在营养筛查评分中。

营养不良包括营养不足和营养过剩两个概念,几乎所有的儿科营养筛查工具只考虑了营养不足的问题。PNST 工具虽包含营养过剩的筛查,然而其准确性似乎不令人满意。考虑到儿童超重和肥胖的发生率较以往明显增高,全面的儿科营养筛查工具应包含这方面的筛查。

由于合适的营养干预能影响临床结局,如住院天数或并发症的发生等,因此入院时对临床结局的预测能力,可能是一项营养筛查工具最有价值的部分,即预测效度高,将证明早期营养干预具有成本效益比。评价一种筛查工具的临床预测有效性,需观察经该工具筛查阳性的患者接受治疗后,能否改善临床结局。NRS 2002 是唯一以发现医院内哪些患者可通过营养支持改善结局为目标的筛查工具。目前还没有一项儿科营养筛查工具完成预测效度的检验,即通过营养支持对有营养不良风险患儿的临床结局是否会产生影响。我们不能认为所有营养不良或有营养不良风险的住院患儿均能从营养支持中获益。某些患儿因疾病本身对病程产生巨大影响,营养支持带来的益处可能并不明显。仅基于观察性研究所获得的工具,其筛查阳性结果不足以反映对不良结局的预测。因此,国际上至今仍没有对儿科营养筛查工具的推荐达成共识。

(三)营养筛查工具的应用

近十年来,国际上关于住院患儿营养不良风险的发生率屡见报道,但由于使用的营养筛查工具及研究人群的不同,故发生率存在一定的差异,且研究的结果大多来自小样本的研究。2000 年,法国 Sermet 等人通过 PNRS 筛查工具对法国一家儿童医院来自不同科室的 296 名患儿进行营养不良风险的筛查,发现约44.3%患儿存在高度营养不良的风险,约 40.9%患儿存在中度营养不良的风险。2010 年,Geradimidis 等人应用 PYMS 筛查工具,调查发现约 13.8%患儿存在高度营养不良风险($n=247$)。2011 年,Hulst 等人用 STRONGkids 工具对住院患儿进行评分,结果显示 8%患儿存在高度风险,54%患儿存在中度风险。2012 年,西班牙学者 Lama 等人用 STAMP 对 250 名患儿进行营养筛查发现,48.4%患儿存在营养不良的风险。2014 年,澳大利亚学者 White 等应用PNST 筛查结果表明,295 名住院患儿中 37.6%存在营养不良风险。同年,新西兰学者 Moeeni 等人用 STRONGkids 筛查发现,162 名患儿中 84%存在营养不良的风险(护士执行)。土耳其学者 Durakbaşa 等人对儿外科患儿同样应用STRONGkids 筛查发现,35.7%患儿存在中/高度营养不良的风险。2015 年,希腊学者 Karagiozoglou-Lampoudi 等提出并应用 PeDiSMART,对 500 名住院儿童评分,结果 6.6%患儿存在高度营养不良风险,26%存在中度风险。南京市儿童医院采用 STRONGkids 工具对住院患儿进行营养风险筛查,发现 1 325 名住院患儿约 9.1%存在高度营养风险,43.3%存在中度营养风险。同时,南京市儿童医院的研究证实心脏疾病、呼吸疾病和血液及肿瘤疾病居高度营养不良风险发生率前三位。此外,婴儿相较其他年龄段儿童,其营养不良风险发生的比例较高。Cameron等人对先天性心脏病患儿调查发现,1岁以内患儿营养不良的发生率高达80%,显著高于其他年龄段的儿童(18%)。婴儿期生长发育迅速,而自身能量储备少、消化吸收功能不完善,吸收不良,易患肠炎等消化道感染性疾病。同时,婴儿疾病谱多为发育畸形或慢性消耗性疾病,如反复发作的肺炎易影响食欲,导致摄入减少,增加了婴儿住院期间营养不良的风险。因此,婴儿是临床营养监测的高危人群。

二、营养评定

营养评定是指综合应用病史、营养史、用药史、体格检查、人体测量和实验室数据来诊断营养问题存在与否的一种方法。营养评定能全面了解住院患儿营养状况以及分析营养不良的病因,有利于实施个体化的营养干预。儿童营养评定的方法较多,但至今也没有统一的标准。传统的营养评定方法包括膳食调查、体格测量和实验室指标等,多由富有经验的营养师完成,记录烦琐,较为费时耗力。在繁重的临床工作中,医务人员通常先对住院儿童进行营养筛查,再进行更进一步的综合营养评价。

(一)病史分析

了解患儿是否存在急、慢性疾病及用药情况,评估疾病的严重程度。询问患儿的生产史、喂养史、手术史、食物过敏史等。

(二)膳食调查

膳食调查是营养调查的基本组成部分之一。通过膳食摄入(喂养)量和种类的详细询问,记录调查对象每日每餐所有食物的实际消耗量,再经食物成分表或营养软件计算和分析,将结果与相应性别与年龄组的每日膳食能量和营养素参考摄入量(dietary reference intakes,DRIs)进行比较,得到的结果较为准确,有临床参考价值。针对住院患儿的膳食调查通常采用回顾记录法和称重法两种,可根据调查目的和实际条件选择单一或混合的方法,每次调查时间一般为1~7天。为了使所收集的资料和数据尽量准确完整,通常需配备一些食物模具或图谱,指导被调查者或其监护人能够准确描述摄入量。另外,因小儿的生长发育受到长期饮食习惯的影响,可在膳食回顾记录法的同时,通过询问既往半年或1年食物摄入种类、频数和估量来获得被调查对象的平时膳食构成和模式,称为食物频数法。称重法是将被调查对象的每日、每餐(包括零食或点心)、每种菜肴的实际消耗量,通过各种食物的生重、熟重和剩余量的精确称重,计算出营养素的摄入量,此方法得到的结果较为准确,但较单纯的回顾记录法烦琐,且需一定的称重设备和条件。由于上述膳食调查方法记录烦琐,较为费时耗力,通常需由富有经验的营养师完成。

（三）体格测量

因操作简便又无创,营养评定能较客观地评估人体生长及短期和长期的营养状况,也是目前临床上常用的评价营养不良的方法。体格生长参数是评价小儿营养状况的重要指标,能快速评估人体生长及短期和长期营养状况。精确测量获取真实生长数据是正确评价的基本要素。体格测量指标包括体重、身高（长）、头围、胸围、肱三头肌皮褶厚度、上臂中围等。应用最广的人体测量学营养评定方法包括 Z 值评分法、生长曲线法等。

1. 参考标准选择

若要客观准确地评价和比较儿科营养不良发生率,需要有一个统一的、得到公认的参考标准。目前国内外评价儿童生长发育和营养状况常用的有 5 种参考标准,即：①2006 年世界卫生组织（World Health Organization,WHO）生长参考标准,此标准适用于 6 岁以下儿童;②美国国家卫生统计中心（NCHS）和疾病控制中心（CDC）2000 年建立的 CDC2000 生长曲线,适用于 0~18 岁儿童;③中国 2005 年九大城市体格发育参考值,适用于 7 岁以下儿童;④国际肥胖工作组（IOTF）建立的肥胖标准;⑤中国肥胖问题工作组（WGOC）推荐的中国学龄儿童青少年超重、肥胖筛查 BMI 值分类标准,适用于 7~18 岁肥胖人群。由于这些参考标准数据来源的人种、地区因素,使其在不同国家尤其是发展中国家的应用中存在局限性。因此,对儿童生长发育和营养状况进行评价时,需根据不同的研究目的选择适当的评价标准,同时注意评价指标的选择,将年龄别身高（height-for-age,HFA）、年龄别体重（weight-for-age,WFA）、身高别体重（weight-for-height,WFH）、BMI 和腰围等指标综合运用。只有在了解各标准的优缺点后,才能合理解释选用不同评价标准和指标所得出的研究结果,最终得出正确结论。在儿童（<10 岁）的生长评价中将 Z 值-2 和 2 作为各指标的界值,相当于百分位数法的 P_3 和 P_{97}。

2. 人体测量学营养评定方法

（1）Z 值评分法：通过评价年龄别身高 Z 评分（height-for-age Z-score,HAZ）、年龄别体重 Z 评分（weight-for-age Z-score,WAZ）和身高别体重 Z 评分

(weight-for-height Z-score，WHZ)来判断儿童的营养状况，以<-2和<-3位界值点来分别判断儿童中度和重度营养不良。5 岁以下儿童常采用 WHZ、HAZ 和 WAZ 这些指标来评估，5～19 岁儿童及青少年由于生长曲线参考值标准的限制(WFA 参考标准年龄上限为 10 岁)，通常采用 BMI-Z 值进行评估。WAZ<-2为低体重，是反映儿童急性营养不良的指标，也是评价 5 岁以下儿童营养状况的常规指标；WAZ>2提示可能超重肥胖，但通常很少运用该指标进行评价，因为 WFH 或 BMI 指标比其更有价值。HAZ<-2为生长迟缓，是慢性营养不良的指标。HAZ>2提示身材高大，在临床上对某些内分泌疾病的诊断有参考价值，如分泌生长激素(growth hormone，GH)的肿瘤。WHZ<-2为消瘦，是判断儿童近期及长期营养状况的综合指标；WHZ>2提示可能营养过剩，即"超重"。需要注意的是，尽管高 WFH 与肥胖的脂肪组织间有较强的相关性，但瘦体块在高 WFH 中也占有较多的比重，因此，在个体评价中，通常不用高 WFH 来描述肥胖，而用"超重"一词较为恰当。Z 值评分法在一定程度上消除了种族、发育水平和地区差异，可比较不同年龄、不同性别儿童的生长发育情况，是最常用的儿科营养不良评价方法。

（2）生长曲线法：对于儿科患者来说，由于机体营养状况对生长速度非常敏感，故采用生长曲线图来评估非常必要。对于早产儿 2 岁以内的体格生长指标的测量结果，应按校正年龄来对照生长曲线表。头围测量是筛查婴幼儿潜在脑发育或神经功能异常的常用指标，通过定期头围监测，可及时发现头围过大或过小的异常现象，以便进一步诊断和治疗。

肱三头肌皮褶厚度可以评估皮下脂肪消耗情况，上臂中围的测量可以间接反映人体骨骼肌消耗程度。

（3）中位数百分比法：也是目前医疗机构使用较为广泛的评价儿童营养不良的方法，其分级标准如表 3-2 所示。

表 3-2　中位数百分比法评价营养不良的分级标准

	年龄别体重	年龄别身高	身高别体重
正常	90～110	≥95	≥90
轻度营养不良	75～90(不含 90)	90～95(不含 95)	80～90(不含 90)
中度营养不良	60～75(不含 75)	85～90(不含 90)	70～80(不含 80)
重度营养不良	<60	<85	<70

（4）BMI 法是另一种利用身高、体重评价营养的方法，其实际含义是单位面积中所含的体重值。由于 BMI 与身体脂肪存在高度的相关性，对青春期超重肥胖的判断好于 WHZ，而且是儿童期、青春期及成年期均可使用的营养监测指标。中国肥胖问题工作组建议将 BMI 的 P_{85} 和 P_{95} 分别作为超重和肥胖的界值点，即 BMI 大于或等于同年龄、同性别人群 P_{95} 值为肥胖，在 P_{85} 和 P_{95} 之间为超重。

需注意的是，如果患儿存在腹水或水肿情况时，体重的测量结果则会受到影响。

（四）实验室检查

由于营养缺乏症的各种临床症状和体征常常混杂在一起，通常需要根据疾病和膳食史的线索设定实验室检查项目。临床常用的生化检验内容包括血浆（清）蛋白水平、免疫指标和各种营养素的测定。

（1）血浆（清）蛋白测定：是临床评价蛋白质营养状况的常用指标，其灵敏度受半衰期、代谢库的大小影响。目前临床常用的指标有白蛋白、前白蛋白和视黄醇结合蛋白，其中白蛋白是目前评价蛋白营养状况的最常用生化指标。持续低白蛋白血症是判断营养不良可靠指标之一，但由于其半衰期较长，短期蛋白质摄入不足时，机体可通过分解肌肉释放氨基酸提供合成蛋白质的基质，同时循环外白蛋白可向循环内转移，使血浆白蛋白维持在一定水平，因此不能发现边缘性蛋白营养不良。前白蛋白和视黄醇结合蛋白的半衰期短，故对体内蛋白质的储备评价的敏感性更高，在疾病稳定期或长期营养支持时则是较理想的动态观察指标。视黄醇结合蛋白反映体内蛋白储存的敏感性强，维生素缺乏时下降。除了血浆蛋白外，氮平衡、血清游离氨基酸浓度、尿 3-甲基组氨酸、尿羟脯氨酸、肌酐身高指数和血红蛋白等指标也可用于蛋白质营养状况的评价。

（2）免疫指标测定：大多数营养素缺乏对免疫功能有着不可忽视的影响。当长期蛋白质-能量营养不良时，可表现为血清免疫球蛋白（如 IgA、IgG、IgM）和外周血总淋巴细胞计数下降，迟发性皮肤过敏试验反应低下等。

（3）其他营养素指标：目前临床上已常规开展测定的其他营养素指标有血清总胆固醇（total cholesterol，TC）、甘油三酯（triglyceride，TG）、游离脂肪酸和磷脂、锌、铜、铁、硒等微量元素，维生素 B_{12}、叶酸、维生素 D_3、维生素 A、维生素 E 和 β-胡萝卜素等。

三、住院患儿营养管理信息化平台的构建

随着近年来临床医生对住院患儿的营养状况逐渐重视,国内一些儿科医院或综合医院的儿科病区纷纷开始开展针对住院患儿营养不良的筛查—评定—干预的营养管理。然而,目前国内缺少通用、公认、规范的营养管理流程,每家医院均按自家标准和方法独立进行营养诊疗,不利于我国临床营养的整体发展。上海交通大学医学院附属新华医院儿童研究所致力于住院患儿营养筛查和评估方法的研究,自 2018 年起联合专业的医疗信息技术公司,着手开发手机 APP 营养管理系统,结合医院信息化建设的发展战略,构建营养诊疗的管理流程和支持手段,为今后的医疗、教学和科研提供帮助。

（一）项目组织人员

该系统分为业务组和技术组。业务组主要负责营养诊疗日常事务,人员包括营养科主管、营养师、营养医师、护理人员。技术组负责软件的开发、系统测试、运行维护等技术工作。

（二）主要功能介绍

营养管理 APP 功能现阶段主要分为两大模块:营养筛查模块和营养评估模块。营养筛查记录全院住院患儿的营养筛查情况,主要由护士执行筛查。营养评估主要由营养师和营养医师执行,同时营养师负责营养筛查的质控管理。此外,该项目系统还具有数据导出、数据统计以及与医院电子病历系统对接实现数据同步等功能。

操作流程:住院患儿新入院后,所在病区的护士在营养管理 APP 营养筛查界面,通过医院信息系统实时提取患儿基本信息,当护士完成饮食摄入情况的询问和生长指标的测量后,系统将自动评分和判定筛查结果,即有无营养不良风险。营养筛查每周执行一次,直至患儿出院。营养师在 APP 上查看其负责的病区患儿营养筛查的结果,通过 APP 营养评估界面,针对具有营养不良风险者完成营养评定,为后续开展营养教育和营养干预提供依据。

营养管理 APP 的出现,改变了营养筛查和评估的传统手工模式,实现了数字化、网络化,将计算机技术与应用管理紧密结合,充分利用资源共享,改善了管理工作的效率。目前国内先后有 15 家医院参与了该项目的临床应用,反馈良好,相信还会有更多的医院加入其中。不久的将来,还将不断完善和增加营养管理 APP 的功能,如营养干预、营养随访等,形成完整的住院患儿营养诊疗流程,

使营养诊疗和临床治疗的信息充分利用,更好地为患者服务。

(王 莹 陆丽娜 蔡 威)

参考文献

[1] Hecht C,Weber M,Grote V,et al. Disease associated malnutrition correlates with length of hospital stay in children [J]. Clin Nutr,2015,34(1):53-59.

[2] 张颐,蒋朱明.营养筛查、评定与干预是成人营养诊疗的关键步骤:美国肠外肠内营养学会(ASPEN)2011 年临床指南[J].中华临床营养杂志,2012,20(5):261-268.

[3] Teitelbaum D,Guenter P,Howell WH,et al. Definition of terms,style,and conventions used in A. S. P. E. N. guidelines and standards [J]. Nutr Clin Pract,2005,20(2):281-285.

[4] 梁晓坤,揭彬,蒋朱明.营养风险理念解读[J].中国临床营养杂志 2007,15(3):167-170.

[5] Hulst JM,Zwart H,Hop WC,et al. Dutch national survey to test the STRONG (kids) nutritional risk screening tool in hospitalized children [J]. Clin Nutr,2010,29:106-111.

[6] McCarthy H,Dixon M,Crabtree I,et al. The development and evaluation of the Screening Tool for the Assessment of Malnutrition in Paediatrics (STAMP©) for use by healthcare staff [J]. J Hum Nutr Diet,2012,25(4):311-318.

[7] White M,Lawson K,Ramsey R,et al. Simple nutrition screening tool for pediatric inpatients [J]. JPEN J Parenter Enteral Nutr,2016,40(3):392-398.

[8] Karagiozoglou-Lampoudi T,Daskalou E,Lampoudis D,et al. Computer-based malnutrition risk calculation may enhance the ability to identify pediatric patients at malnutrition-related risk for unfavorable outcome [J]. JPEN J Parenter Enteral Nutr,2015,39(4):418-425.

[9] Joosten KF,Hulst JM. Nutritional screening tools for hospitalized children:Methodological considerations [J]. Clin Nutr,2014,33(1):1-5.

[10] Kleinman RE. Pediatric nutrition handbook [M]. 6th ed. American Academy of Pediatrics,2009:615-622.

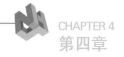

第四章

肠内营养支持的途径、制剂选择及并发症防治

学习目的

掌握 肠内营养支持的适应证、禁忌证、途径、配方的选择和并发症。

熟悉 肠内营养支持的操作方法和配方的组分。

了解 肠内营养支持各种器材的性能及各种营养成分的生理功能和代谢途径。

一、适应证

（1）饮食摄取量不足：先天性胃肠道畸形、吸吮和吞咽功能障碍、头部创伤和大面积面部烧伤、肿瘤、厌食及抑郁症。

（2）消化道疾病：急慢性胰腺炎、慢性腹泻病、肝胆疾病、IBD、严重的胃食管反流病、SBS、自身免疫性肠病、消化道动力障碍、消化道病变导致营养摄入不足或营养吸收不良。

（3）危重病或手术后营养不良。

（4）慢性病导致生长发育迟缓或高代谢状态：心肺疾病、肾衰竭、肿瘤、烧伤、代谢性疾病及神经系统疾病。

（5）需营养支持治疗的其他疾病。

二、禁忌证

（1）绝对禁忌证：麻痹性或机械性肠梗阻、小肠梗阻、穿孔及坏死性小肠结肠炎(necrotising enterocolitis，NEC)。

（2）相对禁忌证：中毒性巨结肠、肠道动力功能障碍、腹膜炎、消化道出血、高输出的肠瘘、严重呕吐及顽固性腹泻。因胃肠道内少量的营养物质(营养喂养)仍可促进肠道灌注、释放肠道激素并改善肠道屏障功能。在这些疾病状况下，可提供少量肠内营养，最大限度提高患儿对肠内营养的耐受性，并给予肠外营养以纠正营养缺失。

三、营养途径

选择肠内营养时，根据患儿的年龄、消化道解剖及功能、预计肠内营养时间和发生误吸的风险进行综合评估，选择经口、鼻胃管(nasogastric tube)、鼻十二指肠管（nasoduodenal tube）、鼻空肠管（nasojejunal tube）、胃造瘘管(gastrostomy tube)或胃空肠造瘘管(jejunostomy tube)喂养(见图 4 - 1)。

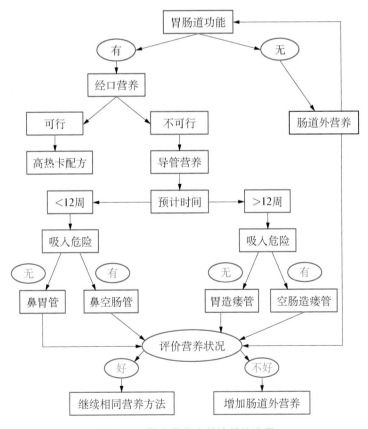

图 4 - 1 肠内营养支持途径的选择

1. 经口营养

评估患儿经口喂养途径安全可靠时,给予高热能的营养配方喂养。

2. 鼻胃管

不能通过安全可靠的经口喂养途径获得充足的营养,评估肠内营养时间<12 周,无误吸风险的患儿。

(1) 置管方法:尽可能选择最小直径的导管,将导管固定到脸颊而不是鼻,测量鼻-耳-剑突下-脐的距离。导管的直径越小,越有可能需要导丝引导。

(2) 导管位置确认:抽吸胃内容物,检测回抽液 pH 值,于鼻孔处检查导管的刻度,听诊器听诊。

(3) 营养策略:使用高能量密度配方(0.8 kcal/ml),可先用奶瓶喂养,如有剩余的配方则经导管喂养,能顺利从持续输注过渡至间断喂养。

3. 鼻十二指肠管或鼻空肠管

评估患儿肠内营养时间<12 周,有误吸风险、严重胃食管反流、胃排空延迟的患儿。

(1) 置管方法。①盲法置管:插入的导管长度为鼻-耳-剑突下-脐的距离加 5~10 cm,鼓励患儿饮水或用注射器缓慢注水,用水辅助导管飘浮,利于导管通过幽门进入小肠。②Cortrak 装置下置管:无须测量导管长度,可根据屏幕图像调整导管到目的位置。如患儿呕吐,可插入探针,重新定位。

(2) 导管位置确认:盲法置管后 4~6 小时腹部 X 线检查确定导管位置,Cortrak 装置屏幕图像可定位。

4. 胃造瘘管

当预计患儿需要较长时间(>12 周)的肠内营养而无吸入风险时,选择胃造瘘术。胃造瘘的最佳时机应不少于 4~6 周或更长时间。一些成人研究比较了鼻胃管和胃造瘘管喂养的临床效果发现,鼻胃管喂养不适及并发症(刺激、溃烂、出血、移位及堵塞)的发生率比胃造瘘管的高,胃造瘘管喂养可提高营养功效,易于接受,降低胃食道反流和吸入发生率,从而提高生活质量。目前,经皮内镜下胃造瘘术(percutaneous endoscopic gastrostomy, PEG)在很大程度上取代了手术胃造瘘。

(1) PEG 的置管方法:术前禁食(固体食物 6 小时、母乳 4 小时、水 2 小时)。在全身麻醉下进行。术前给予单剂量静脉广谱抗生素。胃镜进入胃后,温和地吹入空气,在前腹壁上标记透光点。消毒前腹壁皮肤,于前腹壁透光标记点做一个约 0.5 cm 的皮肤切口。内镜直视下,套管针经皮肤切口穿刺进入胃内,拔出针芯,置入导丝。内镜下钳取导丝,退出口腔外。选择适当类型和大小的 PEG 导管与导丝连接,从前腹部处牵拉导丝,导管通过患儿的口-咽-食管到达胃内。调节导管松紧度,固定于前腹部皮肤,胃镜检查确认导管位置。术后给予 2 个剂量静脉抗生素。

(2) PEG 的护理:术中和术后 6 小时应用静脉抗生素。术后禁食 6~24 小时,随后导管内一次性用 60 ml 生理盐水或口服电解质溶液(ORS)。每次喂养后用 15 ml 水冲洗,如管道堵塞可试用苏打水。清洁和旋转导管 180°,1~2 次/天。如出现肉芽组织,局部用硝酸银烧灼。术后 7 天可盆浴,2 周后可游泳。可俯卧(如局部有刺激表现,可在导管周围放置泡沫垫)。PEG 术后<6 周,如导管意外脱出,需 X 线检查判断导管位置。PEG 后 8~12 周可置换成纽扣导管。

5. 空肠造瘘管

评估肠内营养时间>12 周,有误吸风险,需直接小肠喂养,反复鼻空肠置管失败,不能耐受手术或既往多次胃肠手术的患儿。

(1) 置管方法:外科手术置管或经皮内镜下空肠置管(percutaneous endoscopic jejunostomy,PEJ),操作技术与 PEG 相似,但解剖学不确定,也可与外科医生合作,在腹腔镜辅助下完成。

(2) 导管位置确认:手术中或胃镜下确认。

四、配方的组分

推荐饮食摄入量(recommended dietary allowances,RDAs)可作为指南指导宏观和微观肠内营养的需要量。新的指南或 DRIs 包含钙、磷、维生素 D、镁、氟化物、维生素 B_1、维生素 B_2、烟酸、维生素 B_6、维生素 B_{12}、叶酸、泛酸、生物素和复合维生素 B。RDAs 针对健康人群的指南应用于患有急性或慢性疾病的患儿,可能要做适当的调整。决定肠内营养的总液体量是非常重要的,特别是那些需要高热卡和高蛋白配方的患儿,以及那些损失量增多,但因神经损伤不会自己说口渴的患儿。如果一个患儿同时接受肠外营养和肠内营养,在需要补充某些特殊的营养素时,通过肠外营养加入比肠内营养更好。

1. 肠内营养配方

肠内营养配方是为了满足特定人群的需要而设计的方案,这时所提供的液体能够满足机体的液体需要。那些有液体或能量限制的患儿不能接受足够的维生素、电解质和矿物质,这时只能给患儿少量体积的营养配方。总之,原始的配方所包含的内容物是不改变的,它适合绝大多数病情稳定的患儿;而半要素或要素配方则适合有特别临床需要的患儿,如吸收障碍、病情严重或其他胃肠道损伤。特定年龄的配方主要是给早产儿、足月儿、婴幼儿和<10岁的患儿。>10岁的儿童和青少年常用成年人的配方。若将成人配方应用于儿童,则需要仔细分析以保证患儿饮食平衡,能够满足所有微量元素的需要,不会提供过多的电解质或蛋白质。在某些病例中,添加某些营养素是有必要的,因为它们能够对患者的渗透压和耐受性产生影响。尽可能采用标准配方,因为标准配方中各种营养素的确切成分是已知的,且出错的概率非常低。密闭的肠内喂养系统,细菌感染的概率非常低。

2. 脂肪

配方中脂肪由长链甘油三酯(long chain triglyceride,LCT)和中链甘油三酯(medium chain triglycerides,MCT)组成。它的热卡接近于 9 cal/g。当需要给患者高热卡饮食时,脂肪是提高热卡最简单的方式并能改善口感,对渗透压没有明显的影响。另外,必需脂肪酸应占总热卡的 3%～4% 以防止必需脂肪酸缺乏。膳食中的脂肪主要是 LCT,有脂肪吸收障碍的患儿,应确定导致患者脂肪吸收障碍的原因,这样才能够配置适合患儿的脂肪液。当胰腺、胆或肠道病变损害了 LCT 的消化吸收,可选用 MCT,它的热卡是 8.3 cal/g,且不需要胰腺脂肪酶和胆盐的存在。所以,对于那些难以消化和吸收 LCT 的患儿,MCT 是重要的热卡来源。它们在小肠胰脂肪酶的存在下能够快速水解,吸收后直接到循环系统。MCT 的有效吸收率是 LCT 的 4 倍。当 MCT 和 LCT 同时存在于膳食中时,LCT 的吸收会有所下降,但是所吸收的总脂肪量比膳食中只有两者中任何一种的吸收量大。如果给具有正常消化功能的患者应用 MCT,MCT 脂解作用释放出来的甘油和游离脂肪酸会导致渗透性腹泻。当 LCT 和 MCT 同时被用来提高热卡,前者的口感与后者相比较容易为患者接受。MCT 液容易黏附在胶袋上,如果管理不正确,就会浪费很多营养物质。

鱼油包含二十碳五烯酸(ecosapeatanolic acid,EPA)和二十二碳六烯酸(ducosahexenoic acid,DHA),这是 n-3 脂肪酸较好的来源。EPA 是前列腺素、白细胞三烯和血栓素的前体。蔬菜油则是 n-6 脂肪酸的重要来源,它是花生四烯酸(arachidonic acid,AA)和类花生酸类物质的前体。AA 则是重要的炎症介质,所以 n-6 脂肪酸是促进炎症反应的脂肪酸。饮食中富含 n-3 脂肪酸能够降低细胞因子的产生,更有利于治疗患有风湿性关节炎和克罗恩病的患儿。在患有癌症和病情较重的患者身上,可观察到患者的感染减少,而且感染持续的时间缩短。

长链多不饱和脂肪酸(long-chain polyunsaturated fatty acids,LCPUFA)特别是 AA 和 DHA 能够快速地渗透入胎儿的视网膜和大脑的结构性脂肪。早产儿和足月儿母乳中的 AA 和 DHA 的含量没有差别,而且在泌乳的第 1 个月,母乳中 LCPUFA 的含量并不会下降。所以早产儿对 LCPUFA 有比较高的需求量,所有补充了 LCPUFA 的婴儿,视觉和认知功能有所改善。按照推荐的要求给患者采用 LCPUFA 治疗之前,我们还需要更详细的资料。脂肪吸收系数随年龄变化而变化:早产儿是 67%,婴儿是 83%,幼儿到成人是 93%。为防止必需脂肪酸(EFA)的缺乏,配方中应添加亚麻酸和蔬菜油。

3. 碳水化合物

碳水化合物能够提供能量,从而提高氮的利用。在绝大多数营养配方中,碳水化合物包括水解玉米淀粉(多聚葡萄糖,glucose polymers)、麦芽糖-糊精(maltodextrin)、玉蜀黍糖浆(corn syrup solids,CSS)和蔗糖(sucrose)。水解玉米淀粉与玉米淀粉的区别在于水解的程度不同。葡萄糖可显著提高营养配方的渗透压,多聚葡萄糖只相当于葡萄糖渗透压的 1/5。膳食纤维(大豆、阿拉伯胶、瓜尔胶、胶质等)也能够加入配方中,有利于大便的排出,降低血清中胆固醇,预防肥胖,降低发生冠心病和糖尿病的风险等。左旋低聚糖是可以消化的碳水化合物,广泛存在于食物中(香蕉、西红柿、小麦等),在小肠中不能被消化,而在结肠中发酵产生短链脂肪酸(short-chain fatty acids,SCFA),SCFA 能够被吸收,是结肠的主要能源物质,能够促进钠和水的吸收。大便实质减少且 pH 值下降,可诊断机体对碳水化合物不耐受。吸收不良的病例中,大便 pH 值偏酸,大便实质减少 25%~50%。碳水化合物吸收不良会导致渗透性腹泻。

4. 蛋白质

蛋白质在肠腔内消化成多肽,多肽被小肠上皮细胞的刷状缘和胞质内水解酶水解成自由氨基酸。1/4 的蛋白是以寡聚多肽摄入。氨基酸和多肽的摄入不存在竞争,黏膜损伤的患者,氨基酸和多肽的联合应用是有利的。蛋白质包括氨基酸、蛋白水解物、多肽和完整蛋白质(大豆,牛奶)。蛋白质应该可以应用于所有的患者,除非他们患有特别的蛋白质过敏或吸收不良。蛋白质的口感较好而且价格低廉,且不增加渗透压;蛋白质的水解明显影响了口感,而且自由氨基酸能够增加配方的渗透压。多肽与自由氨基酸的混合液更容易吸收且为机体所耐受。有文章报道,在膳食中加入多肽,肠道黏膜的损伤减少,而且黏膜的功能和结构升高。绝大多数配方的组分来自牛奶蛋白质,蛋白质水解产物配方则可应用于对牛奶蛋白质过敏的患儿。患严重食物过敏且不能耐受上面配方的患儿可选用以氨基酸为基础的配方治疗。给有吸收障碍的患儿采用含有多肽的配方治疗,可以取得较好的效果。

将一定数量的氨基酸[谷氨酰胺(glutamine,Gln)、精氨酸、2-氨基乙磺酸]按理论上合适的比例加入营养配方中。谷氨酰胺是自然形成的氨基酸,对病情危重的患者,在一定的条件下是必需氨基酸,它是细胞(如肠上皮细胞和淋巴细胞)分裂时的主要能量来源。在应激条件下,谷氨酰胺的血清水平和骨骼肌中的储存量下降。所有牛奶和大豆蛋白质配方中都含有谷氨酰胺。在对低出生体重(low birth weight,LBW)早产儿的研究中发现,给 LBW 早产儿应用补充了谷氨酰胺的配方,这些早产儿对它的耐受性较好。但是,在给癌症患者补充谷氨酰胺后,却发现相矛盾的结果,患者口腔黏膜病变的发生率和黏膜炎的严重性较没有补充谷氨酰胺的患者严重。

当患者处在受伤、应激和快速生长的状态时,精氨酸是另外一种条件性必需氨基酸。它有助于伤口的愈合和免疫功能的恢复。2-氨基乙磺酸也是一种条件性必需氨基酸;它参与了免疫功能、胆汁酸和中枢神经系统的代谢过程,所有的早产儿和婴儿的营养配方中都含有 2-氨基乙磺酸,但是添加了 2-氨基乙磺酸的配方对生长却没有有效作用。

在每一个活细胞里都可以找到核苷酸,母乳中含有核苷酸。核苷酸具有激素调节因子和辅酶的作用。正常生理状态下核苷酸是由肝脏合成。在应激状态下,大量的核苷酸并不是由机体合成,而是需要外源性补充。核苷酸能够增强对疫苗的反应,提高机体的抗体水平。因此自 1983 年起,在婴儿的配方中添加了核苷酸。

为了提高蛋白质的有效利用率,蛋白质不作为能量来源,氮与热卡的比例是 1 g：150～200 kcal 非蛋白热量(蛋白质：非蛋白热量＝1 g：24～32 kcal)

5. 维生素、矿物质和微量元素

RDAs 推荐的维生素、矿物质和微量元素的需要量贯穿于整个生命过程。新生儿中维生素和矿物质的需要量因妊娠期的长短和出生体重的不同而不同,且婴儿需要量是以健康母乳喂养的婴儿的摄入量为基础。如果足月婴儿用商业配方喂养，那么他不需要额外补充维生素，但是母乳喂养的婴儿则需补充维生素 D 和铁剂。素食妇女所生婴儿，需要补充多种维生素，特别是维生素 D 和 B_{12}。体重<2 000 g 的婴儿应补充维生素 E 25～50 IU/d。补充维生素 A 的作用（3 次/周，每次 5 000 IU，治疗 4 周）已经在超低出生体重（extremely low birth weight，ELBW）婴儿中得到证明，这些婴儿患慢性肺部疾病的发病率轻微下降，维生素 A 缺乏减少。

铁的补充应该从出生后第 2 周就开始。需要大量输血的婴儿应该推迟 2 月补充铁。所有出生体重介于 1 500～2 500 g 的婴儿应该给予 2～3 mg·kg⁻¹·d⁻¹ 的铁以满足铁的需求。出生体重低于 1 500 g 的早产儿应该给 4 mg·kg⁻¹·d⁻¹ 的铁剂，接受(促)红细胞生成素的患儿应该给予 6 mg·kg⁻¹·d⁻¹ 的铁剂。SAG 患儿出生时铁的储备是下降的，这使得他们易发生铁缺乏。美国儿科协会（American Academy of Peeliatrics，AAP）强烈推荐在婴儿的营养配方中加入铁增强剂以减少缺铁性贫血的发生。该协会推荐应该给所有的婴儿营养配方添加铁剂，浓度高达 12 mg/L，且应给 4～6 个月大的孩子添加谷类饮食。与足月儿相比，钙和磷的需求在早产儿是比较高的。

RDAs 也同样应用于决定 1 岁或稍年长的儿童和青少年的维生素和矿物质的需求。需求量是由营养缺乏的临床和生化指数及肠道的吸收状况来决定。绝大多数大于 1 岁的儿童不需要每天补充多种维生素，除非他们的饮食是不完善的。众所周知，通常儿童的钙和锌的摄入量比 RDAs 推荐的要低。患有某些特殊疾病的患者，可能对维生素和矿物质的需求大于 RDAs。

五、配方选择

不同年龄和不同疾病需要不同的营养配方（见图 4 - 2）。过去的 10 年，儿童营养配方得到了发展。早产儿因特殊的营养需求，配方总热卡为 80 kcal/100 ml，这能使早产儿的生长达到宫内的生长速度，并促进神经系统的发育；另一个不同是乳糖仅占总碳水化合物的 40%～50%，这是因为早产儿肠道乳糖酶的活性较低，余下的碳水化合物为葡萄糖多聚体，多聚体容易被消化和吸收；早产儿配方中蛋白质比成人配方高 50%，乳清/酪蛋白的比例是 60：40，氨基酸含量接近母乳；配方中 LCT/MCT 各占 50%，早产儿胆酸浓度和胰脂肪酶活性均较低，MCT 更易吸收；钙和磷的浓度较高，用以支持骨的钙化；维生素 A、E、D 及电解质的浓度较高,这是因为患儿对这些营养素的需要量大而体内的储存量少;配方中还加强铁剂的补充。根据出生体重和摄入的量的多少,需补充多种维生素。早产儿使用早产儿配方直到体重达 2～3 kg 或满36 周龄。

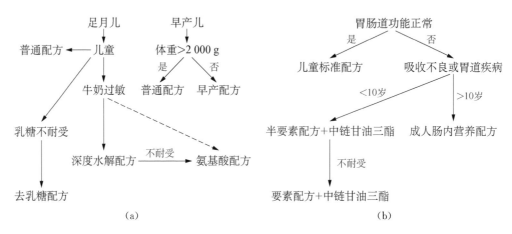

图 4-2　配方的选择

(a)≤1 岁患儿配方的选择;(b)＞1 岁患儿配方的选择

　　早产母乳比足月母乳中含更多的蛋白质、钠、镁、铁,但营养仍不全面。应该联合母乳和早产儿配方,以保证早产儿获得足够的营养。

　　母乳对于足月儿来说是最好的营养来源,标准的婴儿配方是以母乳的营养成分为基础,在第一年能够替代或补充母乳。标准的婴儿配方是以牛奶为基础,乳清/酪蛋白的比例为 60：40;某些婴儿配方中添加了核苷酸;婴儿配方中含100％的乳糖,乳糖能促进钙的吸收;按一定比例混合多不饱和/饱和脂肪酸、必需脂肪酸和单不饱和脂肪酸(monounsaturated fatty acid,MUFA),使之接近母乳的比例;添加了铁剂的配方获得 $2 \text{ mg} \cdot \text{kg}^{-1} \cdot \text{d}^{-1}$ 的铁。标准的配方是为满足 6 个月以内的健康婴儿的需要而专门设计,热卡为 66 kcal/100 ml,但可通过浓缩或添加剂使热卡提高至 80 kcal/100 ml、90 kcal/100 ml、100 kcal/100 ml,浓缩配方渗透压升高,会降低耐受性。

　　绝大多数婴儿的配方的渗透压保持在 300 mOsm/L,要素配方要比原始配方的渗透压高,因为葡萄糖和氨基酸能够明显提高渗透压。一般来说,渗透压水平达到 400 mOsm/L 时,机体还能较好地耐受。使用渗透压＞560 mOsmol/L

的配方会导致胃排空延迟。当采用高渗配方通过空肠喂养时，应该要注意小心护理。

蛋白质水解产物的配方适合于对牛奶和大豆蛋白、半乳糖血症、蔗糖酶缺乏、乳糖不耐受的患儿。乳清水解配方含有少量的多肽和氨基酸、乳糖、麦芽糖-糊精，适用于遗传性过敏症、家族过敏史和从低变应原配方逐渐过渡到比较正常饮食的患儿。酪蛋白水解配方适用于易过敏和肠道损伤的患儿。这些半要素配方适用于吸收不良、SBS、慢性腹泻、脂肪吸收障碍、胆道闭锁和食物过敏的患儿。

要素配方适合于那些蛋白质、碳水化合物、脂肪吸收障碍的患儿，亦适合SBS、不耐受标准配方和半要素配方的患儿。要素配方具有较高的渗透压和高热卡(100 kcal/100 ml)，蛋白质以氨基酸的形式为主，脂肪由 LCT/MCT 混合而成，以 MCT 为主。当长时间以这种营养配方作为唯一的营养来源时，需要给患儿补充维生素、磷和必需脂肪酸。

提高免疫功能的配方已用于临床，这种配方的营养素对免疫系统有利。应激配方中已经添加了某些营养素，有利于病情危重和应激状态时的代谢平衡，配方中提高了支链氨基酸(branched-chain amino acids，BCAA)的含量，并加入谷氨酰胺、n-3 脂肪酸、精氨酸和核苷酸，所有的这些物质都有增强免疫功能的作用，但这样的配方非常昂贵，对急性应激和危重病患儿有效，但在儿童中长期应用的效果尚无定论。

病情稳定患儿能够耐受多种食物搅拌后的配方，包括谷类、水果、蔬菜、植物油、牛奶、蛋和肉。如果不能获得这种配方，可以在营养学家的指导下在家里进行类似的喂养计划，但必须保证营养素和液体量能满足患儿的要求。

六、肠内营养并发症

1. 导管相关的并发症

鼻胃管和鼻肠管相关并发症包括导管误置、导管堵塞、导管移位、咽喉部不适、气管食管瘘等(见表 4-1)。胃造瘘管及肠造瘘管的远期并发症包括导管堵塞与移位、局部刺激与感染、营养成分或胃液渗漏、造瘘管移除后肠内固定器滞留等(见表 4-2)。

表 4-1 鼻胃管和鼻肠管相关的并发症

	并发症	原因	预防/治疗
导管误置	支气管内	缺乏吞咽和咳嗽反射	置管后及每次喂奶前检查导管位置
	胸腔内	机械通气	
	心包内	意识改变	
	颅内		
导管护理	堵塞	导管护理不正确(药物残留、黏性配方、采用重力而不是泵入方式、管腔小、酵母菌定植、导管功能障碍)	① 每次喂奶后或给药后连续冲洗,胃管 2 次、鼻空肠管 4 次;② 用温水、木瓜蛋白酶、碳酸饮料或商用的配置剂疏通堵塞的导管;③ 更换导管
	移位	咳嗽、喷嚏、呕吐或不小心移除	每次喂养前检查导管,调整管至正确位置
	鼻咽部不适(咽喉肿痛、口渴或吞咽困难)	导管太大、太硬或欠柔韧	① 用较小的软导管;② 根据推荐更换导管
	气管食管瘘	鼻肠管和经鼻气管插管或气管切开管并存,导致压迫性坏死	用小号的软导管

表 4-2 胃造瘘管及肠造瘘管的远期并发症

	并发症	可能因素	预防/治疗
导管相关	堵塞	见表 4-1	见表 4-1
	裂开或渗漏		重新置管
	固定器置入		避免过紧
	脱位		立即更换
	移位		正确定位
局部刺激	局部疼痛	固定太紧、感染	检查固定、治疗感染
	皮肤刺激	固定太紧、渗漏	检查固定、应用 PPI
	肉芽组织	导管摩擦	硝酸银
	局部出血		局部护理、PPI

（续表）

	并发症	可能因素	预防/治疗
局部感染	脓性排出物		清洁及局部抗生素
	蜂窝组织炎		全身抗生素
	造瘘口周围脓肿		
造瘘口相关	造口扩大	腹壁切口大	较小号导管
	营养成分或胃液渗漏	造瘘口大	较小号导管、停喂养、肠外营养
移除后	肠-皮瘘		保守治疗或手术治疗
	肠内固定器滞留		内镜下取出

2. 胃肠道及代谢性并发症

肠内营养可能因某些原因导致消化道耐受性差，并发症包括腹泻、恶心、呕吐、反流或吸入及再喂养综合征（refeeding syndrome，RFS）等。消化道相关的并发症如表 4-3 所示。

表 4-3 消化道相关的并发症

并发症	原　　因	预防/治疗
腹泻	肠道功能受损不适合喂养	更换水解配方或要素配方
	输入过快	减慢、耐受后逐渐增加
	不能耐受间断喂养	少量多次或持续输注喂养
	高渗透压	缓慢增加并给予持续输注喂养
	微生物污染	尽可能使用无菌的商业化生产的食物，在清洁环境下准备其他食物
	药物（抗生素、缓泻剂）	审查处方药
恶心呕吐	输注过快	减慢速度
	胃排空慢	鼓励右侧卧位
	便秘	促动力药，富含水分、纤维素食物，和（或）缓泻剂，保持良好的排便习惯
	在喂食时给药	保证给药时间，或暂停持续输注
	心理因素	审查喂养习惯，必要时请心理医生

（续表）

并发症	原　　因	预防/治疗
反流或吸入	胃食管反流	正确定位、增稠喂养、药物应用、持续输注喂养、改空肠管、胃底折叠术
	管道脱落	确保导管适当、定期检查位置
	输注太快	减慢输注速度
	不能耐受分次喂养	少量、多次或持续喂养

3. RFS

RFS 是指营养不良患儿实施营养支持治疗（肠内或肠外）可能出现的各种代谢并发症。因饥饿导致细胞活性和器官功能的适应性降低，伴有微量营养素、矿物质和电解质不足，而高分解代谢患儿的能量主要来源是脂肪和肌肉，体内的氮、磷、镁、钾低下。营养支持（尤其是过多的碳水化合物）使代谢突然逆转导致胰岛素的潮式分泌，大量的磷、镁、钾向细胞内转移导致血清浓度下降，临床出现低磷酸盐血症，包括溶血性贫血、肌无力、心脏功能受损、心功能不全、液体超负荷、心律失常及死亡。RFS 是任何营养不良患儿营养支持的潜在并发症，严重营养不良儿童 RFS 通常发生于再喂养的第 1 周。为减少 RFS 发生的风险，建议如下：营养支持开始前，评估营养状况和水的平衡，血电解质、镁和磷，每天检测尿电解质、磷、镁、钙和肌酐，评估心脏状态（脉搏、心脏衰竭、心电图、超声检查）。严重情况下，最初的肠内营养治疗方案应限制液体量及热量，提供的热卡为需要量的 75%（<7 岁，60 kcal·kg^{-1}·d^{-1}；7～10 岁，50 kcal·kg^{-1}·d^{-1}；11～14 岁，45 kcal·kg^{-1}·d^{-1}；15～18 岁，40 kcal·kg^{-1}·d^{-1}）。如能耐受，初始摄入可以增加 3～5 天，少量多次给予，能量密度为 1 kcal/ml，减少液体负荷。蛋白质摄入量从 0.6～1 g·kg^{-1}·d^{-1} 增加至 1.2～1.5 g·kg^{-1}·d^{-1}，补充 Na^+ 1 mmol·kg^{-1}·d^{-1}，K^+ 4 mmol·kg^{-1}·d^{-1}，Mg^{2+} 0.6 mmol·kg^{-1}·d^{-1}，纠正低钙血症。5 岁以上儿童，静脉滴注磷酸盐 1 mmol·kg^{-1}·d^{-1}。补充维生素 B_1、维生素 B_2、叶酸、维生素 C、维生素 B_6、脂溶性维生素及微量元素。此外，成人及青少年营养指南建议：超过 5 天食物摄入量少的患儿，前 2 天给予需要量的 50%，如临床及生化检测无再喂养问题，则逐渐增加以满足能量需要。具有以下特点的患儿：BMI <16 kg/m^2，前 3～6 个月内无意识的体重减轻>15%，>10 天营养摄入很少或没有，喂养前低钾、低磷酸盐或低镁；除最初限制蛋白质和能量摄入,这些患儿应给予 B 族维生素,补充多种维生素和微量元素,补钾、镁和磷酸盐。

（龚四堂）

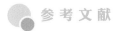

参考文献

［1］ Koletzko B，Cooper P，Makrides M，et al. Pediatric Nutrition in Practice ［M］. Basel：Karger，2015.

［2］ Tamborlane WV，Weiswasser JZ. The Yale Guide to Children's Nutrition ［M］. New Haven：Yale University Press，1997.

［3］ Kleinman RE. Pediatric Nutrition Handbook ［M］. 6th ed. American Academy of Pediatrics，2014.

［4］ 李慧雯,龚四堂,杨敏,等.经皮内镜下胃造瘘术在儿科应用的疗效分析[J].中华儿科杂志,2016;54(2)：145－149。

［5］ Islek A，Sayar E，Yilmaz A，et al. Percutaneous endoscopic gastrostomy in children：is early feeding safe ［J］. J Pediatr Gastroenterol Nutr，2013,57（5）：659－662.

［6］ Al-Zubeidi D，Demir H，Bishop WP，et al. Gastrojejunal feeding tube use by gastroenterologists in a pediatric academic center ［J］. J Pediatr Gastroenterol Nutr，2013,56(5)：523－527.

［7］ McSweeney ME，Jiang H，Deutsch AJ，et al. Long-term outcomes of infants and children undergoing percutaneous endoscopic gastrostomy tube placement ［J］. J Pediatr Gastroenterol Nutr，2013,57(5)：663－667.

［8］ Braegger C，Decsi T，Dias JA，et al. Practical approach to paediatric enteral nutrition：a comment by the ESPGHAN committee on nutrition ［J］. J Pediatr Gastroenterol Nutr，2010,51(1)：110－122.

［9］ Basuki F，Hadiati DR，Turner T，et al. Dilute versus full strength formula in exclusively formula-fed preterm or low birth weight infants［J］. Cochrane Database Syst Rev，2013,5(11)：CD007263.

［10］ ASPEN Board of Directors and the Clinical Guidelines Task Force. Guidelines for the use of parenteral and enteral nutrition in adult and pediatric patients ［J］. JPEN J Parenter Enteral Nutr，2002,26(1 Suppl.)：1SA－138SA.

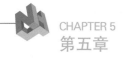

CHAPTER 5
第五章

肠外营养支持的途径、制剂选择及并发症防治

———/ 学习目的 /———

掌握 肠外营养支持途径的种类、适用范围及维护,肠外营养制剂的选择及临床应用。

熟悉 肠外营养的并发症及其防治措施。

了解 全营养混合液的配制和质控要求。

一、肠外营养支持途径的种类、适用范围及其维护

适宜的静脉途径建立是保证肠外营养治疗顺利开展的关键。肠外营养途径按穿刺位置、导管走向及尖端位置可分为外周静脉途径和中心静脉途径两大类。根据患儿疾病类型和健康状态、肠外营养渗透压和肠外营养持续时间来选择合适的肠外营养输注途径以实施静脉营养,同时还需严格按照操作规范进行途径的维护,防止导管相关并发症的发生,尽量做到既能保证营养液完成输注,又能减少患儿痛苦。

1. 外周静脉途径的优势和弊端

外周静脉途径是指通过外周皮下静脉放置输液针或外周留置导管。通过外周静脉导管(peripheral venous catheter,PVC)途径进行的外周静脉营养(peripheral parenteral nutrition,PPN)输注,临床上往往作为肠内营养不足的辅助营养支持方式,或者应用于仅需要短期肠外营养的患儿。

PVC途径的优点:①易建立、操作方便,无须特殊培训的护理人员即可顺利

完成;②安全性高,导管相关性感染的发生率低;③导管位于表浅位置,易于临床观察,可直观发现并发症、及时处理。

PVC 途径输注静脉营养的维持时间有限,通常用于短期(平均 7~10 天)静脉营养输注。当肠外营养应用时间较长时,容易并发机械性静脉炎、穿刺部位血肿、局部感染和血栓形成等局部并发症,常需多次行 PVC 穿刺置管,不仅增加患儿的痛苦,也是导致肠外营养不能完成的主要原因。临床上需定期观察穿刺部位,及时处理以降低其危害。

另外,PVC 途径要求肠外营养液的渗透压不能超过 900 mOsm/L,葡萄糖浓度不超过 125 g/L,溶液适宜 pH 值为 5~9。因此,大多数不能为患儿提供足够的能量密度和容量来达到足量的肠外营养供给。若经 PVC 途径输注高渗性肠外营养,会刺激静脉血管,引起前臂酸、胀、痛等局部不适,甚至发生血栓性静脉炎;并且,液体外渗可导致皮肤坏死和瘢痕形成。

由于 PVC 留置持续时间较短,以及不适用较高浓度的营养液配方,导致频繁更换导管,使上述并发症发生概率更高。因此,对于需长期和足量肠外营养支持的患儿不推荐外周静脉途径。

2. 中心静脉途径的分类及操作维护

中心静脉的血管内径相对较粗,可耐受高渗性液体($>$900 mOsm/L),血流速度快,营养液输入时对血管壁刺激小,降低了静脉炎和静脉血栓的发生风险。危重症患儿由于肠道功能障碍的发生概率高,常需依赖更多的肠外营养支持,故对能量及营养物质的需求高,使肠外营养渗透压也随之升高。由于中心静脉途径对输注液体的浓度和酸碱度的限制小,可在短时间内快速输入大量液体,以保证患儿对能量和营养素的需求。中心静脉途径置管已成为抢救危重症患儿生命不可或缺的手段。同时,也可避免反复静脉穿刺带来的痛苦和应激。

中心静脉途径主要包括经皮直接穿刺置入中心静脉、经外周静脉置入中心静脉和输液港三种。临床需根据患儿的置管条件、导管留置时间和用途,来选择不同的放置方法(汇总见表 5-1)。

表 5-1 经中心静脉途径置管通路的分类及其应用特点

分类		放置条件	放置途径	持续时间
CVC	无隧道式	短期应用	经皮直接置入中心静脉	$>$7 天,$<$3 周
	隧道式	长期($>$3 周)频繁应用	经皮或手术切开置入中心静脉	数月至数年

（续表）

分类	放置条件	放置途径	持续时间
PICC	长期应用	经外周静脉置入中心静脉	4 周～6 个月
VAP	长期（＞3 周）间歇性应用	手术或 X 线、超声介导下	数月至数年

注：CVC，经皮直接穿刺置入中心静脉导管；PICC，经外周静脉置入中心静脉导管；VAP，输液港

（1）经皮直接穿刺置入中心静脉（CVC）途径：CVC 途径是指通过颈内静脉、锁骨下静脉、股静脉等外周静脉途径直接将导管置入上腔静脉或下腔静脉的通路，可提供危重症患儿较长期（＞7～10 天）的肠外营养输注，以促进机体恢复，改善营养不良状况。

CVC 可分为无隧道式和隧道式两种置管方法。通常无隧道式 CVC 可在体内放置 10～21 天左右，可维持中短期肠外营养输注；隧道式 CVC 放置时间更长，有报道可持续数月至数年不等的肠外营养输注，因此，更适合一些肠功能衰竭、需要长期肠外营养支持的患儿。

导管放置途径不同，其并发症有所差异。与锁骨下静脉和股静脉途径相比，经颈内静脉置管的局部血肿、动脉损伤和导管相关性感染的发生率较高，但锁骨下静脉置管途径会增加气胸的风险，而股静脉途径易形成深静脉血栓。研究发现，CVC 首选右侧颈内静脉路径，可直接进入右侧心缘附近，静脉狭窄和血栓形成的风险最低。儿童隧道式 CVC 通常选择锁骨下静脉为穿刺点，经有经验的儿科医生于患儿充分镇静或全麻下放置导管。

放置 CVC 前需常规消毒皮肤。放置过程中应严格履行无菌操作原则，导管需保持与静脉长轴平行，且同一部位避免反复多次穿刺，以免增加血肿形成的风险。

CVC 放置完成后需常规行胸部影像学检查，确定导管走向及尖端位置。小婴儿颈内和锁骨下 CVC 置管的导管尖端应在位于心脏外缘至少 0.5 cm 处，婴幼儿不少于 1.0 cm；经股静脉途径置管的导管尖端应位于肾静脉上方。上腔静脉导管置入过深，可能会引起心律失常，必要时可监测心电图。导管放置后需 2～3 天更换 1 次纱布敷料，透明敷料也需至少 7 天更换 1 次，以减少局部皮肤发生感染的风险。输液结束后需用肝素冲管以防止导管血栓形成致堵管。

与手术放置导管相比，经皮穿刺置入中心静脉导管血栓形成的风险高 3 倍，尤其是选择经左锁骨下静脉置入导管时。CVC 途径发生静脉血栓的风险升高

与以下因素有关：①置入导管的管径太大；②穿刺置管的血管解剖位置；③导管尖端放置的位置不佳；④置管过程中存在血管机械性损伤。理想情况下，导管尖端应放置于上腔静脉下 1/3 范围，尽可能靠近但不进入右心房。

CVC 相关的感染并发症是肠外营养治疗中最常见且严重的并发症之一。CVC 导管相关性感染主要与以下因素有关：导管维护人员的资历和经验不足，导管放置的过程的操作技术不过硬，放置位置的选择不恰当，以及导管类型和导管留置时间等。因此，需要受过良好训练的医护工作者放置及维护 CVC，确保处理导管时的无菌环境，保持导管周围皮肤清洁卫生，可减少感染并发症发生的风险。

值得注意的是，脐静脉是新生儿特有的静脉通路。生后 3～5 天内静脉导管尚未闭合，可经脐静脉置入导管至下腔静脉，可作为危重症新生儿短期提供肠外营养的通路，但可增加患儿脐炎、NEC、腹膜炎或出血等疾病的风险，故临床不建议首选此静脉通路输注肠外营养。

（2）经外周静脉置入中心静脉导管（peripherally inserted central catheter，PICC）途径：PICC 是指经外周静脉（最常使用的是经肘部的贵要静脉、正中静脉和头静脉）穿刺，导管尖端进入上腔静脉的一种深静脉置管技术。临床上广泛应用于需中长期静脉输液（尤其是肠外营养）的患儿。有专家特别推荐患有严重心肺疾病、严重营养不良和肥胖等危重症的患者选择 PICC 置管。

PICC 置管成功率高、危险小、留置时间长、安全且易维护，可减少患儿反复静脉穿刺的痛苦。经外周静脉通路，气胸、致命性出血等急性并发症的发生率下降。经超声介导下 PICC 可避免血胸和气胸的发生，并降低置管错位的可能性。与外周静脉途径类似，PICC 置管易发生局部并发症（静脉炎等）和远期并发症，尤其是血栓形成和感染。PICC 留置时间越长，发生导管相关性感染的风险越高，因此要重视导管的管理。若置管部位有炎症反应或患儿有不明原因发热，应考虑 PICC 导管感染，必要时应拔除导管并取尖端作细菌培养。PICC 管径细，通路长，导管容易发生堵塞，正压封管是预防的关键。

PICC 导管尖端位置的体表投影位置应在胸骨旁 2～3 肋间，位置适宜方可输注肠外营养液。置管 3 天内患儿应尽量减少穿刺相关部位的活动（如颈部、腿部），1 周内减少相关部位的过度活动，以避免增加发生机械性静脉炎的风险。但对于手臂静脉（贵要静脉或头静脉）直径小（<4 mm）、因纵隔综合征需经股静脉置管和手臂情况异常（如轻度瘫痪、局部皮肤感染、曾骨科手术内置设备、局部重度烧伤和腋窝淋巴结清扫）的患儿不宜留置 PICC。

（3）输液港（venous access port，VAP）通路：VAP 又称中央静脉导管系统，是经颈内静脉或锁骨下静脉穿刺进入上腔静脉，导管另一端和注射座埋植在皮下组织的一种闭合输液装置。

导管穿刺过程中也存在气胸、血胸和动脉损伤风险，需谨慎操作，并严格遵循 VAP 植入操作规范，妥善连接输液导管和注射座，避免发生导管变形，减少术后导管脱落、移位的发生。因此操作时需留心导管接口情况、导管走向、是否扭曲等，及时发现并纠正。若术中因操作不当导致导管损伤，需立即更换导管，避免术后导管渗漏。值得注意的是，VAP 在患儿体内放置时间较长，也需定期使用肝素冲洗，以减少导管堵塞及感染风险。

理想状态下，VAP 在体内可放置数年，为需要长期肠外营养支持的危重症患儿提供静脉通路，减少反复穿刺的风险和痛苦。但对疑似或已确诊细菌感染、败血症的患儿及对静脉 VAP 材质过敏的患儿应禁止使用 VAP 通路。

综上所述，选择合适的静脉途径、严格无菌操作和定期管理是减少感染、静脉炎、血栓等并发症的关键。若患儿需长期肠外营养支持，导管留置时间长，考虑感染低风险，可优先选择 VAP 和隧道式 CVC。

总而言之，对经肠道摄入不足的患儿来说，肠外营养支持是必要的选择，在危重患儿的治疗中显得尤为重要。根据肠外营养配方的渗透压及持续时间，选择合适的穿刺方法、由有经验的操作人员进行穿刺置管和维护是保证肠外营养支持治疗成功的关键。

2016 年，ESPGHAN、欧洲临床营养与代谢学会、欧洲儿科研究学会和CSPEN 联合对欧洲 2005 年版的《儿科肠外营养指南》进行了修订，即《儿科肠外营养指南（2016 版）》。现将针对儿科肠外营养输注途径的适用范围及其维护的相关推荐意见归纳如下：

（1）需长期肠外营养的住院新生儿和儿童，应采用 PICC 和隧道式 CVC 给予静脉营养；需长期肠外营养和家庭肠外营养的儿童，建议使用隧道式 CVC。

（2）对于儿童，可选择锁骨下静脉通路（尤其是长期肠外营养患儿），因为在适当的置入条件下，机械并发症的风险并不超过其他置入部位。对于 CVC 不能放置在上腔静脉的婴儿和儿童，推荐采用股静脉导管置入，因为与颈静脉和锁骨下静脉相比，尚未显示更高的机械并发症和感染发生率。股静脉导管的末端应位于肾静脉（第一腰椎）上方。新生儿的脐血管可用于短期肠外营养。

（3）CVC 末端应位于心包水平外，以避免心包积液/填塞的风险。对于小婴儿（体长 47～57 cm），颈静脉或锁骨下 CVC 导管末端应位于胸部 X 光片上位于气管隆凸上方至少 0.5 cm 处；而对于年龄较大/身长较长的婴儿（体长 58～108 cm），该距离应至少为 1.0 cm；与成人一样，建议将 CVC 末端定位在隆突上方，使其位于上腔静脉内、心包外。

（4）若情况允许，CVC 通路应专用于肠外营养；应选用最少数量的端口或管腔。如果使用多腔 CVC，则应将一个管腔专用于肠外营养；应避免从 CVC 进行血液采样、输血和中心静脉压监测。

（5）长期肠外营养的导管首选硅树脂或聚氨酯材质，抗微生物涂层的 CVC 不应用于长期肠外营养的儿童；为改善长期肠外营养患者的生活质量，并遵循严格的无菌方案，建议常规进行 CVC 的血液采样监测。

（6）可采用影像或超声引导下的经皮穿刺法，不仅与手术切开同样有效，且并发症的风险较小。

（7）不应以降低脓毒血症风险的原因而常规进行 CVC 更换；如果 CVC 需要拔除，应予以更换而不是通过导丝替换，以降低感染风险。但 CVC 替换可应用于那些静脉通路困难的患儿。

有关导管日常消毒维护的相关推荐意见有：

（1）接触置管装置或置入部位之前，应遵循手卫生规范。在置管前和置管部位护理时，应使用含 2% 氯己定的 70% 异丙醇溶液对皮肤进行清洁消毒。在置管或应用敷料前，置入部位应保留抗菌溶液并自然干燥。由于潜在的不良反应，不建议对 2 个月以下的婴儿使用氯己定进行皮肤消毒。

（2）使用前应对导管接头、端口等装置进行消毒，最好使用含 2% 氯己定的 70% 异丙醇溶液。

（3）带胶带的无菌纱布和透明、半通透性聚氨酯敷料均可用于覆盖导管置入部位。对于短期 CVC，置入部位可每 2 天更换一次纱布辅料，透明敷料每 7 天更换一次。若出现潮湿、松弛或污秽，应尽快更换敷料。如果导管部位出血或渗血，优选无菌纱布敷料。出口部位愈合良好的隧道式 CVC 不需要使用敷料来防止移位，但对于儿童来说，将 CVC 绕成圈并覆盖是有益的。对于感染风险高的短期导管使用者，应考虑采用氯己定海绵敷料。

（4）置入部位的局部抗菌治疗不应常规使用，因为它可能促进真菌感染和抗生素耐药性，并可损伤导管表面。

（5）隧道式导管愈合良好的患儿，用防水敷料覆盖整个导管后，可以游泳。游泳后，对导管出口部位应立即进行清洁和消毒，并更换敷料。

（6）建议定期对医护人员进行导管置入和维护的培训，应建立医护人员规范管理多重模式并开展定期审查，使导管置入和维护的临床实践标准化。

二、静脉营养制剂组成的选择及其临床应用

1. 能量

处于各生长期阶段的小儿，只有当提供代谢的能量摄入超过能量消耗，达到能量正平衡时，躯体才有可能得到生长，甚至还有可能伴随多余的能量储存。当外源性可代谢的能量摄入少于能量消耗时，机体处于能量负平衡，此时身体必须动员储存的能量以满足正在进行的能耗所需。如果能量供给不足，将影响小儿的正常生长发育，在新生儿甚至会影响大脑的发育。但如果能量摄入过量，临床上称之为过度喂养，不仅使肝、肾、心、肺等功能负担加重，更易导致今后的肥胖，甚至引起远期机体代谢方面的异常，如心血管疾病、糖尿病等。

国外的 Pereira 报道体重＜1 000 g 的婴儿其肠外营养热卡摄入应是经肠道的 77%～82%。上海交通大学医学院附属新华医院采用间接能量测定仪测量正常新生儿静息能量消耗（resting energy expenditure, REE）平均为 48.3 ± 6.1 kcal·$kg^{-1} \cdot d^{-1}$，低于预测值（Schofield 公式计算值为 54.1 ± 1.1 kcal·$kg^{-1} \cdot d^{-1}$）。用同样方法也测定了 24 例接受手术的新生儿术前及术后连续 7 天的 REE 值，发现术后平均为 45.5 ± 6.7 kcal·$kg^{-1} \cdot d^{-1}$，比常用能量预计 Schofield 公式计算得到的能量消耗值低 18.5%，且术后能量消耗与术前相比无显著增高。

《儿科肠外营养指南（2016 版）》针对儿科肠外营养的能量推荐意见归纳如下：

（1）推荐采用 Schofield-公式计算 REE（见表 5-2），各年龄段不同疾病阶段的肠外营养能量需要量如表 5-3 所示。

表 5-2　Schofield? 公式计算静息能量消耗（kcal/d）

年龄（岁）	男	女
0～3	59.5×（体重/kg）－30	58.3×（体重/kg）－31
3～10	22.7×（体重/kg）＋504	22.3×（体重/kg）＋486
10～18	17.7×（体重/kg）＋658	13.4×（体重/kg）＋692

表 5-3　各年龄段不同疾病阶段肠外营养能量需要量(kcal·kg⁻¹·d⁻¹)

年龄	恢复期	稳定期	急性期
早产儿	90~120		45~55[a]
0~1(岁)	75~85	60~65	45~50
1~7(岁)	65~75	55~60	40~45
7~12(岁)	55~65	40~55	30~40
12~18(岁)	30~55	25~40	20~30

[a] 生后第 1 天的能量推荐量

（2）病情稳定期肠外营养能量需求可通过 REE 乘以体力活动系数计算，并根据（追赶）生长和病情增加或减少 REE。疑似代谢改变或营养不良的患儿，应采用间接能量测定法准确测量能量消耗。

（3）早产儿出生第 1 天，应提供至少 45~55 kcal·kg⁻¹·d⁻¹ 以满足最低能量需求。极低出生体重儿生理性体重减轻至最低点后，建议每天增重 17~20 g·kg⁻¹·d⁻¹，以防生长落后。为使其接近宫内增长，应提供 90~120 kcal·kg⁻¹·d⁻¹ 的能量摄入量。

（4）危重疾病急性期过后，可采用 REE 估算合理的肠外营养能量需求。危重疾病稳定期，为实现（追赶）生长，能量需求可以增加至 REE 的 1.3 倍，在恢复期应进一步增加。

（5）危重患儿的肠外营养可延迟 1 周开始，但应考虑补充微量营养素。

2. 氨基酸

小儿对于氨基酸的代谢特点有别于成人，除了维持体内蛋白质代谢平衡外，还需满足生长和器官发育需要。小婴儿尤其是早产儿肝脏酶系发育未成熟，某些非必需氨基酸不能从必需氨基酸转变，如胱氨酸从蛋氨酸、酪氨酸从苯丙氨酸的转变等情况，故需要更多的氨基酸品种：需要更多的 BCAA，可减轻对未成熟肝脏的负担；精氨酸需要量更多，有利于生长发育，防止高氨血症和提高免疫力；需要牛磺酸，牛磺酸不仅与小儿神经系统和视网膜发育成熟关系密切，还参与胆汁酸代谢，对防治静脉营养相关的胆汁淤积有帮助。鉴于以上代谢特点，对于 3 岁以下的小儿和危重患儿，建议选择小儿专用氨基酸溶液。国内外小儿氨基酸配方的设计大多以母乳为模式，根据正常新生儿血液中氨基酸谱作为效果指标而设计，临床验证应用于各年龄组的小儿即使在较低热能肠外营养的情况下，

53

小儿仍可获得良好生长发育,氮平衡和较理想的血液氨基酸谱

近年国内外较多报道了谷氨酰胺在肠外营养中的重要作用,它是人体内含量最多的非必需氨基酸,为体内合成嘌呤、嘧啶及核苷酸提供氮的前体,它也是一种高效能量物质。通过研究还发现它是许多重要代谢反应中的底物和调节物质,是肠道黏膜细胞及各种快速生长细胞(如淋巴细胞、成纤维细胞、巨噬细胞)的必需物质,有人称之为组织特需营养物,在饥饿、创伤、感染、手术等分解代谢过程中均伴有血和细胞内谷氨酰胺水平的下降,且需要经较长时间方恢复正常,其降低程度与应激程度相一致。研究表明,肠外营养液中加入谷氨酰胺可以改善氮平衡、促进肠道黏膜及腺体的生长,对防止肠黏膜萎缩、维持肠黏膜的完整性、防止肠道细菌移位、防止肝脏脂肪变、增加骨骼肌蛋白合成均起重要作用。现在认为,谷氨酰胺是机体应激期的条件必需营养素。但在儿科没有更多的资料证实其临床效果,仅有几项荟萃分析(Meta 分析)显示,胃肠外营养液中加入谷氨酰胺未能降低早产儿和严重胃肠疾病患儿的感染率和病死率,也不能降低手术后患儿的感染率。因此目前不推荐小儿肠外营养时常规加入谷氨酰胺,而在长期肠外营养时和 SBS 小儿中可根据需要考虑添加谷氨酰胺来维护肠屏障功能和促进肠黏膜的代偿。

《儿科肠外营养指南(2016 版)》针对儿科肠外营养的氨基酸应用的推荐意见归纳如下:

(1) 早产儿生后第 1 天就应该给予氨基酸,补充量至少为 $1.5\,g \cdot kg^{-1} \cdot d^{-1}$,以达到合成代谢需求。

(2) 早产儿生后第 2 天起肠外营养中氨基酸供给量应在 $2.5\sim3.5\,g \cdot kg^{-1} \cdot d^{-1}$,并保证非蛋白能量摄入 $>65\,kcal \cdot kg^{-1} \cdot d^{-1}$ 和充足的微量营养素。

(3) 除外临床试验,早产儿肠外营养氨基酸的供给量不应高于 $3.5\,g \cdot kg^{-1} \cdot d^{-1}$。

(4) 病情稳定足月儿,氨基酸供给量不低于 $1.5\,g \cdot kg^{-1} \cdot d^{-1}$,以避免出现负氮平衡,但最大供给量不应 $>3\,g \cdot kg^{-1} \cdot d^{-1}$。

(5) 危重足月儿在提供微量营养素的情况下,可考虑暂停 1 周肠外营养(包括氨基酸在内)。

(6) 病情稳定的婴儿和儿童,氨基酸最小供给量应为 $1.0\,g \cdot kg^{-1} \cdot d^{-1}$,以避免出现负氮平衡。

(7) 对 1 月～3 岁的危重婴幼儿,在提供微量营养素的情况下,可考虑暂停 1 周肠外营养(包括氨基酸在内)。

（8）3～12 岁病情稳定的儿童，可提供 1.0～2.0 g·kg^{-1}·d^{-1} 的氨基酸。

（9）3～12 岁危重儿童，在提供微量营养素情况下，可考虑暂停 1 周肠外营养（包括氨基酸在内）。

（10）病情稳定的青少年，氨基酸供给量应在 1.0～2.0 g·kg^{-1}·d^{-1}。

（11）危重青少年在提供微量营养素的情况下，可考虑暂停 1 周肠外营养（包括氨基酸在内）。

（12）早产儿应给予具有生物活性的半胱氨酸 50～75 mg·kg^{-1}·d^{-1}，更高的剂量并不能改善预后。

（13）早产儿酪氨酸供给量下限应为 18 mg·kg^{-1}·d^{-1}，足月儿适宜摄入量为 94 mg·kg^{-1}·d^{-1}。

（14）2 岁以内婴幼儿不应额外补充谷氨酰胺。

（15）婴幼儿氨基酸溶液配方中应含牛磺酸，但目前尚无推荐剂量。

（16）补充精氨酸可预防早产儿 NEC 的发生。

3. 脂肪乳剂

对于儿科患者而言，无论是全肠外营养或与肠外肠内营养联合应用，静脉脂肪乳剂是肠外营养不可缺少的组成部分。脂肪乳剂中原油的来源有大豆油、红花油、橄榄油、椰子油及鱼油。用各种不同油的来源或比例制成了以下几种目前市场上供应的脂肪乳剂：长链脂肪乳（100％大豆油或豆油红花油混合），中长链脂肪乳（50％大豆油，50％椰子油），橄榄油脂肪乳［长链脂肪乳注射液（克林诺）：20％大豆油，80％橄榄油］，全混合脂肪乳［多种油结构脂肪乳剂（SMOF）：30％大豆油，30％ MCT，25％橄榄油，15％鱼油］，纯鱼油［n-3 鱼油脂肪乳注射液（尤文）：100％鱼油］。

由于早产儿、危重儿及肝功能异常患儿相对缺乏肉毒碱，因此更适宜选择含 MCT 的脂肪乳剂。MCT 的代谢无需肉毒碱转运而直接通过线粒体膜进行 β-氧化，氧化迅速，碳链不延长，其血中清除率更快；不在肝脏与脂肪组织蓄积。

橄榄油富含 n-9 MUFA 和 α-维生素 E，同时也含足够的 n-6 必需脂肪酸，该类脂肪乳既能减轻以纯大豆油为原料的脂肪乳剂对机体产生的免疫抑制作用，又能对危重患儿的脂质过氧化和氧化应激的损伤起到保护作用。目前有比较橄榄油脂肪乳剂与传统豆油脂肪乳剂短期用于新生儿的相关研究，未发现有不良反应，但没有长期应用的研究数据，还有待于进一步更深入的研究。

鱼油中含有大量 n-3 多不饱和脂肪酸（polyunsaturated fatty acids,

PUFA），是一种对机体代谢及免疫具有调节作用的物质，对重症感染和慢性炎症等一些炎症介质持续释放的疾病是有效的免疫调理营养素。但在儿科还未见具有循证的有关鱼油的临床应用报道，故不推荐将鱼油作为唯一脂肪乳来源提供肠外营养支持。

而在儿科 SBS 的临床应用研究中发现短期内将鱼油作为单一脂肪来源治疗肠外营养相关肝脏疾病（parenteral nutrition associated liver disease，PNALD）是有效的，同时还发现鱼油脂肪乳剂不仅改善 PNALD 胆汁淤积，也可改善脂肪酸谱，如血浆 n-3 脂肪酸增加，n-6 脂肪酸、甘油三酯和极低密度脂蛋白下降。所以目前认为鱼油是预防和治疗 PNALD 的新策略。但更多的问题，如长期使用的安全性、不良反应及最佳剂量等方面需进一步展开深入的研究。

从理论上讲，SMOF 是一款营养素更全面和平衡的脂肪乳，但目前还没有循证的儿科临床应用的报道，期待以后更多的研究和经验分享。

《儿科肠外营养指南（2016 版）》针对儿科肠外营养的脂肪乳剂应用推荐意见归纳如下：

（1）脂肪乳剂可在早产儿出生后立即使用，不应晚于生后 2 天，对于无法肠内营养的患儿，在肠外营养开始时即可使用脂肪乳剂。早产儿使用脂肪乳剂时应采取有效的避光措施。新生儿（包括早产儿）应用脂肪乳剂时应缓慢连续输注 24 小时。

（2）早产儿和足月儿的肠外脂肪乳剂摄入量不应超过 $4\,g \cdot kg^{-1} \cdot d^{-1}$；儿童患者的肠外脂肪乳剂摄入量应在 $3\,g \cdot kg^{-1} \cdot d^{-1}$ 以内。

（3）为预防必需脂肪酸缺乏，早产儿应给予最低含 $0.25\,g \cdot kg^{-1} \cdot d^{-1}$，足月儿和儿童应给予最低含 $0.1\,g \cdot kg^{-1} \cdot d^{-1}$ 亚油酸的脂肪乳剂。对于目前可应用于儿科患者的脂肪乳剂，该剂量亦可保证充足的亚麻酸摄入。

（4）对于接受短期肠外营养的患儿而言，相比混合型脂肪乳剂，纯大豆油静脉用脂肪乳剂较不均衡。接受较长时间肠外营养的患儿，不应使用纯大豆油配方，应首选混合型脂肪乳剂。

（5）对于婴幼儿和儿童患者，应首选 20% 浓度的脂肪乳剂。

（6）早产儿或肠外营养使用超过 4 周的患儿，可以根据病情考虑是否使用肉碱补充剂。儿科患者不应常规将肝素加入脂肪乳剂中同时输注。

（7）败血症患儿需密切监测血浆甘油三酯浓度，发生高脂血症时应调整脂肪乳剂剂量。不明原因的严重血小板减少症患儿，应监测血清甘油三酯浓度，并考虑减少肠外脂肪剂量。脂肪乳剂减量时应保证患儿对必需脂肪酸的最低需要量。

（8）儿科患者不推荐常规使用纯鱼油脂肪乳剂。含（不含）鱼油的混合脂肪乳剂应是危重患儿的首选。为逆转患儿肠功能衰竭相关肝病（IFALD），在治疗或处理其他危险因素的同时，应考虑停止大豆油脂肪乳剂，选用含鱼油的混合制剂。病例报告显示，纯鱼油制剂可用作进展期严重 IFALD 的短期治疗手段，但缺乏对照试验的证据。

（9）静脉使用脂肪乳剂时，应常规监测肝脏功能和血清或血浆甘油三酯浓度，有明显高脂血症风险的患儿（如使用大剂量脂肪乳剂或葡萄糖、败血症、分解代谢状态的患儿和 VLBW 儿）应增加监测频率。若婴儿血清或血浆甘油三酯浓度超过 3 mmol/L（265 mg/dl），年长儿超过 4.5 mmol/L（400 mg/dl），应考虑减少脂肪剂量。

4. 碳水化合物

碳水化合物是能量供给的主要来源，葡萄糖通常是肠外营养中非蛋白能量底物的重要组成，也是构成溶液渗透压的主要物质。葡萄糖耐受量可能会受年龄、肠外营养输注周期、代谢和疾病应激状态的影响，临床在输注过程中需仔细监测。危重患儿应用静脉营养液时，更要关注其对葡萄糖输注速度的耐受情况。2012 年颁布的《严重脓毒症及脓毒症休克国际诊治指南》推荐，小儿应激性高血糖达 2 mmol/L（180 mg/dl）时，可使用胰岛素治疗。与成人相比，儿童更易出现低血糖，故应在密切监测血糖的条件下使用胰岛素。

《儿科肠外营养指南（2016 版）》针对儿科肠外营养的碳水化合物应用推荐意见归纳如下：

（1）肠外营养中葡萄糖供给量应在满足能量需求与过度喂养、葡萄糖超载风险、疾病不同进展阶段（急性期、稳定期、恢复期）、肠内和肠外营养中宏量营养素的量以及非营养途径给予的葡萄糖剂量（如药物治疗）之间达到平衡。

（2）应避免摄入过量的葡萄糖，防止发生高血糖，引起脂肪合成和脂肪组织沉积增加以及相关的肝脏脂肪变性和肝脏生成极低密度脂蛋白甘油三酯水平增加，或可能导致 CO_2 产量和每分钟通气量增加。

（3）摄入葡萄糖不会降低危重症患儿急性期的蛋白质分解代谢。

（4）新生儿肠外营养中葡萄糖的推荐量如表 5-4 所示。小于 28 天的新生儿，如有感染或败血症等急性疾病时，应根据血糖水平暂时按照生后第 1 天的碳水化合物量供给。

表 5-4　早产儿和足月儿肠外营养中葡萄糖的
推荐量[mg·kg^{-1}·min^{-1}(g·kg^{-1}·d^{-1})]

	第 1 天	第 2 天起
	开始剂量	2~3 天逐渐增加至
早产儿	4~8(5.8~11.5)	目标量 8~10(11.5~14.4),最低量 4(5.8),最高量 12(17.3)
足月儿	2.5~5(3.6~7.2)	目标量 5~10(7.2~14.4),最低量 2.5(3.6),最高量 12(17.3)

（5）婴幼儿和儿童肠外营养中的碳水化合物推荐量如表 5-5 所示。

表 5-5　不同体重和疾病所处阶段患儿的葡萄糖
推荐量[mg·kg^{-1}·min^{-1}(g·kg^{-1}·d^{-1})]

	急性期	稳定期	恢复期
<10 kg	2~4(2.9~5.8)	4~6(5.8~8.6)	6~10(8.6~14)
11~30 kg	1.5~2.5(3.6~2.9)	2~4(2.8~5.8)	3~6(4.3~8.6)
31~45 kg	1~1.5(1.4~2.2)	1.5~3(2.2~4.3)	3~4(4.3~5.8)
>45 kg	0.5~1(0.7~1.4)	1~2(1.4~2.9)	2~3(2.9~4.3)

注：急性期指患儿处于需要镇静、机械通气、血管加压药和液体复苏等重要器官支持的复苏阶段；稳定期指患儿病情稳定,可以脱离上述重要器官支持措施的阶段；恢复期指患儿各重要器官正逐渐开始自主运转的阶段

（6）血糖的监测优先选用经过验证的仪器进行测量,如血气分析仪。

（7）高血糖与发病率和病死率增加有关,NICU 和 PICU 患儿应避免血糖>8 mmol/L(145 mg/dl)。

（8）当 NICU 和 PICU 患儿血糖反复>10 mmol/L(180 mg/dl)时,调整葡萄糖输注速度无效时,应给予连续胰岛素输注。

（9）所有 ICU 患儿应避免反复和/或持续血糖≤2.5 mmol/L(45 mg/dl)。

5. 液体与电解质

《儿科肠外营养指南(2016 版)》中的推荐意见归纳如下：

（1）足月新生儿的体重下降一般发生于生后 2~5 天,通常不应超过出生体重的 10%。

（2）ELBW 和 VLBW 儿,考虑到他们的身体含水量较高及液体超负荷相关并发症,7%~10% 的体重丢失在可接受的范围内。

（3）推荐逐渐增加早产儿和足月新生儿出生后液体摄入量。

（4）电解质(钠、钾、氯)在细胞外液减少/体重开始降低时便开始补充。氯

摄入量应略低于钠和钾摄入量的总和(钠＋钾－氯＝1～2 mmol・kg^{-1}・d^{-1})，以避免氯摄入过量和医源性代谢性酸中毒的风险。

（5）ELBW 和 VLBW 儿在给予高推荐量的氨基酸和能量时，建议生后第 1 天即开始补充钠和钾，同时监测尿量，关注非少尿性高钾血症的发生风险。

（6）患儿的个体化需要量可能因临床状况而与常规推荐摄入量范围有明显偏差，如液体潴留、脱水或水分过度流失等。

（7）接受肠外营养的婴幼儿和儿童对液体和电解质的需求推荐如表 5－6 所示。

表 5－6　婴幼儿和儿童肠外液体和电解质的推荐摄入量

	＜1 岁	1～2 岁	3～5 岁	6～12 岁	13～18 岁
液量(ml・kg^{-1}・d^{-1})	120～150	80～120	80～100	60～80	50～70
钠(mmol・kg^{-1}・d^{-1})	2～3	1～3	1～3	1～3	1～3
钾(mmol・kg^{-1}・d^{-1})	1～3	1～3	1～3	1～3	1～3
氯(mmol・kg^{-1}・d^{-1})	2～4	2～4	2～4	2～4	2～4

上表的建议基于临床经验，专家意见以及对动物和人类研究的推断数据

（8）按照体重采用 Holliday 和 Segar 公式来计算儿童的液体需要量（见表 5－7），目前仍适用于临床。

表 5－7　儿童和婴儿(新生儿期后)的液体需要量(Holliday 和 Segar)

体重	ml・kg^{-1}・d^{-1}	ml・kg^{-1}・h^{-1}
A：最初的 10 kg	100	4
B：在 10 kg～20 kg	＋50/额外体重	＋2/额外体重
C：超过 20 kg	＋25/额外体重	＋1/额外体重
总需要量	A＋B＋C	A＋B＋C

（9）通常等张液体应作为患儿静脉输液时的"维持液"，特别是在第一个 24 小时内。但如果患儿有肠外营养指征，不应该因此延迟使用肠外营养。

（10）个体需要量可能会明显偏离推荐的液体摄入量范围。

6. 铁与微量矿物质

《儿科肠外营养指南(2016 版)》中的推荐意见归纳如下：

（1）关于铁元素的补充：如可耐受，应优先通过肠内而不是肠外途径补充

铁。短期肠外营养(<3周)不宜持续补铁;长期肠外营养患儿,如果经肠内补充铁剂无法维持正常铁状态,应当通过肠外途径补铁。肠内无法摄入铁剂时,应肠外补铁。常规剂量为:早产儿 $200\sim250\ \mu g\cdot kg^{-1}\cdot d^{-1}$、婴儿和儿童 $50\sim100\ \mu g\cdot kg^{-1}\cdot d^{-1}$(最大剂量 5 mg/d)。静脉铁制剂可通过添加至肠外营养溶液每日输注,也可间歇性单独输注。尽管目前欧洲并没有批准用于儿科的静脉铁制剂,但蔗糖铁是在儿童中研究最多的,几乎无严重不良反应,美国已批准用于 2 岁以上儿童。长期肠外营养患者应常规检测铁状态(至少是铁蛋白和血红蛋白),以预防铁缺乏和铁超负荷。

(2) 其他微量元素。肠外营养中锌的供给量应为:早产儿 $400\sim500\ \mu g\cdot kg^{-1}\cdot d^{-1}$、0~3 个月的足月婴儿 $250\ \mu g\cdot kg^{-1}\cdot d^{-1}$、3~12 个月的婴儿 $100\ \mu g\cdot kg^{-1}\cdot d^{-1}$、>12 个月的儿童 $50\ \mu g\cdot kg^{-1}\cdot d^{-1}$,常规补充最多 5 mg/d。长期肠外营养患儿应定期检测锌状态(血清锌、碱性磷酸酶);尤其是那些胃肠液排出量较高(通常为回肠造口丢失)的患儿,其锌需求量可能显著增高。

① 肠外营养中铜供给量推荐:早产儿 $40\ \mu g\cdot kg^{-1}\cdot d^{-1}$、足月婴儿和儿童 $20\ \mu g\cdot kg^{-1}\cdot d^{-1}$,常规补充最大 0.5 mg/d。长期肠外营养患儿应监测血浆铜和血浆铜蓝蛋白,尤其是伴有肠外营养相关肝损伤或者胃肠液大量丢失者。

② 肠外营养中碘的推荐剂量:早产儿 $1\sim10\ \mu g\cdot kg^{-1}\cdot d^{-1}$、婴儿和儿童最少 $1\ \mu g\cdot kg^{-1}\cdot d^{-1}$。长期肠外营养患儿应至少通过甲状腺激素水平来定期检测碘状态。

③ 肠外营养中硒的供给量:早产儿 $7\ \mu g\cdot kg^{-1}\cdot d^{-1}$、婴儿和儿童 $2\sim3\ \mu g\cdot kg^{-1}\cdot d^{-1}$,常规补充最大 $100\ \mu g/d$。长期肠外营养患儿和肾衰患儿应定期监测硒状态(血浆硒)。

④ 长期肠外营养应添加锰,剂量不超过 $1\ \mu g\cdot kg^{-1}\cdot d^{-1}$(常规供给最大 $50\ \mu g/d$)。长期肠外营养患儿应定期检测血锰浓度。如果患儿出现胆汁淤积,应检测血锰浓度,并停止使用肠外营养中的锰。

⑤ 长期肠外营养应补充钼:低出生体重儿 $1\ \mu g\cdot kg^{-1}\cdot d^{-1}$,婴儿和儿童 $0.25\ \mu g\cdot kg^{-1}\cdot d^{-1}$。

⑥ 肠外营养中的铬一般都可满足需求,无需额外补充;肠外营养中的铬摄入应不超过 $5\ \mu g/d$。

7. 钙、磷和镁

《儿科肠外营养指南(2016 版)》中的推荐意见归纳如下:

（1）肠外营养时适当补充钙、磷和镁，可确保患儿最佳生长和骨矿化，矿物质沉积可为钙、磷和镁的供给量提供参考。合理的肠外营养应同时提供稍高剂量的钙、磷和镁，以确保理想的组织生长和骨骼的矿物质沉积。

（2）钙剂常用于预防和治疗早期新生儿低钙血症，通常与显著的临床表现（如手足搐搦）无关。母亲孕期曾接受镁治疗的早产儿，肠外营养中镁供给量需要根据出生后的血液浓度调整。含有铝盖的玻璃瓶包装的酸性溶液，如葡萄糖酸钙，由于铝污染问题，不可用于肠外营养，推荐采用有机形式的钙和磷盐配制肠外营养溶液，以防止沉淀。

（3）早产儿应摄入充足的钙和磷，当两者开始同时从尿中排泄，且尿浓度（>1 mmol/L）时，表明钙、磷已略为过剩，据此可调整摄入剂量。宫内生长受限的早产儿，出生早期肠外营养期间需要仔细监测血浆磷浓度，防止严重的低磷血症。低磷可能会导致肌肉无力、呼吸衰竭、心功能障碍和死亡。

（4）出生早期的早产儿肠外营养初期钙、磷、镁推荐摄入量低于稳定生长中的早产儿；肠外营养初期时，钙磷摄入量低(见表 5-8)，而蛋白质和能量供给合适，建议钙：磷摩尔比低于1(0.8~1.0)，以降低出生后早期高钙血症和低磷血症的发生率。

表5-8　新生儿和儿童肠外营养中钙、磷和镁的推荐摄入量[mmol(mg)·kg^{-1}·d^{-1}]

年龄	钙	磷	镁
出生早期的早产儿	0.8~2.0(32~80)	1.0~2.0(31~62)	0.1~0.2(2.5~5.0)
生长中的早产儿	2.5~3.5(100~140)	2.5~3.5(77~108)	0.2~0.3(5.0~7.5)
0~6 月*	0.8~1.5(30~60)	0.7~1.3(20~40)	0.1~0.2(2.4~5)
7~12 月	0.5(20)	0.5(15)	0.15(4)
1~18 岁	0.25~0.4(10~16)	0.2~0.7(6~22)	0.1(2.4)

*包括足月新生儿

（5）婴儿和儿童肠外营养时，应定期监测血清碱性磷酸酶、钙、磷、镁和/或尿液钙、磷、镁浓度。长期肠外营养的婴儿和儿童，有发生代谢性骨病的风险，所以需要定期监测钙、磷、维生素 D 和骨矿化状况。

（6）新生儿和儿童肠外营养钙、磷和镁推荐摄入量如表 5-8 所示。

8. 维生素

《儿科肠外营养指南（2016 版）》中的推荐意见归纳如下：

（1）婴幼儿在使用肠外营养时应添加维生素。应尽可能将水溶性、脂溶性维生素添加至脂肪乳剂或含有脂肪乳剂的混合液中以增加维生素的稳定性，脂溶性维生素应尽可能与脂肪乳剂一起配制使用，因水溶液会造成维生素 A 的大量丢失。婴幼儿补充维生素的最佳剂量和输注条件尚未确定。基于专家意见的推荐剂量参见表 5-9。目前临床上一般应用维生素混合制剂，还需参照药品说明书配制。

表 5-9　早产儿、婴幼儿肠外营养脂溶性和水溶性维生素的推荐剂量

	早产儿	婴儿（12 月龄以内）	儿童及青少年（1～18 岁）
维生素 A*	700～1 500 IU·kg^{-1}·d^{-1}（227～455 μg·kg^{-1}·d^{-1}）	150～300 μg·kg^{-1}·d^{-1}或 2 300 IU/d(697 μg/d)	150 μg/d
维生素 D**	200～1 000 IU/d 或 80～400 IU·kg^{-1}·d^{-1}	400 IU/d 或 40～150 IU/kg. d	400～600 IU/d
维生素 E***	2.8～3.5 mg·kg^{-1}·d^{-1}或 2.8～3.5 IU·kg^{-1}·d^{-1}，但不超过 11 mg/d	2.8～3.5 mg·kg^{-1}·d^{-1}或 2.8～3.5 IU·kg^{-1}·d^{-1}	11 mg/d 或 11 IU/d
维生素 K	10 μg·kg^{-1}·d^{-1}（推荐,但目前临床使用剂量与此不同）****	10 μg·kg^{-1}·d^{-1}（推荐,但目前临床使用剂量与此不同）****	200 μg/d
维生素 C	15～25 mg·kg^{-1}·d^{-1}	15～25 mg·kg^{-1}·d^{-1}	80 mg/d
维生素 B$_1$	0.35～0.50 mg·kg^{-1}·d^{-1}	0.35～0.50 mg·kg^{-1}·d^{-1}	1.2 mg/d
维生素 B$_2$	0.15～0.2 mg·kg^{-1}·d^{-1}	0.15～0.2 mg·kg^{-1}·d^{-1}	1.4 mg/d
维生素 B$_6$	0.15～0.2 mg·kg^{-1}·d^{-1}	0.15～0.2 mg·kg^{-1}·d^{-1}	1.0 mg/d
烟酸	4～6.8 mg·kg^{-1}·d^{-1}	4～6.8 mg·kg^{-1}·d^{-1}	17 mg/d
维生素 B$_{12}$	0.3 μg·kg^{-1}·d^{-1}	0.3 μg·kg^{-1}·d^{-1}	1 μg/d
泛酸	2.5 mg·kg^{-1}·d^{-1}	2.5 mg·kg^{-1}·d^{-1}	5 mg/d
生物素	5～8 μg·kg^{-1}·d^{-1}	5～8 μg·kg^{-1}·d^{-1}	20 μg/d
叶酸	56 μg·kg^{-1}·d^{-1}	56 μg·kg^{-1}·d^{-1}	140 μg/d

*1 μg RAE(视黄醇活性当量)=1 μg 全反式视黄醇=3.33 IU 维生素 A。对于婴儿,维生素 A 与水溶性溶剂配制时常用剂量为每天约 920 IU/kg,与脂肪乳剂配制时为每天 230～500 IU/kg。因为在水溶液中的损失变化很大且损失较高,所以被患儿能利用到的剂量估计大约为每天 300～400 IU/kg;
**出于实际原因,早产儿和足月儿的维生素 D 推荐剂量不应按照绝对剂量而应按照每千克体重给予;
***早产儿和足月儿的维生素 E 的上限不应超过 11 mg/d;然而,在使用新型脂肪乳剂和多种维生素后,每天更高剂量的维生素 E 显示出明显不良反应;
****目前的多种维生素制剂提供更高的维生素 K 剂量而没有明显的不良临床效果。此剂量无需参考预防新生儿维生素 K 缺乏性出血的当地政策

（2）尚无证据证明维生素浓度监测具有临床意义，所以不推荐常规监测维生素浓度，但维生素 D 除外。对于长期肠外营养（数周）的患儿，可能需要根据临床症状进行监测。接受长期肠外营养的患儿应定期检测维生素 D 水平，防止发生维生素 D 缺乏症。对于 25 - OH 维生素 D 血清浓度<50 nmol/L 的患儿，应额外补充维生素 D。部分肠外营养以及在逐渐脱离肠外营养期间的患儿应考虑口服补充维生素 D。

（3）应采用血清维生素 E 与总血脂的比值来正确评估维生素 E 状况。可采用凝血功能间接评估低风险婴儿的维生素 K 状况，但对维生素 K 缺乏症的诊断特异性较低。对于有风险的患儿，有条件的医院应当检测异常凝血酶原（PIVKA - II），可作为亚临床维生素 K 缺乏的生物标志物。对于无法口服维生素 K 或母亲服用维生素 K 代谢干扰药物的新生儿，应根据当地规范使用特定的补充方案。

三、全营养混合液的配制和质控要求

传统的静脉营养输液以多个玻璃瓶为容器，经一条或数条输液管同时或相继输入。为简化静脉营养的实施，1972 年，法国 Solassal 等的研究将脂肪乳剂、氨基酸、葡萄糖的混合液用于肠外营养，定名为"三合一"（three in one）营养液，以后又将电解质、维生素、微量元素等混合于营养液中，称为"全合一"（all in one）营养液。至 20 世纪 80 年代中后期，美国食品及药品管理局（FDA）批准脂肪乳剂可与葡萄糖、氨基酸溶液配伍。1988 年，ASPEN 称之为全营养混合液（total nutrient admixture，TNA）。

维持"全合一"营养液的稳定性是此技术的关键，主要是脂肪乳剂的稳定（包括抽水不分层、脂肪颗粒完整等），而影响乳剂稳定性的因素有营养液的 pH 值、温度、渗透压、电解质浓度及放置时间等。

国内外在 TNA 的稳定性方面也有不少研究。根据临床应用经验及国内外文献报道，认为临床使用应注意：①室温下全营养混合液 24 h 内脂肪颗粒不破坏，如配制后暂不使用，可置于 4℃冰箱内保存，但也不要超过 72 h，主张现用现配。②高渗液体可破坏脂肪乳剂的完整性，平时所用的电解质和微量元素等均为高渗液体，不能直接加入脂肪乳剂中。应先将它们与葡萄糖或氨基酸溶液混合稀释后，最后加入脂肪乳剂。③氨基酸溶液对脂肪乳剂的稳定性有保护作用，当氨基酸容量不足时，可引起脂肪颗粒裂解，配 TNA 液不可没有氨基酸。④电解质浓度应有限制,因脂肪颗粒表面带负电荷,阳离子浓度过大可引起脂肪颗粒破坏。一般控制一价阳离子总浓度小于 150 mmol/L,二价阳离子总浓度小于 5 mmol/L。配好的营养液总渗透压与 13% 的葡萄糖溶液的渗透压相似,因此可直接从周围静脉输入。

《儿科肠外营养指南(2016 版)》中的相关推荐意见归纳如下:

(1)尽可能使用有许可证的制造商或有资格的机构验证的肠外营养配方。应当从供应商处寻求一个矩阵表,可以详细了解是否能够额外添加电解质和其他添加剂。如果没有专家建议或者重复验证,不能随意添加成分。

(2)磷酸盐应以有机结合形式加入,以防止磷酸钙沉淀的风险。如果使用了无机磷酸盐,必须严格遵守溶液稳定性和各组分配置时的顺序。

(3)当使用 Y 型输液接管混合串输时,脂类的添加应用由制造商或充分认证的实验室予以明确,或通过另一条通路输注。除非经制造商或者认可的实验室确认,一般避免在输注肠外营养液时添加其他药物。

(4)建议使用不透氧的多层袋来容纳营养液。肠外营养袋和装置尽量采用避光保护。提供给患者肠外营养时,制备肠外营养尽可能使用最低剂量铝的佐料。

(5)推荐肠外营养是通过中心静脉或者 PICC 输注,但如果短时间使用,可经外周静脉输注(其渗透压应低于 900 mosmol/L)。

四、肠外营养的并发症及其防治措施

肠外营养的并发症主要由中心静脉插管技术及维护、营养制剂的选择不当或应用不合理所造成,可分为与导管相关的并发症和代谢并发症两大类。

(一)与导管相关的并发症

1. 导管相关的机械性并发症

主要发生在放置中心静脉导管时,包括气/血胸、皮下血肿、臂丛损伤、纵隔血肿、心包填塞、空气栓塞、导管移位和断裂等。预防这些情况的发生主要是进行中心静脉置管时应由技术较熟练的专人操作,另外导管的材料选择也非常重要。

《儿科肠外营养指南(2016 版)》中的相关推荐意见归纳如下:

(1)采取恰当的措施以确保导管位置正确,教育使用者正确维护导管以保证导管安全使用。当怀疑导管破损或者液体渗漏时,应当立即确保导管尖端的位置正确并迅速处理,防止相关并发症发生。

(2)导管栓塞或 CVC 相关的血栓形成需要彻底检查和治疗,纤维蛋白溶解剂是治疗导管血栓堵塞的首选药物,重组组织型纤溶酶原激活物(tPA,阿替普酶)也是目前推荐的药物,但也可以使用尿激酶和重组尿激酶。

(3)儿童中每日使用肝素预防 CVC 血栓性堵塞的效果并不优于生理盐水冲洗。间歇性使用的 CVC,可每周用 5~10 IU/ml 肝素化盐水冲洗 1~2 次,帮助维持通畅。虽已证明常规使用肝素可有效预防新生儿 PICC 堵塞,但尚未确定其潜在风险,故不推荐常规使用。尚无充足证据支持家庭肠外营养儿童预防性使用抗凝剂可减少导管相关的血栓形成、堵塞和感染。

2. 导管相关的感染性并发症

主要发生在应用中心静脉肠外营养期间,留置的静脉导管作为微生物侵入路径,可导致静脉入口处感染、细菌栓塞、败血症。其中以败血症最严重,多由微生物沿着导管向体内蔓延繁殖,使导管周围包裹的纤维蛋白和血液受到感染。常见病原菌为金黄色葡萄球菌、表皮葡萄球菌和白色念珠菌等。

《儿科肠外营养指南(2016 版)》中的相关推荐意见归纳如下:

(1)任何患有肠衰竭和留置 CVC 的儿童都有发生导管相关性血流感染(CRBSI)的风险,因此,任何发热(体温>38.5℃或升高>1℃)或者临床或实验室参数改变应当怀疑是否发生 CRBSI,直到证实不是。

(2)不应预防性使用抗生素,因其不会降低 CRBSI 的发生率;不应单一采用抗生素封管来治疗 CRBSI,因为尚未证明这是有效的;抗生素封管可与全身性抗生素联合使用,以帮助患者儿彻底治疗 CRBSI;乙醇封管可考虑用于预防 CRBSI;牛磺罗定可有效预防 CRBSI,应在长期置管期间使用。

(3)当怀疑 CRBSI 时,在使用抗生素前,需要同时从中心静脉和外周静脉采双份血培养。

(4)从成人研究中推测,在不能拔除导管的情况下,确定 CRBSI 最可行的方法是计算来自中心静脉和外周静脉或其他血管血培养的差分诊断时间(differential time to diagnosis,DTP);CRBSI 的经验性抗生素治疗应当覆盖革兰氏阳性凝固酶阴性或者革兰氏阳性的葡萄球菌和革兰氏阴性杆菌。

(5)考虑到临床和微生物学应答通常在 48~72 h 内,而且无并发症发生,可在保留导管的情况下,经验性的使用抗生素,时间通常是 10~14 天;如果临床表现恶化、菌血症反复、化脓性并发症出现,或者有特殊病原体感染的情况下,需要拔除深静脉置管。

（二）代谢性并发症

主要有高血糖症和低血糖症、高脂血症、低磷血症、静脉营养有关的胆汁淤积和肝脏损害等。

1. 低血糖或高血糖

（1）高血糖：主要发生在应用葡萄糖浓度过高（>20%）或短期内输注葡萄糖过快，也可因应激状态下发生"胰岛素抵抗"致使糖代谢紊乱引起。高血糖可导致渗透性利尿，引起水和电解质丢失过多；严重高血糖可致高渗昏迷。

（2）低血糖：多因营养液输入突然中断或营养液中加用胰岛素过量所致，严重低血糖可致脑损害，故在输注过程中须根据病情制定监测血糖和尿糖的频率，以免高血糖和低血糖意外发生。

2. 高脂血症

主要在应用脂肪乳剂时剂量偏大或输注速度过快时发生，特别当患者存在严重感染、肝肾功能不全及脂代谢失调时更易发生。临床特征为应用脂肪乳剂期间，患儿出现头痛、呕吐、贫血、血小板下降、凝血酶原时间延长、自发性出血、弥散性血管内凝血（DIC）及肝功能损害[表现为肝肿大、黄疸和丙氨酸氨基转移酶（ALT）升高]等，有作者称上述表现为脂肪超载综合征。为防止高脂血症的发生，主张小儿应用脂肪乳剂剂量应在 $1\sim3\,g\cdot kg^{-1}\cdot d^{-1}$，采用 $16\sim24\,h$ 均匀输注，同时严密监测血脂浓度。

3. PNALD

临床特征是应用肠外营养期间出现不能用其他原因解释的黄疸或/和肝功能损害，其确切病因认为由多因素引起，主要包括：①早产儿、低体重儿。②禁食。PNALD 的发生率随禁食时间的延长而增加，多数病例在肠外营养进行 $2\sim$ 10 周后发生。③感染。最常见的感染源是中心静脉导管和 NEC。④热能过高。⑤氨基酸配方选择不合理。⑥其他，包括低蛋白血症、微量元素不平衡、动脉导管未闭、颅内出血、必需脂肪酸缺乏、高脂血症、多次腹部手术等因素。预防措施有：①尽早经肠道营养，尤其是肠外营养>2 周者；②肠外营养的氮源选择小儿专用的氨基酸溶液；③小儿肠外营养时采用低热能供给推荐的低限为宜；④积极预防和治疗肠道感染等。

《儿科肠外营养指南（2016 版）》中的相关推荐意见归纳如下：

（1）在患有肠衰竭相关的肝损的患者中，尽可能增加肠内营养可改善预后。

（2）对于长期家庭肠外营养者，只要代谢和液体允许，建议周期性使用肠外营养。

（3）在胆汁淤积的情况下，应当避免使用大豆油基础的脂肪乳剂。

（4）对于长期使用肠外营养者，建议使用混合脂肪乳剂。

（5）当存在胆汁淤积的生化异常时，可以考虑使用熊去氧胆酸。

（6）对于有肠衰竭相关性肝病的患儿，建议尽早转诊到经验丰富的小儿肠衰竭康复/移植中心。

4. RFS

RFS是指营养不良患儿实施营养支持治疗（肠内或肠外）可能出现的各种代谢并发症。患儿因严重饥饿导致细胞活性和器官功能的适应性降低，伴有微量营养素、矿物质和电解质不足，而高分解代谢患儿的能量主要来源是脂肪和肌肉，体内的氮、磷、镁、钾低下。初始营养支持（尤其是过多的碳水化合物）使代谢突然逆转引起胰岛素的潮式分泌，大量的磷、镁、钾向细胞内转移导致血清浓度下降，临床容易出现低磷血症、溶血性贫血、肌肉无力、心脏功能受损、心功能不全、心律失常及死亡。RFS是任何营养不良患儿营养支持的潜在并发症，严重营养不良儿童RFS通常发生于起始营养的第1周。

预防措施建议：营养支持开始前，评估营养状况、水的平衡、血电解质（包括钙、磷、镁和维生素，低下者予以积极补充纠正），同时评估心脏状态（脉搏、心脏衰竭、心电图、超声检查）。对于长期饥饿患者，最初的营养治疗方案应限制液体量及热量，提供的热卡为需要量的50%。此外，微营养素也需要根据生化检测予强化积极补充，当临床及生化检测无RFS风险时，则逐渐增加以满足能量需要。

最后必须强调的是，肠外营养支持过程中，相关指标的监测是尽早发现并发症和评估是否有效改善和维持营养状况的重要措施。要求监测的项目和频率如表5-10所示。

表5-10 肠外营养时的监测项目和时间

项　　目		第1周	稳定后
摄入量	能量/(kcal · kg^{-1} · d^{-1})	qd	qd
	蛋白质/(g · kg^{-1} · d^{-1})	qd	qd

（续表）

项　目		第 1 周	稳定后
临床体征观察	皮肤弹性,囟门	qd	qd
	黄疸,水肿	qd	qd
生长参数	体重	qw～tiw	qw～biw
	头围	qw	qw
体液平衡	出入量	qd	qd
实验室指标	血常规	biw～tiw	qw～biw
	血钠,钾,氯	biw(或调整用电解质用量后第 1 天)	qw(或调整电解质用量后第 1 天)
	血钙	biw	qw
	血磷,镁	qw	prn
	肝功能	qw	qw～qow
	肾功能	qw	qw～qow
	血脂系列	qw	prn
	血糖	qd～bid 直至稳定于正常值范围(至少连续 3 天)	prn(调整配方后,或临床出现低/高血糖症状)
	尿糖(无法监测血糖时)	同上	同上

注：qd,每日 1 次；bid,每日 2 次；qw,每周 1 次；biw,每周 2 次；tiw,每周 3 次；qow,每 2 周 1 次；prn,必要时

（汤庆娅）

 参考文献

[1] O'Grady NP，Alexander M，Burns LA，et al. Guidelines for the prevention of intravascular catheter-related infections [J]. Am J Infect Control，2011,39(4 Suppl 1)：S1 - S34.

[2] Liem TK，Yanit KE，Moseley SE，et al. Peripherally inserted central catheter usage patterns and associated symptomatic upper extremity venous thrombosis [J]. J Vasc Surg，2012,55(3)：761 - 767.

［3］ Chopra V，Anand S，Hickner A，et al. Risk of venous thromboembolism associated with peripherally inserted central catheters：a systematic review and meta-analysis［J］. Lancet，2013,382(9889)：311 - 325.

［4］ Mundi MS，Edakkanambeth Varayil J，Mcmahon MT，et al. Accuracy of intravenous electrocardiography confirmation of peripherally inserted central catheter for parenteral nutrition［J］. Nutrition in Clinical Practice，2016,31(2)：207 - 210.

［5］ Pittiruti M，Brutti A，Celentano D，et al. Clinical experience with power-injectable PICCs in intensive care patients［J］. Crit Care，2012,16(1)：R21.

［6］ Pittiruti M，Hamilton H，Biffi R，et al. ESPEN Guidelines on Parenteral Nutrition：central venous catheters（access，care，diagnosis and therapy of complications)［J］. Clin Nutr，2009,28(4)：365 - 377.

［7］ Granic M，Zdravkovic D，Krstajic S，et al. Totally implantable central venous catheters of the port-a-cath type：complications due to its use in the treatment of cancer patients［J］. J BUON，2014,19(3)：842 - 846.

［8］ Cai W，Yu L，Lu C，et al. Normal value of resting energy expenditure in healthy neonates［J］. Nutrition，2003,19(2)：133 - 136.

［9］ 汤庆娅,王莹,冯一,等.新生儿肠外营养相关胆汁淤积因素 612 例分析[J].中华儿科杂志,2007,45(11)：838 - 842.

［10］ 欧洲儿科胃肠肝病与营养学会,欧洲临床营养与代谢学会,欧洲儿科研究学会,等.儿科肠外营养指南(2016 版)推荐意见节译[J].中华儿科杂志,2018,56(12)：885 - 896.

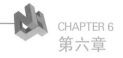

CHAPTER 6
第六章

营养失衡对机体的影响

学习目的

掌握 蛋白质-热能营养不良对机体免疫功能、组织代谢、生长发育的影响。

熟悉 隐性饥饿即微量营养素不足对机体的危害性。

了解 营养素与氧化应激、营养表观遗传等概念。

经济发展水平不同、生活方式差异、饮食模式多元等因素均会导致营养元素摄入变化，从而影响儿童的营养状况。因此，需清醒认识到儿童期出现营养失衡的危害，即营养元素的缺乏、过剩、偏离或者与营养素有关的遗传代谢异常等导致的各种全身的、各系统组织的急性或慢性疾病，重视营养不良和营养过剩（肥胖）所致一种或多种宏量（微量）营养元素的过量与不足对儿童健康及生长发育的负面影响和危害。

一、营养不良

儿童营养不良主要表现为儿童发育迟缓、体重低下，严重者可表现为重度低蛋白血症（Kwashiorkor 型）和重度消瘦（Marasmus 型），后二者通常被称为重症急性营养不良（severe acute malnutrition，SAM），约占全球 5 岁以下幼童病死率的 10%。据世界卫生组织、联合国儿童基金会及世界银行机构的最新数据（2016 年）预测，全球约有 1.5 亿儿童生长发育迟缓，5 200 万儿童体重低下，其中 1 700 万儿童属于重度消瘦。儿童营养不良的形成原因复杂，与社会和环境因素相关（例如贫困、失学、医疗设备缺乏、环境污染等），亦与区域内传染病流行相关(例如呼吸道和消化道感染、结核病和艾滋病),还包括长期或短期的膳食摄入缺乏、营养素利用不足等营养因素(例如饥荒、哺乳喂养或辅食添加不足)。我国属于发展中国家,据中国居民健康和营养调查(China health and nutrition survery,CHNS)1991—2011 年纵向数据显示,20 年来,我国儿童整体低体重率和生长迟缓率分别下降了 64.8% 和 67.8%,儿童营养不良状况得到显著改善,但还存在 3.2% 低体重率和 10.6% 生长迟缓率,仍需保持持续关注。儿童营养不良与社会经济因素(例如国民经济收入、地区、传统观念等)、环境因素(例如宫内早期发育、家庭喂养、饮食行为、父母教育水平)、遗传因素(遗传性疾病)存在紧密关系,多方影响。因此,防治儿童不良,需从充分了解其病理基础及危害性入手。

1. 营养不良的病理基础

(1) 消瘦：短期饥饿(例如禁食数天),机体脂肪动员,游离脂肪酸和酮体氧化供能。肌原纤维蛋白分解成氨基酸,通过糖异生途径转化成糖原供能。若体内脂肪储备耗竭,肌原纤维蛋白会加快分解以维持代谢需要。营养素合成和氧化分解短期变化会对胰岛素及胰高血糖素的调节产生影响,长期则会对甲状腺素、儿茶酚胺类激素和糖皮质激素也产生影响,从而影响儿童生长发育。

消瘦达到恶病质状态(多伴慢性疾病),可以促发炎症因子[主要为肿瘤坏死因子、白细胞介素(IL)-1 和 IL-6]释放,使得食欲下降,摄食减少,导致机体骨骼肌和脂肪组织的消耗;泛素-蛋白酶体系激活,肌原纤维蛋分解增加;诱导自我吞噬功能上调,释放细胞器(例如线粒体);补充细胞内生物能量的同时,干扰肌细胞的代谢,导致肌肉组织减少。上述病理途径均使得肌肉和脂肪进一步消耗,营养不良状况加速恶化。

(2) 低蛋白血症：过去观点认为儿童低蛋白型营养不良与喂养不当、必需氨基酸缺乏(尤其是 BCAA)有关,但缺乏可靠证据解释 Kwashiorkor 型与 Marasmus 型营养不良儿童饮食模式上的不同与临床表现的差异。近期有研究指出,Kwashiorkor 型患儿较 Marasums 型存在更为严重的代谢紊乱。一项代谢组学研究发现,Kwashiorkor 型患儿较 Marasmus 型肉毒碱-Ⅱ、左旋肉毒碱水平更低,限制长链脂肪酸进入线粒体进行有效 β 氧化。肉毒碱辅酶烟酰胺腺嘌呤二核苷酸(NAD)依赖于蛋氨酸和赖氨酸,而这两种氨基酸 Kwashiorkor 型患儿同样缺乏。肉毒碱活性下降,NAD 活性下降,使得肝脏脂肪堆积。Kwashiorkor 型患儿较 Marasmus 型存在门冬氨酸、色氨酸和衍生物犬尿酸缺乏,尤其是色氨酸-犬氨酸代谢途径限制,影响免疫反应,促进肝脏细胞炎症。

Kwashiorkor 型患儿较其他型营养不良脂肪肝、脂肪性肝炎表现更为突出。Kwashiorkor 型患儿氨基酸利用下降、必需氨基酸缺乏,如苏氨酸缺乏会导致肠道功能异常,这也是低蛋白血症的成因之一。另外,发现 Kwashiorkor 型患儿多种类型的磷脂酰胆碱代谢物低于 Marasmus 型及其他类型慢性营养不良,这些代谢物可能与肠道脂质膜组成有关,使得肠道通透性增加,进一步使得磷脂酰胆碱和鞘磷脂减少,还会导致肝功能异常(白蛋白合成减少)和肠道吸收功能异常(白蛋白吸收下降),这些可能是低蛋白血症的产生原因。研究还发现,81% 的 SAM 患儿营养状况稳定后代谢异常依旧存在,代谢紊乱可能会延续影响成年期的营养代谢状况。儿童期营养不良可能是成年期营养过剩(肥胖、糖尿病)的危险因素,两者关系有待我们进一步研究。

儿童低蛋白型营养不良主要表现为病理性水肿,两侧对称,先见于下肢,足背尤甚(轻度);慢性病程可见于股部、腰骶部、外生殖器、手臂手背(中度);严重者可见于腹壁、颜面和眼睑(重度);极端病例可见胸腹水。低蛋白血症与水肿形成的机制仍存在争议。目前仅在动物实验中证实,低蛋白高糖(以单糖和双糖为主)饮食模式可导致低蛋白血症,但未引出病理性水肿。在治疗儿童 Kwashiorkor 型营养不良的过程中,也尚未证明低蛋白血症与水肿的改善存在线形关系。因此,有观点认为,Kwashiorkor 型的病理性水肿是由某些微量元素缺乏、氧化应激或者谷氨酰胺缺乏等引起或加重。但近年来有研究提出争议,认为营养不良性病理性水肿是体液平衡功能紊乱所致。低蛋白血症使得胶体渗透压下降,等渗液体进入组织间隙,从而导致慢性血管内低血容量。机体作为应对使抗利尿激素分泌增加(精氨酸加压素)、血浆肾素增加,引起水钠潴留。随之而来的醛固酮增多抑制利纳肽分泌,产生体液潴留和水肿。病理性水肿增加组织间隙压力,可通过 starling 机制反馈延缓水肿进程。因此,Kwashiorkor 型患儿低血容量常表现为血压正常和轻度的低钠血症。减少盐的摄入有助于改善水肿。但该调节能力非常脆弱,通常一个轻度的应激,例如腹泻,就会造成液体紊乱,导致低血容量性休克。因此,治疗 Kwashiorkor 型营养不良患儿,必须要严格控制液体管理,未经评估水肿和低蛋白血症严重程度而直接给予过快、过量的静脉补液经常是这类患儿死亡的病因。

2. 儿童营养不良的危害

1) 免疫功能

严重的营养不良继发免疫缺陷、非特异性及特异性免疫功能低下,易导致致命性感染。免疫紊乱主要表现在：①损伤患儿的皮肤、呼吸道、消化道的屏障功能，例如肠道菌群改变导致机体肠道功能紊乱。②激活全身炎症反应系统，释放炎症因子(例如肿瘤坏死因子、IL-1、IL-6、IL-12等)，使机体处于慢性炎症状态；干扰胰岛素生长因子释放(insulin like growth factor，IGF)，导致机体消瘦和生长迟缓。③T细胞功能及中性粒细胞功能障碍，胸腺萎缩，T细胞应答不足及合成减少，影响机体细胞免疫功能。

2) 代谢功能

儿童营养不良对营养物质代谢可产生下列影响：①糖代谢不稳定，例如低蛋白型营养不良可能使氨基酸合成途径缺乏足够必需氨基酸，促发糖酵解异常。②脂代谢紊乱。激素敏感性脂肪酶是脂肪分解的限速酶，受胰岛素限制，在脂肪动员过程中具有核心地位。当儿童处于半饥饿状态时，低胰岛素水平可能促使该酶活性增强，脂肪组织分解加速，游离脂肪酸产生增多，机体氧化应激上升。然而重度营养不良儿童缺乏酰肉碱，无法处理相应增量的脂肪酸，导致脂肪代谢紊乱。③氮平衡破坏。低热能使得机体加强分解肌蛋白质以提供必需氨基酸，氨基酸同游离脂肪酸一起在肝脏中分解供能。④胰腺功能不足。营养不良儿童常由于胰岛素功能和糖代谢不稳定而出现低血糖症状。重度营养不良时血浆葡萄糖清除功能受损，可表现为胰腺内分泌功能紊乱、胰岛素敏感性下降。

3) 内分泌功能

儿童营养不良可影响下丘脑-垂体功能，导致发育障碍及生长落后。通常儿童营养不良生化检查结果显示：①血皮质醇水平正常或升高；②甲状腺功能指标可能下降，但与临床的联系仍有待研究；③瘦素水平可能下降。瘦素在免疫、代谢及食欲调节中起重要作用。有研究发现，重度营养不良儿童检测瘦素水平低下，可能与脂肪组织消耗呈一定关系。

4) 氧化应激

儿童重度营养不良时抗氧化能力下降，体内抗氧化剂不足，尤其是在低蛋白型营养不良群体中更为明显。此低水平与摄入量少有关(如维生素E)，但也与合成能力下降有关[如谷胱甘肽(glutathione，GSH)]。氧化应激上调、氧化剂和抗氧化剂的平衡破坏导致线粒体损伤，腺苷三磷酸(adenosine triphosphate，ATP)合成下降及肝脏细胞受损，机体炎症反应加重，严重可能发展为多脏器功能衰竭。

须指出，由于上述病理基础的存在，尤其是重度营养不良会使代谢紊乱，机体长期处于分解状态,体内电解质、维生素储备耗竭。在给予营养治疗的过程中,需注意预防营养供给引起的 RFS,这在重度低蛋白质营养不良患儿中发生率高。由于机体重新摄入营养物质(尤其是葡萄糖的快速补充),细胞合成加速,出现:①低磷血症为核心的电解质紊乱(低磷、低钾、低镁、低钙血症),出现神经及运动系统(头晕、乏力、肢体麻木、手足抽搐、震颤、肌肉痛、易怒、膝腱反射消失)、心血管系统(心律失常)、消化系统(胃肠道动力缺乏、食欲缺乏)等症状。②维生素血清浓度下降。体内维生素 B_1 的急性缺乏会引起 RFS,慢性缺乏会引起乳酸酸中毒、Wernicke 脑病和克萨霍夫综合征。③循环超负荷,水钠潴留,导致肺水肿和心功能失代偿的临床表现(低血压、心动过速、心力衰竭、肾前性衰竭)。④糖脂代谢紊乱,胰高血糖素释放增加,胰岛素仍处抑制状态(高血糖、高血脂);或胰岛素释放增加(低血糖)。RFS 多在营养干预 1 周内开始,早期症状多且不特异,易被忽略,严重者会危及生命。目前尚无针对儿童 RFS 预防的专家共识,多参考成年人预防 RFS 模式。建议甄别 RFS 高危人群,掌握其特征。谨慎恢复血液容量,加强液体管理,减轻心、肺、肾等器官负担。严格控制起始能量供给,营养治疗 3～5 天后若耐受可逐步加量;营养底物可减少糖的含量,适当增加脂肪比例;经验性补充多种维生素;密切监测和随访电解质(钙、磷、镁),及时补充和调整;监测肝肾功能、血糖、血脂、凝血功能等生化指标及生命体征等,及时处理。

5) 全身组织器官异常

儿童营养不良可使得多脏器功能受损,后者也加重营养不良,互为影响,最终影响儿童各系统生长发育,具体如下。

(1) 循环系统:有报道指出,儿童重度营养不良(尤其是低蛋白型)时,可见心肌萎缩、心输出量下降,目前机制仍不清楚。

(2) 消化系统:低蛋白型营养不良的重要表现是脂肪肝。推测可能与脂肪动员增加、甘油三酯合成增强而脂蛋白合成减少、转运能力不足有关。儿童营养不良还导致肝细胞脂肪氧化功能受损,合成能力下降,肝胆管排泄功能下降。

胃下垂及肠道功能紊乱多表现为慢性腹泻。两者互为因果,可产生严重不良结局。腹泻的原因包括:①消化液分泌不足(例如胃液,胰蛋白酶等),营养物质吸收和消化能力下降;②肠道菌群移位,肠道感染和炎症反应;③小肠黏膜变薄,上皮细胞形态改变,吸收能力进一步下降(例如单糖和双糖吸收减少),导致渗透性腹泻。

最新观点认为肠道内的天然病毒(virome)组和真核生物体与机体健康和抗感染能力密不可分,儿童营养不良可能改变肠道微生物组。

(3)肾脏:有报道营养不良患儿发生腹泻和脱水,使得肾前性肾小球滤过率下降,导致肾功能受损,多表现为肾小管重吸收功能障碍。同时,营养不良是儿童慢性肾病的常见并发症,营养状况与肾功能相关,也是提示预后不良的重要指标。

(4)神经系统:营养不良会影响儿童大脑功能和行为改变。有研究报告低蛋白型营养不良患儿多表现为脑萎缩及情绪易激怒;重度消瘦型营养不良则常常变现为冷漠,语言和运动能力受损;生长发育迟缓则常表现为认知障碍。但上述研究缺乏合理机制的解释和长期随访证据。

(5)骨骼发育:儿童营养不良,特别是生长迟缓型普遍缺乏维生素D。低维生素D水平致使骨代谢发生障碍,骨质丢失,进一步影响患儿身高生长。

6)细胞膜功能

儿童重度营养不良导致细胞膜功能改变,发生电解质紊乱(例如低钾血症)。例如低蛋白型营养不良可使得细胞膜对白细胞通透性增加;重度消瘦型为适应能量缺乏,可调低钠/钾 ATP 泵活性。

二、营养过剩的危害

儿童营养过剩主要表现为超重和肥胖,后者的中心型肥胖是构成儿童慢性病(高胰岛素血症、胰岛素抵抗、高血压、糖尿病、脂代谢紊乱、高尿酸血症、非酒精性脂肪肝、阻塞性睡眠呼吸暂停、过敏性哮喘等)和儿童心理疾病的重要组分和病理基础,且可能持续影响至成年期。因此,WHO 在 1997 年即指出,人类肥胖特别是儿童肥胖将成为 21 世纪重大的公共卫生问题。

儿童营养过剩多流行于发达国家,但近年来在发展中国家也有流行态势。例如,2014 年美国健康和营养调查研究数据显示,美国儿童青少年肥胖检出率为 17.1%,而 2015 年中国学生体质调查数据显示,中国儿童青少年肥胖检出率亦达 13.2%,且增速迅猛。儿童营养过剩成因复杂,包括:①社会经济因素,例如致胖环境(obesogenic environment)、国民收入、种族、年龄等;②环境因素,例如饮食行为及运动,宫内生长与早期发育,家庭和学校教育;③遗传因素,例如多基因遗传、家族聚集性,是多方累积、交错影响的结果。

1. 营养过剩的病理基础

长期能量摄入超过生理需求,导致病态脂肪组织异位分布于腹部及内脏,以白色脂肪细胞数目增多和体积肥大为主要特征,多表现为腹围(腰围)增大。

异位分布的病态脂肪组织(中心性分布的内脏脂肪组织,白色脂肪)使得免疫平衡破坏,促使巨噬细胞异常分泌炎症因子[肿瘤坏死因子、IL-6、C反应蛋白(CRP)]及脂肪细胞因子(抵抗素↑、瘦素↑、脂联素↓),可使机体处于长期亚临床低度慢性炎症状态。

2. 营养过剩的危害

1) 免疫功能

多项研究显示,免疫细胞包括单核细胞、粒细胞、淋巴细胞,对调节机体代谢稳定起重要作用,并可控制体重。一旦免疫功能紊乱,则可能导致肥胖。该机制可能与I型自然杀伤T细胞(i-natural killer T-cell, iNKT)有关。有研究指出,在体内能量过剩的情况下,iNKT可促使脂肪细胞分泌成纤维细胞生长因子-21(recombinant human fibroblast growth factor-21, FGF-21)。FGF-21在白色脂肪转换棕色脂肪时消耗大量能量,从而使得机体基础代谢率增加及体重降低,是一条独特的免疫调节体重的途径。肥胖者体内含有的iNKT细胞数量较低,因此产生FGF-21数量较少,相应基础代谢率低且体重下降困难。此外,肥胖对机体的免疫系统也可产生负面影响。例如,近期一项大规模的Meta分析结论显示,肥胖,尤其是病态性肥胖,是流感感染的高危因素之一,病死率较一般患者高4倍,但具体原因仍待探索。

2) 内分泌功能

脂肪细胞被认为是"另一个重要的内分泌器官"。肥胖可使得脂肪细胞体积异常增大、数量增多:①脂肪细胞释放过量的炎症因子,直接损伤胰腺β细胞和胰岛素受体,产生胰岛素抵抗;脂肪分解产生游离脂肪酸,高游离脂肪酸环境抑制胰岛素底物丝氨酸磷酸化激酶活性,从而减少合成及信号传导通路,进一步参与或加重胰岛素抵抗。②为了维护正常的血糖水平,机体的自我调节机制又使得胰腺β细胞分泌较正常多几倍至十几倍的胰岛素来降低血糖,这便造成了高胰岛素血症;而致胖环境也有可能诱导胰岛素分泌异常增加。

胰岛素抵抗和高胰岛素血症被认为是儿童糖尿病或糖代谢紊乱、高血压、非酒精性脂肪肝、假性黑棘皮病的重要病理基础。

此外,瘦素(Leptin, LP)是重要的脂肪调节激素,具有广泛生物学效应,可以通过抑制食欲、增加机体能量消耗降低体重,还对机体生长发育、内分泌、免疫等多系统发挥作用。研究发现,肥胖儿童存在 LP 水平升高,但机体对 LP 反应下降或无反应,称为 LP 抵抗。肥胖儿童相关的 LP 抵抗机制主要考虑饮食诱导的肥胖,影响 LP 在向脑内转运和信号传导环节出现异常。LP 抵抗可导致肥胖进一步加重、胰岛素抵抗及高胰岛素血症,并对血脂紊乱和心血管系统产生负面作用。

3)代谢功能

儿童营养过剩对营养物质代谢可产生下列影响:①血脂紊乱。肥胖儿童高血脂多表现为甘油三酯水平中至重度升高,低密度脂蛋白轻度增高或正常,高密度脂蛋白降低。②糖代谢紊乱。肥胖是引起儿童胰岛素抵抗的最常见原因。肥胖儿童外周组织胰岛素受体相对减少(脂肪细胞增大,单位面积受体减少或受体功能异常),葡萄糖氧化和非氧化利用障碍,胰岛素对肝糖产生的抑制下降,游离脂肪酸代谢增高干扰血糖代谢,均可使肥胖儿童的糖调节受损,多表现为糖耐量异常(impaired glucose tolerance,IGT)。有严重肥胖伴 IGT 异常的儿童,是短期内发生 2 型糖尿病的高危因素。③肥胖儿童高尿酸检出率远高于同年龄非肥胖群体。相关机制有肥胖者游离脂肪酸升高,酮酸相应增加,竞争性抑制尿酸排泄;乙酰辅酶增加,使得尿液酸碱平衡值下降;中性脂肪合成亢进,尿酸合成增加。此外,胰岛素抵抗,炎症因子、脂肪因子(LP、脂联素)释放,高甘油三酯血症,饮食模式等,均影响尿酸代谢,形成高尿酸血症。

4)氧化应激

肥胖可以通过多种途径,如能量代谢、还原型烟酰胺腺嘌呤二核苷酸磷酸(triphosphopyridine nucleotide,NADPH)氧化酶、线粒体电子传递链等影响机体的氧化应激水平。研究显示,肥胖儿童丙二醛(malonaldehyde,MDA)水平高于正常体重儿童,血浆氧化产物水平升高。但其体内血浆维生素 A、维生素 E、血浆总抗氧化能力(total antioxidant capacity,TAOC)、超氧化物歧化酶(superoxide dismutase,SOD)同样高于同年龄正常体重儿童,提示肥胖儿童抗氧化能力也相应升高,氧化应激水平上调。

脂联素(adipose tissue,APN)由脂肪组织特异性分泌,具有抗炎、抗氧化的作用,与氧化应激互为抑制。肥胖状态下,全身性氧化应激水平上调,抑制 APN 分泌,对心血管及糖尿病的发展具有促进作用。

肥胖状态下,尿酸作为抗氧剂的生物作用并未得到体现。甚至还有研究认为,肥胖儿童尿酸升高,具有促氧作用。机制可能与可溶性尿酸促使脂肪细胞活性氧(reactive oxygen species,ROS)产物增加、促进低密度脂蛋白过氧化有关,但仍有待研究。

5) 全身组织器官异常

儿童营养过剩,长期肥胖导致胰岛素抵抗、炎症反应和氧化应激相互影响,形成互为因果的恶性循环,加重代谢紊乱,使得多脏器功能受损,最终影响儿童各系统生长发育,具体如下。

(1) 呼吸系统:近年来,有研究认为,儿童肥胖与哮喘存在密切关系,肥胖儿童易患哮喘,且传统治疗方式(吸入性糖皮质激素)效果欠佳,病情缓解困难,提示肥胖儿童在哮喘发生过程中可能存在特殊机制,甚至可归类为独特类型。该机制可能为:①肥胖促使脂肪因子和炎症因子释放增加,循环或局部浓度增高,加重肺部炎症;②肥胖增强非嗜酸性粒细胞介导的炎症途径,导致非过敏性哮喘的发生。

研究表明,肥胖是阻塞性呼吸睡眠障碍综合征(obstructive sleep apnea syndrome,OSAS)的主要危险因素,肥胖儿童发生率是同年龄体重正常儿童的4～5倍,约半数肥胖儿童伴有OSAS。主要表现为睡眠时反复发作的咽部塌陷,导致低氧血症和睡眠结构改变。该病和胰岛素抵抗、血脂异常之间存在正相关。肥胖儿童伴OSAS、低氧血症使得慢性炎症过程加强,促炎信号通路上调,特别是通过核转录因子kappa B(nuclear transcription factor kappa B,NF-κB)、缺氧诱导因子1α(hypoxia inducible factor-1α,HIF-1α)途径和脂肪因子介导,加重代谢并发症,加速心血管并发症形成。

(2) 消化系统:研究表明,肥胖儿童非酒精性脂肪肝检出率高达30％～70％,肥胖程度与脂肪肝检出率呈线性关系。发病机制主要为胰岛素抵抗、高胰岛素血症使得脂肪氧化抑制,游离脂肪酸释放,经门静脉进入肝脏。甘油三酯在肝细胞内大量堆积,形成非酒精性肝病。脂肪颗粒长期堆积,会出现肝细胞脂肪变性、肝功能异常,导致脂肪性肝炎、肝纤维化和肝硬化。

目前尚无法确定哪些肠道菌群与肥胖相关,以及肠道菌群变化与肥胖的因果关系,但大量研究表明,紊乱的肠道菌群可能通过调节能力吸收、食欲激素释放、脂肪代谢及机体炎症水平影响肥胖的发生和发展。

(3) 神经系统:部分肥胖儿童存在自我意识受损,可引起焦虑、抑郁、自我评价过低及社会交往退缩等心理行为问题。

（4）心血管系统：肥胖是儿童原发性高血压的主要相关因素。肥胖儿童的高血压发病风险是同年龄组体重正常儿童的 3 倍。肥胖儿童轻度高血压常无明显自觉症状，但发展至中、重度高血压可出现一系列并发症，如左心室肥厚、动脉内膜改变、视网膜血管变化及尿蛋白溢出等。

肥胖儿童心室各腔径、心室肌厚度及心肌重量明显大于同龄儿童。原因可能与肥胖儿童个体较大、每搏输出量代偿性增高有关。持续性的高输出会导致心肌功能受损。

过去认为儿童高脂血症主要与遗传有关，但近年来与肥胖相关的儿童高脂血症发病率逐步上升。研究发现，儿童高脂血症与动脉粥样硬化呈相关性，肥胖儿童早期就可出现动脉顺应性下降，成年人动脉硬化从儿童期即已开始。

（5）内分泌系统：研究发现，肥胖儿童体内性激素较正常儿童高，性发育提前。此外，肥胖女童血浆睾酮水平明显升高，性激素结合球蛋白水平下降，是青少年多囊卵巢综合征（polycystic ovary syndrome，PCOS）发生的病因。青少年PCOS 与青少年肥胖密切相关，表现为初潮提前、月经周期异常、痤疮、黑棘皮征、多毛征等。主要认为肥胖增加外周胰岛素水平，刺激 PCOS 相关代谢和心血管并发症。有研究表明，患有 PCOS 的青少年女性更易并发糖尿病和心血管疾病。

肥胖儿童存在高胰岛素血症，胰岛素抵抗使得 2 型糖尿病已有取代 1 型糖尿病，成为儿童糖尿病主要构成的趋势。

（6）肾脏系统：肥胖是慢性肾脏病（chronic kidney disease，CKD）的独立危险因素，也是促进 CKD 发展的重要因素。肥胖相关性肾病可能与胰岛素抵抗、高瘦素血症、脂代谢异常、肾素-血管紧张素-醛固酮系统（renin-angiotensin-aldosterone system，RAAS）激活和氧化应激等因素密切相关。儿童肥胖相关性肾病临床表现多隐匿，以蛋白尿为主要表现，蛋白尿量与肥胖程度正相关。

（7）骨骼及关节：肥胖会导致儿童低维生素 D 状态。推测与肥胖者生活习惯（户外活动过少）及体脂吸收维生素 D 有关。维生素 D 和维生素 D 受体则可能通过脂肪分化、脂肪细胞凋亡、脂质合成和分解、摄食行为和能力消耗等方面影响肥胖。因此，维生素 D 与肥胖的因果关系仍不明确。但维生素 D 缺乏可使儿童佝偻病发生率升高，引起生长和骨骼发育迟缓，并且还与自身免疫性疾病、代谢性疾病、神经系统疾病有关。

一项横断面研究显示：肥胖儿童骨量测量值高于同年龄正常体重群体，但前者骨量明显低于相应体重要求的骨量期望值,肥胖影响骨量。机制包括:①肥胖儿童运动缺乏,骨源性刺激降低,骨量不能和体重成比例增加。②肥胖儿童代谢紊乱,对骨代谢及生长不利。③肥胖儿童性腺发育提前,导致骨骺过早闭合,影响峰值骨量。

此外,肥胖儿童还存在关节病变。肥胖影响软骨发育,表现为与肥胖相关的青少年型软骨病变,主要发生在膝关节,从而进一步影响运动能力。

6)内皮细胞损伤

多个研究证实,肥胖儿童早期即存在内皮细胞结构与功能损伤。主要表现在:①内皮细胞分泌紊乱,内皮源性舒张因子一氧化氮(nitrogen monoxide,NO)和6-酮前列环素降低,收缩因子内皮素升高;②血管壁硬度增加,血管顺应性和扩张能力下降;③凝血及纤溶状态异常;④血小板聚集性和血液黏稠度增加,易形成血栓。内皮损伤的机制主要是胰岛素抵抗、脂代谢紊乱、氧化应激、系统慢性炎症反应、高血压及高同型半胱氨酸血症。

三、综合防治

营养不良和营养过剩都属于营养性疾病,临床表现多为低体重、消瘦、生长迟缓、各类维生素缺乏性疾病、贫血、佝偻病、食物过敏及肥胖。中国属于发展中国家,经济和社会生活快速变化,面临营养不足和营养过剩双重挑战,防治任务艰巨。营养性疾病影响因素众多,社会环境、家庭环境、个人行为及基因遗传等均有涉及,因此需开展综合体系的防治。

1. 政策防治

2014年,中国颁布《中国食物与营养发展纲要2014—2020年》,这是我国国际疾病的第三部营养政策,强调对三类人(儿童、孕妇、老人)实施营养干预,消除农村、贫困地区营养不良。同时,纲要也强调控制营养过剩、超重肥胖、高血压、高血脂等疾病增长,制定了一系列的政策,例如控盐、开发低脂饮食等。2016年,中国又提出《健康中国2030健康规划纲要》,更是将健康中国建设上升为国家战略,旨在共建共享,实现全民健康。2017年,原国家卫生与计划生育委员会疾病预防控制司、体育总局、全国总工会、共青团中央和全国妇联共同制定了"全民健康生活方式行动方案",深入家庭、社区、学校和医院普及教育和宣传,以纠正不良生活方式、鼓励合理运动、推动健康生活方式为目标。上述政策的制定为我国儿童健康奠定了强大的政府保障。

2. 家庭环境防治

营养性疾病与母亲孕期营养状况、出生体重(低体重、巨大儿)、出生后体重增长速度、早期喂养(母乳,人工喂养)、辅食添加、父母不良饮食行为(偏食、挑食、外出就餐、外卖)、食品广告播出、社区学校软饮料和零食的投放等密切相关,加强母婴期的营养防治、纠正不良家庭饮食习惯、改善社会软环境对于营养防治至关重要。

3. 个人防治

个人先天的基因决定了遗传形状,但后天的环境因素(个人饮食生活行为)决定了基因表性的表达。因此,良好的膳食行为习惯和健康的生活方式可以增加良好基因的表达,改变疾病出现的窗口,延缓疾病的发展,减少代谢异常对人体的伤害。

4. 医疗治疗

儿童营养性疾病可影响至成年,因此应制定适合中国儿童群体的专家共识和指南,早期筛查,对高危群体早期干预。治疗过程中,更要强调个体化和规范化治疗,在病因治疗的同时加强预防和监测,提高依从性是营养治疗的关键。

(董 萍 徐 秀 张晓敏 万燕萍)

参考文献

[1] Zhao W,Yu K,Tan S,et al. Dietary diversity scores:an indicator of micronutrient inadequacy instead of obesity for Chinese children [J]. BMC Public Health,2017,17(1):440.

[2] Bhutta ZA,Berkley JA,Bandsma RHJ,et al. Severe acute malnutrition [J]. Nat Rev Dis Primers,2017;3:17067

[3] Trehan I,Manary MJ. Management of severe acute malnutrition in low-income and middle-income countries [J]. Arch Dis Child,2015,100(3):283 - 287.

[4] Hayashi C,Krasevec J,Kumapley R,et al. Levels and trends in child malnutrition. UNICEF/ WHO/ World Bank Group joint child malnutrition estimates:key findings of the 2017 edition [EB/OL]. https://www.who.int/nutgrowthdb/jme_brochoure2017.pdf.

[5] Coulthard MG. Oedema in kwashiorkor is caused by hypoalbuminaemia [J]. Paediatr Int Child Health,2015,35(2):83 - 89.

[6] 苏海涛.小儿单纯性营养不良胰腺内分泌功能研究[J].四川医学,2007,28(7):

786 - 778.

[7] Webb JG, Kiess MC, Chan-Yan CC. Malnutrition and the heart [J]. CMAJ, 1986,135(7)：753 - 758.

[8] Reyes A, Blanton LV, Cao S, et al. Gut DNA viromes of Malawian twins discordant for severe acute malnutrition [J]. Proc Natl Acad Sci U S A, 2015,112 (38)：11941 - 11946.

[9] Kerpel-Fronius, E. The pathophysiology of infantile malnutrition：protein-energy malnutrition and failure to thrive [M]. Hungary：Akadémiai Kiadó, 1983.

[10] US Preventive Services Task Force, Grossman DC, Bibbins-Domingo K, et al. Screening for obesity in children and adolescents us preventive services task force recommendation statement [J]. JAMA, 2017,317(23)：2417 - 2426.

[11] Zong Y, Xie R, Deng N, et al. Secular trends in overweight and obesity among urban children and adolescents, 2003 - 2012：A serial cross-sectional study in Guangzhou, China [J]. Sci Rep, 2017,7(1)：12042.

[12] Gordon-Larsen P, Wang H, Popkin BM. Overweight dynamics in Chinese children and adults [J]. Obes Rev, 2014,15 Suppl 1：37 - 48.

[13] Zhou Y, Zhang Q, Wang T, et al. Prevalence of overweight and obesity in Chinese children and adolescents from 2015 [J]. Ann Hum Biol. 2017 Nov；44(7)：642 - 643.

[14] Min J, Zhao Y, Slivka L, et al. Double burden of diseases worldwide：coexistence of undernutrition and overnutrition-related non-communicable chronic diseases [J]. Obes Rev, 2018,19(1)：49 - 61.

[15] Brestoff JR, Kim BS, Saenz SA, et al. Group 2 innate lymphoid cells promote beiging of white adipose tissue and limit obesity [J]. Nature, 2015,519(7542)：242 - 246.

[16] 施亚雄. 高胰岛素血症：是因还是果？——第71届美国糖尿病学会年会Banting奖演讲解读[J]. 中华糖尿病杂志,2011,03(4)：288 - 290.

[17] Gungor N, Arslanian S. Progressive beta cell failure in type - 2 diabetes mellitus of youth [J]. J Pediatr, 2004,144(5)：656 - 659.

[18] 赵敏,万燕萍. 儿童肥胖与血管内皮功能损伤[J].临床儿科杂志,2009;27(2)：185 - 188.

[19] Falkner B. Children and adolescents with obesity-associated high blood pressure [J]. J Am Soc Hypertens, 2008,2(4)：267 - 274.

[20] Mertz D, Kim TH, Johnstone J, et al. Populations at risk for severe or complicated influenza illness：systematic review and meta-analysis [J]. BMJ, 2013,347：f5061.

[21] Lynch L，Hogan AE，Duquette D，et al. iNKT cells induce FGF21 for thermogenesis and are required for maximal weight loss in GLP1 therapy [J]. Cell Metab，2016,24(3)：510 - 519.

[22] Umer A，Kelley GA，Cottrell LE，et al. Childhood obesity and adult cardiovascular disease risk factors：a systematic review with meta-analysis [J]. BMC Public Health，2017,17(1)：683.

[23] 丁瑛雪. 儿童肥胖的免疫炎性机制[J]. 中国临床医生，2014,42(8)：19 - 23.

[24] 米杰. 儿童肥胖及代谢综合征[J]. 中国儿童保健杂志，2007,15(3)：221 - 223.

[25] 方启宇,万燕萍. 肥胖儿童高尿酸血症的研究进展[J]. 中国妇幼健康研究，2009,20(5)：588 - 590.

[26] 邹宁,刘正娟. 瘦素抵抗及解决研究进展[J]. 国际儿科学杂志，2008,35(6)：586 - 588.

[27] 辛颖. 肥胖儿童青少年血脂异常的筛查和处理[J]. 中华实用儿科临床杂志，2014,29(8)：571 - 573.

[28] 辛颖. 肥胖儿童青少年糖代谢异常的早期诊断和干预[J]. 中华实用儿科临床杂志，2013,28(1)：6 - 8.

[29] 冯翔,郑琳,许雨绚,等. 深圳市不同营养状况小学生体内氧化应激水平分析[J]. 中国学校卫生，2008,29(2),122 - 123.

[30] 程涵蓉,李栋才,Macario Camacho, et al. 肥胖儿童阻塞性睡眠呼吸暂停综合征的诊治进展[J]. 亚洲儿科病例研究，2017,5(3)：11 - 18.

[31] 王妹,王国亭. 脂联素与氧化应激关系的进展[J]. 国际内分泌代谢杂志，2007,27(1)：10 - 12.

[32] 孙晶. 肥胖与青少年多囊卵巢综合征[J]. 国际妇产科学杂志，2009,36(5)：343 - 347.

[33] Dixon AE，Holguin F，Sood A，et al. An official American Thoracic Society Workshop report：obesity and asthma [J]. Proc Am Thorac Soc，2010,7(5)：325 - 335.

[34] 向莉. 儿童肥胖与哮喘相关性临床研究进展[J]. 中国实用儿科杂志，2013(1)：12 - 14.

[35] 孟群,吴冬雪,刘小荣. 儿童慢性肾脏病营养状况及其影响因素分析[J]. 中国实用儿童杂志，2015,30(1)：51 - 54.

[36] 王庆文. 肥胖相关性肾病的临床表现[J]. 肾脏病与血透肾移植杂志，2005,14(4)：343 - 344.

[37] 李志辉. 儿童单纯性肥胖相关性肾病[J]. 实用儿科临床杂志，2011,26(19)：1475 - 1476.

[38] 齐可民. 肠道菌群与肥胖发生[J]. 中国儿童保健杂志，2015,23(4)：337 - 339.

[39] 李静,路媛媛,樊超男,等.学龄前肥胖儿童肠道菌群的变化[J].中国儿童保健杂志, 2015,23(4):388-390.

[40] 刘晓静.儿童肥胖与维生素 D 缺乏[J].国际儿科学杂志,2016,43(7):538-543.

[41] Goulding A,Taylor RW,Jones IE, et al. Overweight and obese children have low bone mass and area for their weight [J]. Int J Obes Relat Metab Disord,2000,24 (5):627-632.

[42] 张亚钦.儿童青少年骨骼强度的影响因素[J].中华现代儿科学杂志,2007,4(1): 30-33.

[43] Widhalm HK,Marlovits S,Welsch GH, et al. Obesity-related juvenile form of cartilage lesions: a new affliction in the knees of morbidly obese children and adolescents [J]. Eur Radiol,2012,22(3):672-681.

[44] 邓聪,刘敏军,曾海生,等.观察营养不良患儿维生素 D 水平及其临床意义[J].临床合理用药杂志,2014,7(9):120-121.

[45] 肖延风.肥胖儿童自我意识及心理行为特征[J].中国儿童保健杂志,2010,18(8): 634-635.

[46] 陈伟.2016《维生素制剂临床应用专家共识》解读及再喂养综合征的防治[J].中华老年医学杂志,2017,36(3):242-244.

[47] 朱长真,李康,于健春,等.再喂养综合征一例[J].协和医学杂志,2015,(3):234-236.

[48] 龚四堂.浅析儿童肠内营养的几个问题[J].国际儿科学杂志,2013,40(1):102-103.

[49] Lenicek Krleza J,Misak Z,Jadresin O, et al. Refeeding syndrome in children with different clinical aetiology [J]. Eur J Clin Nutr,2013,67(8):883-886.

[50] Boldt,J. Is correction of severe hypoalbuminemia necessary in the critically ill [J]. Chin Med J (Engl),2008,121(22):2360-2362.

[51] Di Giovanni V,Bourdon C,Wang DX, et al. Metabolomic changes in serum of children with different clinical diagnoses of malnutrition [J]. J Nutr,2016,146 (12):2436-2444.

[52] 中华人民共和国卫生部.中国 0~6 岁儿童营养发展报告[R].北京:中华人民共和国卫生部,2012.

[53] 满塞丽麦,郭岩.中国 5 岁以下儿童营养不良的社会决定因素研究[J].北京大学学报(医学版),2016,48(3):418-423.

[54] 彭咏梅.儿童营养性疾病的防治进展[J].中国儿童保健杂志,2013,21(11):1121-1123.

[55] 刘丹,赵文华.国家营养政策最新进展[J].首都公共卫生,2017,11(4):139-142.

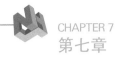

CHAPTER 7
第七章

母乳库与母乳捐赠

/ 学习目的 /

掌握 捐赠母乳的适用对象；捐赠母乳的效果与安全。

熟悉 母乳库的设施、运行与质量控制。

了解 母乳库的定义、历史、文档记录；我国母乳库发展现状与挑战。

一、母乳喂养及母乳库定义

母乳是婴儿的天然食品，具有营养、免疫等多种功能。母乳喂养是我国的传统习惯，WHO推荐儿童应当鼓励母乳喂养。母乳中已鉴定的成分超过千种，富含婴儿必需的三大营养物质，具有良好的生物学活性，适合婴儿生理发育及生长的需要。母乳中碳水化合物以乳糖含量最丰富，是人体能力的主要来源，其分解为半乳糖还可参与脑组织和神经系统的发育，是婴幼儿的必需营养物质，而母乳中的葡萄糖可根据哺喂阶段逐渐调整。除此之外研究亦发现母乳中多达200余种的低聚糖（HMOs）可参与婴儿肠道黏膜屏障的建立和调节机体免疫。母乳中的蛋白质包括酪蛋白、乳清蛋白、酶、生长因子等小分子物质和乳脂球膜的蛋白质，提供新生儿生长发育所需氨基酸，并参与机体特异性（如免疫球蛋白）和非特异性免疫（如乳铁蛋白）的发育。母乳中的脂肪提供了婴儿45%～55%的能量来源，还提供婴儿必需脂肪酸等，一方面满足对体重增长、抗感染等的需求，另一方面对婴儿大脑和视网膜发育有非常重要的作用，而母乳中脂肪也是婴儿体内前列腺素、IL等的重要来源。除三大营养物质外，母乳中的矿物质、维生素、生物活性物质等都是参与婴儿生长发育的重要组成成分。母乳是婴儿天然又必不可缺的口粮。母乳喂养既可以为宝宝的健康成长提供天然支持,也可以增加亲子的互动,减少产后抑郁等发生。

母乳库是一项为满足特别医疗需要而招募母乳捐献者、收集捐赠母乳,并负责母乳的筛查、加工、储存和分配的专业机构。母乳库一般不收集和储存提供给自己婴儿食用的亲母母乳。使用母乳库的捐赠母乳必须由有相关执业资格的医师开具处方。母乳库的建立为有特殊需要的婴儿提供了天然食物,作为特别医疗手段,促进婴儿的健康成长。

二、母乳库的历史

现代母乳库发展已有 100 余年历史,最早的母乳库于 1909 年在奥地利维也纳成立,之后第二家母乳库于 1910 年在美国波士顿成立,第三家母乳库于 1919 年在德国爱尔福特市成立。20 世纪 60 年代,由于新生儿医疗的进步与婴儿配方奶的研发上市,使母乳库的发展一度受到影响。20 世纪 80 年代,受 HIV 传播的影响,大部分母乳库受到冲击而关闭,这种现象持续到 20 世纪 90 年代,基于对母乳的安全性及优越性的研究和证据,母乳库再次在全球迅速发展壮大。

由于经济、宗教和文化等方面的差异,母乳库在全球的发展呈现明显的不平衡状态。目前全球 40 多个国家建立了约 500 家母乳库。大部分的母乳库集中在欧洲和南美地区。欧洲 25 个国家总共有 206 家母乳库,仍有 14 家母乳库在筹建当中;在南美,9 个国家共有 258 家母乳库,其中超过 200 家母乳库分布在巴西。北美地区(美国、加拿大)目前有 26 家母乳库。亚洲的母乳库发展晚于欧美,目前在印度、菲律宾、中国、日本等国家也相继建立了母乳库。第一个母乳库协会——北美母乳库协会(Human Milk Banking Association of North America,HMBANA)于 1985 年成立;2010 年成立了欧洲母乳库协会(European Milk Banking Association,EMBA)。各协会相继颁布了母乳库管理标准与指南,并不断发展与完善,有力地促进了母乳库的规范管理及安全运行。

三、母乳库的建立原因

母乳是婴儿成长最自然、最安全、最完整的天然食物,可满足 6 个月以下婴儿生长发育的所有需要。根据 WHO 的推荐,为了实现最佳生长、发育和健康,婴儿在生命的最初 6 个月应完全接受纯母乳喂养。当母亲因为某些因素或是疾病导致无法用自己的母乳喂养宝宝时,捐赠母乳就成了这些宝宝的最佳选择。1980 年 WHO 和联合国儿童基金会(United Nations International Children's Emergency Fund,UNICEF)联合发表声明:在母亲不能亲自哺乳的情况下,如有可能,婴儿食物的第一选择是使用其他来源的母乳,在适当情况下应该建立母乳库。AAP、ESPGHAN 都明确指出:母乳喂养不仅对足月儿是必需的,对早产儿也是必需的,新鲜的亲母母乳是早产儿第一选择。在无法获得亲母母乳时,推荐使用捐赠母乳。如何招募母乳捐献者、收集捐赠母乳、保证捐赠母乳的安全和合理分配,就需要依赖一个母乳标准化收集、处理与发放的程序及场所,即母乳库。

四、母乳库的设施人员与质控

1. 母乳库的基本设施与人员

母乳库的场地应包括母乳采集室、母乳处理室、母乳检测室、母乳存储室、资料档案室、办公室等。基本设备应包括医用级吸乳器、母乳储存容器、巴氏消毒设备、2~8℃专用普通冰箱、−20℃以下专用低温存储冰箱、超净工作台、计算机等,有条件的情况下应配置母乳成分分析仪。母乳库工作人员应由有资质的儿科/产科医生、儿科/产科护士组成,其他人员包括实验室、仪器设备维护以及保洁人员等,这些人员必须接受专业定期培训,以确保母乳库操作安全。

2. 母乳库的质控

(1)各项规章制度的建立:母乳库的建立与规范使用应有以下制度,如《母乳库捐赠奶管理制度》《母乳库工作制度》《母乳库冷链设备管理制度》《母乳库消毒制度》等。

(2)母乳捐献者筛查:母乳捐献者应当是健康的、可信任的哺乳期女性,并且有充足的母乳满足自己婴儿需要,在符合捐赠条件下自愿捐赠多余的母乳。成为一名合格的母乳捐献者必须符合以下各条件:健康的并且可信赖的;有良好的生活习惯(不抽烟、不饮酒、不喝茶、不吸毒、生活规律等);无长期的药物治疗史及近半年内无血制品输注史;6 个月内的血清学检测合格,HIV‐0、HIV‐1、HIV‐2、人类 T 细胞白血病病毒 1/2 型(HTLV 1/2)、丙肝病毒、乙肝病毒、梅毒、巨细胞病毒(CMV)IgM 阴性。抽烟、饮酒、使用违禁药物、有传染性疾病高危因素的哺乳妈妈将不能进行母乳捐献,如过去 3 个月去过热带病流行区,在过去 12 个月内的性伴侣有 HIV、HTLV 或其他传染性疾病高危因素者等。在捐献期内如出现感染或其他疾病需要治疗时应停止母乳捐献。

（3）捐赠母乳的采集：捐赠母乳可在母乳库进行现场采集或者由捐献妈妈在家里采集，在收集与储存过程中的每一个步骤都必须严格注意清洁卫生。在采集母乳前，捐献妈妈需先清洁手和乳房，挤乳方式可采用直接手挤、电动或手动吸乳器挤乳。所有挤乳设备必须符合卫生标准，吸乳器所有配件都应注意清洁和消毒。挤出的母乳置于专用的母乳储存容器中，如储乳袋、储乳瓶等。

（4）捐赠母乳的储存：母乳库现场采集的母乳应立即放入冰箱 4℃ 冷藏，第一时间进行消毒。标明捐赠者编号、采集时间及消毒时间，并储存在 −20℃ 以下的医用存储冰箱。捐献妈妈在家采集的母乳必须在每一瓶上写明其姓名、年龄、采集日期。在入库前母乳需放置在 4℃ 的冰箱，并在 24 小时内置于 −20℃ 的冰冻层进行冷冻保存。在入库运输过程中，母乳应始终处于冷冻状态。母乳库冰箱应进行严格的温度控制，工作人员需每日检查冰箱温度。

（5）捐赠母乳的消毒：目前母乳的消毒主要是采取巴氏消毒法，62.5℃，30 min。巴氏消毒结束后，应立即用冷水快速冷却。

（6）捐赠母乳的细菌学检测：母乳库捐赠母乳的细菌学检测主要包括巴氏消毒前和巴氏消毒后检测，部分母乳库只对巴氏消毒后的捐赠母乳进行细菌学检测。细菌学检测标准：巴氏消毒前总活菌不超过 10^5 菌落形成单位（colony-forming units，CFU）/ml 或金黄色葡萄球菌不超过 10^4 CFU/ml；而在巴氏消毒后不能有任何种类的细菌生长。

（7）母乳库所有设备的定期维护与更新。

五、捐赠母乳的使用

1. 适用对象

捐赠母乳的适用对象主要为临床高危儿，包括以下对象：早产儿/LBW 儿〔极低出生体重（very low birth weight，VLBW）儿和 ELBW 儿〕；严重感染性疾病患儿如休克、败血症等；重大手术后，特别是肠道手术或心脏病术后出现喂养困难或喂养不耐受的新生儿/婴幼儿；严重牛奶蛋白过敏并出现生长发育迟缓或营养不良的患儿；免疫缺陷、肿瘤放化疗后的患儿；某些先天代谢异常如慢性肝/肾功能不全的患儿；有其他需要添加母乳支持的医学指征的婴幼儿。当母乳库捐赠母乳充足时，还可以扩大适用范围，比如母乳缺失或母乳不足、母亲疾病需暂停母乳喂养、亲母母乳可能对婴儿有健康危害等情况。

2. 捐赠母乳的解冻

根据实际情况,冷冻母乳可放置在冰箱冷藏室 4℃ 缓慢解冻,解冻时间不超过 24 小时;需要快速解冻的话,可将母乳放置于不超过 37℃ 的温水容器中或在微温的流动水下解冻。

3. 捐赠母乳的使用流程

具有相关执业资质的医生开具处方申请,写明原因与用量;监护人需签署受乳知情同意书,母乳库根据乳量分发并做好记录,按要求派送至专科,由专科护士签字验收;冰箱冷藏室保存并登记解冻时间;最后由专科护士根据医生的饮食医嘱分次喂养;专科医生或营养师应随访疗效,并记录不良反应。

4. 捐赠母乳的费用

大部分母乳库是公益性组织,但是使用母乳库捐赠母乳仍需支付一定成本费。目前我国的母乳库都是免费提供给有需要的婴幼儿食用。

六、母乳库的文档记录

母乳库的文档记录主要包括母乳库管理记录(每次/批母乳的捐赠者编号、捐赠日期及时间、乳量、消毒日期及时间、保存日期、巴氏消毒前后细菌学检测结果,冷冻、冷藏和巴氏消毒的温度信息,申请使用与分发母乳的详细信息等)、捐献者健康问卷、血清学检测结果、捐献者婴儿的出生日期和胎龄、捐献记录和母乳捐献知情同意书等。受捐者记录应包括监护人签署的受捐知情同意书、受捐婴幼儿一般情况(包括出生日期、胎龄、性别及受捐者编号)、母乳分发日期、批号、乳量以及其他相关必要的医疗记录。

七、捐赠母乳的效果与安全

基于安全考虑,母乳库收集的捐赠母乳在绝大部分情况下都必须进行巴氏消毒,这样就可能导致一些对热敏感的母乳成分减少或者丢失。分析比较巴氏消毒前后的母乳成分,确实发现有一些成分减少或者完全被破坏。例如热处理会破坏一些抗感染的免疫成分,如补体 C3、IgA、IgG、IgM 等;巴氏消毒也会直接杀死母乳中的一些活细胞,如淋巴细胞和胚胎干细胞;母乳中一些热敏感的酶和生长因子也会被巴氏消毒破坏;除此之外,一些营养成分也会不同程度地受到影响。一项比较未经巴氏消毒的母乳与经巴氏消毒的母乳的研究显示,经巴氏消毒的母乳喂养婴儿的感染发生率为 14.3%,高于未经巴氏消毒母乳的感染发生率 10.5%，但是配方奶喂养婴儿的感染发生率为 33.3%。研究显示，捐赠母乳喂养可以有效促进早产儿肠内营养，尽快达到全消化道喂养，减少静脉营养，并明显降低早产儿 NEC、感染性疾病（包括晚发性败血症）以及远期心血管疾病等的发生率。捐赠母乳对早产儿最为直接、最有效的临床疗效是显著降低 NEC 的发生。Meta 分析显示，捐赠母乳喂养可以减少早产儿 NEC 79% 的发生风险。这些研究表明捐赠母乳在成分受到热处理的影响下，仍可以有效地保护婴幼儿。经过严格的捐献者筛查与巴氏消毒，由捐赠母乳传播疾病的潜在风险大为降低，近几十年并没有因母乳库捐赠母乳致传播疾病的事件报道。

八、中国母乳库的发展现状与挑战

1. 中国母乳库的发展现状

中国母乳库的发展还处于初步探索阶段。2004 年台北市立妇幼医院成立了台湾地区首座母乳库。中国大陆地区母乳库起步较晚，但发展迅速，第一家母乳库于 2013 年在广州妇女儿童医疗中心成立，并于 2014 年 11 月成立中国医师协会儿童健康专业委员会母乳库学组。截至 2016 年 12 月，大陆地区已建立和运行了 14 家非营利性母乳库，分别位于广东省（广州市妇女儿童医疗中心、广东省妇幼保健院）、江苏省（南京医科大学附属妇产医院）、陕西省（陕西省第四人民医院）、宁夏回族自治区（银川市妇幼保健院）、广西壮族自治区（广西壮族自治区妇幼保健院）、重庆市（陆军军医大学西南医院）、北京市（北京太和妇产医院）、内蒙古自治区（内蒙古自治区人民医院）、上海市（上海市儿童医院）、浙江省（浙江大学医学院附属妇产科医院）以及湖北省（湖北省妇幼保健院）。

由中国医师协会儿童健康专业委员会母乳库学组牵头，14 家母乳库负责人上报从建立至 2016 年 12 月母乳库的运行情况，统计结果显示各母乳库从正式运行以来，捐乳量、捐乳人数以及捐乳次数逐年增加，捐乳总量达到 5 640 L，其中有 6 家人乳库接受家中的冻奶，其余 7 家只接受现场捐乳。在共计 3 121 名捐赠者中，捐赠者年龄集中在 25～35 岁，大部分都于满月后开始捐乳，足月分娩者占 90.6%。从受捐患儿情况来看，共计 4 678 名患儿，其中包括早产儿 3 135 例，喂养不耐受 690 例，严重感染如重症肺炎或败血症等 375 例，母亲患病不能母乳喂养 392 例，重大手术后伴营养不良 49 例以及其他疾病患儿如白血病化疗后、移植后出现移植物抗宿主反应等 37 例。各母乳库受捐者的人均用量在 313～5 794 ml，同时平均用乳天数 4.4～35 天，其中人均受乳量最多的为上海市儿童医院母乳库,个人受乳量最多的达到 56 090 ml,时间为 116 天。通过 14 家母乳库的数据统计发现,目前中国母乳库的捐乳人数不多,捐乳量不大,每家每月平均 12～13 个新的捐赠者。同样,捐乳次数每家每月仅仅 80 余次,平均 1 天不到 3 次捐乳。按照平均每次捐乳量 110～360 ml 计算,每家人乳库平均每天收集的乳量不到 1 000 ml,并不能很好地满足本医院以及当地其他医院患儿的需求。从捐赠者特征来看,捐赠次数少于 3 次者占 45.0%,而能继续坚持捐赠超过 10 次者不到 1/4,大部分捐赠者受教育程度较高(本科或以上学历),并具有明显的中国特色,大部分是产后 1 个月后开始捐乳,且 6 个月后捐赠者亦明显减少。这也与我国产假结束母乳喂养率下降相一致,具有明显的中国特色。

基于中国大陆地区母乳库的运行现状与发展的需要,结合我国国情,中国医师协会儿童健康专业委员会母乳库学组、中华医学会儿科学分会儿童保健学组联合《中华儿科杂志》编辑委员会出台了首部《中国大陆地区人乳库运行管理专家建议》,从人乳库组织管理部门、人乳库基础设施、捐赠者筛查、捐赠人乳的收集、加工及储存和捐赠人乳的应用 5 个方面来规范我国大陆地区母乳库的建立与运行。同时,该专家组也出台了首部《中国大陆地区人乳库运行质量与安全管理专家建议》。该专家组成员基于国际食品法典委员会公布的食品安全卫生管理规则的危害分析与关键控制点(hazard analysis andcritical control points,HACCP)和卫生适宜技术方案(PATH),制定了我国人乳库 HACCP 工作流程,包含 12 个步骤和 7 个原则,每个地区或医院的人乳库可以根据这一框架制定适合其自身应用的 HACCP,从而预防、消除或降低捐赠人乳从采集到食用过程潜在的安全危害。新出台的这两部专家建议将从学术和相关管理上规范母乳库的建立与运行。

2. 中国母乳库发展面临的挑战

母乳库持续运营的三大挑战是安全、资金和乳源。首先在安全层面,应实施严格的质量控制措施,对捐赠者、采集的母乳进行筛查和检测,从而降低捐赠母乳传播疾病的风险。其次,由于母乳库是社会全公益性的机构,捐赠母乳都是经检测合格后免费提供给有需要的婴幼儿服用,如何保证母乳库的持续运营,资金是非常关键的因素。母乳库日常运行的开支包括专职工作人员的培训与工资,设备和基础设施的日常运行与维护,捐献者的血液学筛查,母乳微生物检测费用,母乳收集储存容器与运输设施,清洁消毒设施的更新和维护等。最后,如何确保有充足的乳源供应也至关重要。我们应借助媒体宣传母乳喂养的重要性,从身边的每一个哺乳妈妈开始,向社会招募合格的母乳捐献者,让妈妈们乐意参与到母乳库这项公益事业中。

中国早产儿出生率高达 7%～8%,每年早产儿出生 110 万。对于母乳喂养的重要性认识虽然已经有了很大的提高,但是支持不足。中国新生儿重症监护室的早产儿喂养还是以早产配方奶为主,母乳喂养的比例仍处于较低水平。随着二胎政策的全面实施与新生儿医疗水平的提高,未来中国应加大母乳库建设,并进一步完善现有的母乳库建立与运行的专家建议,更好地规范和支持我国母乳库的持续安全运行。

(张 婷)

 参 考 文 献

[1] Updegrove KH. Donor human milk banking: growth, challenges, and the role of HMBANA [J]. Breastfeed Med, 2013,8(5): 435 - 437.

[2] Jones F; Human Milk Banking Association of North America. History of North American donor milk banking: one hundred years of progress [J]. J Hum Lact, 2003;19(3): 313 - 318.

[3] Haiden N, Ziegler EE. Human Milk Banking [J]. Ann Nutr Metab, 2016;69 Suppl 2: 8 - 15.

[4] Simmer K. The knowns and unknowns of human milk banking [J]. Nestle Nutr Workshop Ser Pediatr Program, 2011,68: 49 - 61; discussion 61 - 64.

[5] Biasini A, Stella M, Malaigia L, et al. Establishment, operation and development of a donor human milk bank [J]. Early Hum Dev, 2013,89 Suppl 2: S7 - 9.

[6] ESPGHAN Committee on Nutrition, Arslanoglu S, Corpeleijn W, et al. Donor human milk for preterm infants: current evidence and research directions [J]. J Pediatr Gastroenterol Nutr, 2013,57(4): 535 - 542.

[7] Peila C, Emmerik NE, Giribaldi M, et al. Human milk processing: a systematic review of innovative techniques to ensure the safety and quality of donor milk [J]. J Pediatr Gastroenterol Nutr, 2017,64(3): 353 - 361.

[8] 中国医师协会儿童健康专业委员会母乳库学组. 中国大陆地区人乳库运行现状分析[J]. 中华儿科杂志,2017,55(8): 597 - 601.

[9] 中国医师协会儿童健康专业委员会母乳库学组,中华医学会儿科学分会儿童保健学组,《中华儿科杂志》编辑委员会. 中国大陆地区人乳库运行管理专家建议[J]. 中华儿科杂志,2017,55(8): 573 - 576.

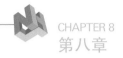

如何做好临床科研

掌握 科学研究的正确方法和路径。

熟悉 做好科研的关键步骤。

了解 临床研究对医学进步的重要性。

一、对医学科学研究重要性的认识

随着科学技术日新月异的发展和应用,医学科学的发展也突飞猛进,如新药研发与应用、信息技术与大数据开发、机器人和人工智能在医学上的应用等。对于这些知识,多数刚从医学院毕业到医院工作的医生可能都没有学过,或只是不系统地知道一些皮毛。大多数人认为只要做好临床工作,临床科研和教学工作可以不重视。这样的工作态度在医学院附属的三甲医院肯定难以生存。每一项科技进步的目的就在于造福人类,而造福人类最直接的就是将新科技应用于医学,从近年诺贝尔物理学奖和化学奖获奖内容来看均与生命科学相关。因此临床医师若不学习新知识、新技术,很快就会因落后于时代而被淘汰。患者的临床表现千差万别,需要总结、探究其内在规律;复杂、疑难病大多病因不明,需要从基因、分子水平阐明其发病机制。目前我国临床医学与发达国家差距最大的不是临床资源和临床技能,而是系统、前瞻的临床研究,无论是临床资料的完整性、生物样本保存的标准化;还是相关人力资源的配备等,都存在不少差距,我们要正视这些问题,从自身做起。我国医学想要进步,没有科学研究,难有国际地位和发言权的突破。希望每个医生都能成为一名学术型医生,因为做好临床科研是必由之路。下面从几方面探讨如何做好临床科研。

二、发现问题

作为一名临床医生,要善于在大量日常临床实践中发现问题。应该可以说,我们每天都可以提出临床问题,关键是你要理清这些问题值不值得你去研究,是不是某个疾病的关键问题等,所以平时勤阅读、善思考、会分析至关重要。以临床营养研究为例,肠外营养在儿科长期应用的主要问题之一是相关并发症,并发症中的主要难点肠外营养相关肝损伤(parenteral nutrition-associated liver disease,PNALD)。上海交通大学医学院附属新华医院儿研所从 1992 发现这一问题后就持续进行从临床到基础的研究,从不同角度去探讨可能的发病机制。在该团队近 30 年的研究过程中,不断提出如何防止 PNALD 的观点,为指南制定提供了科学依据。该团队从 1988 年获首个国家自然基金青年项目至今 30 余年,已获 13 项与此研究相关的国家自然基金,包括青年项目、面上项目和重点项目。发表相关 SCI 论文 33 篇,使新华医院 PNALD 的发生率持续降低,我们的观点和成果也逐渐被国际同行认可,有些成果(如儿童每天每千克体重总能量的摄入量)已被 2016 版的《欧洲儿科静脉营养指南》采纳,达到国际先进水平。总能量的控制对预防 PNALD 起重要作用。我们最近又有新问题提出:到底新生儿给多少总能量既可降低 PNALD 发生,又不影响新生儿生长发育?我们正在进行新的研究,以期能回答这个问题。这些问题是否重要,国内外进展如何,就需要查阅文献和参加国内外学术交流。

三、查阅文献

为了准确把握问题的本质和创造解决问题的可能性,需要详细了解这一问题的历史起因、相关因素和目前研究进展,最可靠的方法就是查阅世界各国文献。目前查阅文献很少需要去图书馆,现代科学工作者无论在任何时候、任何地点,只要有时间几乎都可以查阅想要的文献,通过互联网、智能手机、iPad、电脑等都可以实现文献搜索。有些 App 或网站还可以实时推送专题专病论文,为研究者服务。一般想搞清楚一个临床问题看上百篇相关论文或综述是必须的。入手可以先看最近较好的医学中心发表的你感兴趣问题的综述或 Meta 分析,然后逐步细化深入针对,一个点一个点地看文献,这样可以较完整地对临床问题理解清楚,在这个基础上可以结合自身条件和所在单位科研条件考虑自己从何入手。文献质量的优劣首先要心中有数,一般好的文献应该是大样本、多中心、前瞻性的,其次是单中心前瞻性的,再次是回顾性的,最一般的是病例报告(case report)。当然很多好的研究的思路或源泉就是来源于个案报道,如罕见病或新发现疾病等。查阅文献后有了对问题的全面了解,接下来的问题就是如何切入选题。

四、正确选题

有了研究方向后,接下来是如何选题。一开始时,临床年轻医生可以选择小一点和简单些的问题入手,如先总结一下自己科室对某一疾病的临床治疗经验,对照文献可以发现存在哪些差距,试想如何改进不足,从中可以深入设计研究方向在哪里。如新华医院儿研所 1992 年总结了在过去几年中 37 例应用全静脉营养的新生儿有 5 例发生 PNALD。通过回顾分析比较发现,早产儿、肠外营养时间长、高脂血症、热卡摄入高是 PNALD 组的高危因素,通过分析这 4 个高危因素,发现其中高脂血症和热卡摄入可以改变,因此我们就从研究如何避免高脂血症入手,之后又绕回脂质过氧化进行系列研究(国家自然基金面上项目支持)。动物实验证明,由于肠外营养使用的脂肪乳剂可以影响机体脂质代谢,使用抗氧化剂可以改善肝损害,从而指导临床如何避免高脂血症(剂量和应用速度控制)及考虑抗氧化剂(维生素 E 或谷胱甘肽)的使用等预防性措施;其次,又从 PNALD 组每天摄入能量明显高于非 PNALD 组的问题出发,提示我们如何合理摄入能量可能是预防 PNALD 的重要措施之一。之后我们通过间接能量测定新生儿 REE,发现无论是正常新生儿还是新生儿术后,与国外根据公式推荐量相比要低 $10\% \sim 15\%$,所以确实存在过度供给能量的问题。新生儿不同状态到底各自需多少能量还不是十分清楚,直到现在我们还在探索。但在我们的努力下,国际上的儿科静脉营养能量供给的推荐量有下降趋势(新生儿 $110 \sim 120$ kcal $\cdot$ kg^{-1} $\cdot$ d^{-1} 改为 $90 \sim 120$ kcal $\cdot$ kg^{-1} $\cdot$ d^{-1})。当然准确的选题与个人能力、是否有科研基金资助、团队合作情况、所在科室的研究水平等密切相关,所以每个人一定要根据自己情况选择合适题目,尽量做到事半功倍。对一名有研究基础的临床医师,如已获得博士学位,受过较好的实验室训练,选题可以想得深点。临床问题如何用基础研究来阐明机制,在了解机制的基础上如何改变临床处理提高临床效果,这是每个优秀临床医师应该遵循的研究之路,也就是我们常说的临床研究应该遵循"B to B to B"(bedside to bench to bedside)。

当然,初入研究的临床医师选题时可以多与导师、学长们讨论,也可从参加学术会议时获取信息。总之,选题要慎重,选题正确会让自己一生受益。选题好坏与发展的可持续性有关,好的方向可以与时俱进不断创新发展,而不是你云我云,今天什么热就做什么,不问我做了这项研究采用这个方法能解决什么临床问题,有多大临床价值。选完题后接下来是整体研究设计了,国内大部分研究的问题之一就是不重视研究设计,好的研究一定有一个好的设计方案和保障实施的相关措施。

五、科学研究设计

有了好的研究方向和选题,接下来要好好设计研究方案。回顾性研究一般较简单,因为资料已经存在,无法更改和弥补,但如何利用好现有资料和从什么角度去挖掘还是需要思考和分析的,尽可能避免别人已做过的临床总结。对于回顾性论文,对照已发表的文章,入手的基本原则是:人无我有、人有我多、人多我特、人特我妙。即如果你总结的问题没有人报道过,你随时可以写;如果别人已有报道,那就应思考我的新意在哪里,特点是什么,也就是需换不同角度来发掘;如已有报道但例数不多,你自己的例数比别人多许多,那你仍可总结,也许可以得出不同结论,因你的病例绝对数多,所以你的说服力更强。在回顾性研究的基础上设计前瞻性研究也是一个解决方案,这是增强你回顾性研究结论的好的设计。做前瞻性研究,首先要有假设,你到底要解决什么问题(来自回顾性总结的结论或问题)。最好与统计学家也讨论一下,如何入手,计算需要多少样本量,需要做哪些检查,取什么标本等,都要一一写清。如果是基础研究实验方案和技术路线,要合理、可靠、可行,没漏洞是最重要的。思路好、材料独特、方法独特新颖是好的研究基础。如果是临床研究,最好事先在国际注册网上注册登记一下,以利于今后投国际杂志。现在做基础研究一般按国家自然基金委要求书写,包括国内外研究趋势,本研究的技术路线和创新点、困难点在哪里等。前瞻性临床研究一定要有好的资料收集体系和信息化管理,最好有专人负责。

六、重视细节

重视细节主要集中在资料的完整性。临床研究主要是病史资料的准确和完整,外科的组织标本、血液样本一一对应保存等。现在普及电子病例是件好事,但临床上许多低年资医生会有模板拷贝,这样就会带来信息的不准确。好的研究对这点必须重视,不然你积累病例再多也不能说明什么,这也是国内临床研究的软肋。每个研究方法的标准化和实验检查报告的记录是研究的基础,高影响因子的 SCI 杂志有时需要你提供原始资料等。总之,应尽可能实时记录下真实、原始数据和每个步骤描写。

七、合理定位

最后谈一下自己的定位与目标,因每个人所处的医院、职称、研究和教育背景、资金支持力度和可调动的人力资源等不同,其研究目标是不一样的。研究要来自兴趣,来自临床问题。每个人可获得的资源不同,研究定位就不同,一定要量力而行,逐步深入。特别要重视第一次研究和第一篇论文,第一次的成功会激发研究热情和提高研究兴趣。

另外在书写 SCI 论文时,要特别注意方法学描写,越详细越好,讨论要紧扣所得到的结果和已报道的异同,发现不同一定要有解释。论文完成后一定要反复修改。因我国不是英文母语国家,目前好的英文修改公司不少,必要时可以在完稿后请专业公司修改,这对改善语言问题很有帮助。

（蔡　威）

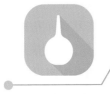

第二篇　各　　论

- 新生儿营养支持
- 新生儿坏死性小肠结肠炎的营养支持
- 危重症患儿的营养支持
- 先天性心脏病患儿的营养支持
- 小儿消化道疾病的营养支持
- 小儿肠衰竭的营养支持
- 外科消化道疾病围手术期的营养支持
- 儿童慢性肝病的营养支持
- 儿童血液肿瘤的营养支持
- 食物过敏儿童的营养管理

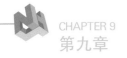

CHAPTER 9
第九章

新生儿营养支持

学习目的

掌握 新生儿的营养需求及营养支持的方法。

熟悉 新生儿的营养评估。

了解 新生儿营养支持的重要性。

随着围生医学及新生儿重症监护救治水平的提高,新生儿生命支持技术在临床上已广泛应用,危重新生儿的救治成功率明显提高。但因早产儿,尤其是VLBW 和 ELBW 早产儿各器官系统发育不成熟,不能耐受常规的喂养方法,如营养供给不足,可影响生长;同时各种疾病(如呼吸窘迫综合征、动脉导管开放、感染、NEC 等)及治疗措施(如呼吸机及药物使用等)也可影响早产儿的生长发育;出生后早产儿获得营养的数量和质量均不能达到宫内胎儿正常生长所需的理想状态。由于上述原因,使早产儿的生长持续落后于正常的生长曲线,在校正胎龄 40 周时大多数生长指标均不理想,在 VLBW 和 ELBW 早产儿尤其明显。此外,在很多危重症新生儿,营养支持在疾病的治疗中发挥着重要作用。已有大量研究显示,NICU 危重新生儿营养支持对改善患儿近期和远期预后中的重要作用。建立肠内营养,逐步过渡到全肠内营养,并使患儿的生长速度和身体成分接近正常胎儿和新生儿是 NICU 对危重新生儿进行营养支持的重要目标。有发生营养不良危险的新生儿均需要进行营养支持,包括早产儿(尤其是 VLBW 和 ELBW 早产儿)、生理性体重下降>15%或生后第 2 周体重继续下降、出生 2 周后体重增长不理想及疾病情况,如 NEC、支气管肺发育不良(BPD)、代谢性骨病、心脏疾病、神经系统疾病、消化系统外科手术、代谢紊乱等。

早产儿因各器官系统生长发育未成熟，早期营养支持对重要器官的生长发育尤其重要，同时营养支持有其特殊考虑，通常将营养支持分为 3 个时期：①过渡期，为出生后从宫内到宫外适应期，一般 1～2 周，营养支持目标为维持代谢稳定，防止发生分解代谢；②稳定生长期，经肠外及肠内提供营养支持，营养支持目标为使生长速度接近宫内及维持适当追赶生长；③出院后，营养支持目标为完成追赶生长。

一、肠内营养支持

（一）新生儿营养素推荐摄入量

1. 能量

经肠道喂养达到 105～130 kcal $\cdot$ kg^{-1} $\cdot$ d^{-1}，大部分新生儿体重增长良好。早产儿稳定生长期，为了使极低出生体重儿瘦体重接近宫内增长，应提供 90～120 kcal $\cdot$ kg^{-1} $\cdot$ d^{-1}，才能达到理想体重增长速度。

2. 蛋白质

稳定生长期，早产儿需要 3.5～4.5 g $\cdot$ kg^{-1} $\cdot$ d^{-1}（<1 kg 需 4.0～4.5 g $\cdot$ kg^{-1} $\cdot$ d^{-1}；1～1.8 kg 需 3.5～4.0 g $\cdot$ kg^{-1} $\cdot$ d^{-1}）。足月儿蛋白质：热卡＝1.8～2.7 g：100 kcal；早产儿蛋白质：热卡＝3.2～4.1 g：100 kcal（见表 9-1）。

表 9-1　早产儿肠内营养的蛋白质和能量需求

体重（g）	蛋白质 （g $\cdot$ kg^{-1} $\cdot$ d^{-1}）	能量 （kcal $\cdot$ kg^{-1} $\cdot$ d^{-1}）	蛋白质/能量 （g/100 kcal）
500～700	4	105	3.8
700～900	4	108	3.7
900～1 200	4	119	3.4
1 200～1 500	3.9	125	3.1
1 500～1 800	3.6	128	2.8
1 800～2 200	3.4	131	2.6

3. 脂肪

5～7 g $\cdot$ kg^{-1} $\cdot$ d^{-1}，占总能量的 40%～50%。

4. 碳水化合物

$10\sim14\ g\cdot kg^{-1}\cdot d^{-1}$,占总能量的 $40\%\sim50\%$。

5. 矿物质

早产儿肠内营养钙、镁、磷的需要量如表9-2所示。

表9-2 住院期间早产儿肠内营养钙、镁、磷推荐量

单位	钙	磷	镁
$mmol\cdot kg^{-1}\cdot d^{-1}$	$3.0\sim5.0*$	$2.0\sim3.5$	$0.3\sim0.4$
$mg\cdot kg^{-1}\cdot d^{-1}$	$120\sim200*$	$70\sim120$	$7.2\sim9.6$

* 肠内营养时钙、磷比值维持为 $1.4\sim1.6$

6. 维生素

维生素 E:肠外营养 $2.8\sim3.5\ IU\cdot kg^{-1}\cdot d^{-1}$,肠内营养 $6\sim12\ IU\cdot kg^{-1}\cdot d^{-1}$。维生素 D:$800\sim1\ 000\ IU/d$,3 个月后改为 $400\ IU/d$,为每日总摄入量。

(二)建立肠内营养

NICU 危重新生儿在呼吸循环功能稳定后,营养支持是面临的最重要的挑战之一。出生时生命体征稳定的早产儿应尽早建立肠内营养并最终过渡到全肠道营养。

1. 开始肠内营养指征及肠道喂养禁忌证

开始肠内营养指征:无先天性消化道畸形及严重疾患、血流动力学相对稳定者尽早开奶;出生体重 $>1\ 000\ g$ 者可于出生后 12 h 内开始喂养;有严重围生期窒息(Apgar 评分 5 min<4 分)、脐动脉插管或出生体重 $<1\ 000\ g$ 可适当延迟至 $24\sim48$ h 开奶。

肠道喂养禁忌证:先天性消化道畸形等原因所致消化道梗阻,怀疑或诊断 NEC,血流动力学不稳定(如需要液体复苏或血管活性药多巴胺 $>5\ \mu g\cdot kg^{-1}\cdot min^{-1}$、各种原因所致多器官功能障碍等情况下暂缓喂养)。

2. 肠内营养的方法

1)喂养途径

NICU 危重患儿使用胃管管饲或奶瓶喂养。早产儿通常在矫正年龄 $32\sim34$ 周开始具有协调的吸吮能力(吸引、吞咽和呼吸协调),因此 NICU 大多数早产儿需要一定时间的管饲喂养。孕周越小或疾病程度越重的早产儿则需要更长的时间获得这种能力,因此在选择喂养方式时首先要考虑患儿成熟程度,其次需要考虑患儿的呼吸系统功能。下列情况选择管饲喂养:胎龄 <32 周,吸吮和吞咽功

能不全,不能经奶瓶喂养,已建立奶瓶喂养但不能完成喂养量。胎龄 32～34 周之间的早产儿,根据患儿情况,可选择管饲、奶瓶喂养或两者结合。NICU 管饲大多数使用胃管管饲,较少使用经鼻空肠管喂养(如严重胃食管反流)、经空肠造口(如某些先天性消化道畸形手术后)、胃造瘘(如严重脑损伤)喂养。

2)管饲方式

(1)推注法(bolus):将单次奶量置于注射器内,在 10～20 min 内依靠重力作用经胃管输入,适合于较成熟、胃肠道耐受性较好的新生儿,但不宜用于严重胃食管反流和明显胃排空延迟者,NICU 大多数患儿可使用。

(2)间歇输注法(intermittent drip):每次输注时间应持续 30 min～2 h(建议应用输液泵),根据患儿肠道耐受情况间隔 1～4 h 输注。适用于胃食管反流、胃排空延迟和有肺吸入高危因素的患儿。

(3)持续输注法(continuous drip):连续 20～24 h 用输液泵输注喂养法,输液泵中的配方奶应每 3 h 内进行更换。此方法仅建议用于上述两种管饲方法不能耐受的新生儿。

3)肠内营养制剂

(1)母乳:首选亲母母乳喂养,其次为捐赠母乳。母乳中营养素不能满足早产儿生长发育对营养的需求,尤其是能量、蛋白质、钠、钙、磷和某些维生素。对孕周<32 周或出生体重<1 500 g 的早产儿,使用母乳强化剂对母乳进行营养强化可减少早产儿营养素缺乏的发生。以下情况考虑使用母乳强化剂:①出生体重(BW)<2 000 g;② BW ≥ 2 000 g,但出生后患严重疾病;③出生 14 d 后进入稳定生长期时,体重增长<15 g·kg^{-1}·d^{-1} 且体重小于相同胎龄体重第 50 百分位(P$_{50}$);④出生 2 周后持续出现血清尿素<2 mmol/L。使用方法如下:首先确定患儿无母乳喂养禁忌证,使用母乳喂养达到 50～100 ml·kg^{-1}·d^{-1} 开始添加;开始使用半量强化,待 2～3 d 患儿能耐受后,逐渐增加到全量强化;尽可能使用新鲜泵出的母乳进行强化,喂养前临时按一次喂养量配制。不要配制过多的母乳进行存储,因添加强化剂后可降低母乳抗菌活性成分,增加渗透压。

注意:添加强化剂后摇匀 30～60 s 以保证充分强化,理想情况下应在 10 min 内完成喂养,打开包装未使用完的强化剂应丢弃。

强化目标:逐渐增加浓度,达到 80 kcal/100 ml。

在下列任何一种情况下,如使用 80 kcal/100 ml 强化母乳并达到全肠道喂养,患儿耐受喂养,可考虑进一步强化到 90～100 kcal/100 ml:①BPD 患儿限制液体量（140 ml·kg⁻¹·d⁻¹）；②每日摄入热量达 120 kcal·kg⁻¹·d⁻¹ 时体重增长不满意（＜15 g·kg⁻¹·d⁻¹）；③ 代谢性骨病表现，碱性磷酸酶（AKP）＞600 U/L，X 线检查显示骨矿化不良，需要增加钙、磷摄入。

监测指标：使用母乳强化剂的早产儿可因钠摄入不足及经尿液排出增加引起低钠血症，使用 90～100 kcal/100 ml 进行特殊强化的早产儿可因矿物质摄入增加引起高钙血症和高磷血症。除外常规生化检查，每周检测血清钠、钙、磷和 AKP。由于生后数周母乳中蛋白质水平较高，故生后第 1 个月使用母乳强化剂时要注意是否存在蛋白质过剩，可进行血清尿素检查。标准强化（80 kcal/100 ml）时每周查电解质，直到稳定（电解质在正常范围）并停止静脉液体，不需要经肠道补充电解质。每 2 周进行血清钙、磷、AKP、尿素、铜、锌检查，稳定后可每月检查。特殊强化（90 kcal/100 ml、100 kcal/100 ml）时，每周查电解质，直到稳定（电解质在正常范围）并停止静脉液体，不需要经肠道补充电解质；每周进行血清钙、磷、AKP、尿素、铜、锌检查，如离子钙＞6.5 mg/dl 且血磷＞7.5 mg/dl 应进行强化调整，稳定后可每 2 周检查。下列情况可停止强化：①生长速度满意，母乳摄入量足够，生化指标正常；②患儿使用早产儿配方与母乳混合喂养，但摄入母乳量小于每日总量的 50%；③在校正年龄 40 周无宫外生长受限（EUGR）。

目前，国内新生儿病房（尤其是 NIW）尚不能提供母亲陪护的条件，临床上对于住院早产儿使用母乳喂养需给予特殊的考虑。应注意以下问题：首先，应对医护人员的教育培训，充分认识母乳及母乳喂养对早产儿的重要性，改变传统观念，为母乳喂养提供支持；其次，应对家长进行宣教，为母亲提供母乳喂养的相关知识，以帮助母亲获得充足的母乳。此外，应对家长进行母乳收集、储存及运送等的宣讲培训；需要注意在新生儿病房对使用母乳的管理及质控。

（2）早产儿配方：在不能获得母乳的情况下，选择早产儿配方，适用于胎龄＜34 周或体重＜2 kg 的早产儿。其营养成分密度较高，与足月儿配方比较，所含常量营养素符合早产儿需要量，以乳清蛋白为主，中链脂肪酸较高，碳水化合物来源包括乳糖和葡萄糖聚合物。早产儿配方奶能使早产儿生长和骨矿化接近宫内生长速度。标准早产儿配方的能量密度为 80 kcal/100 ml，含铁剂。

（3）早产儿出院后配方：适用于早产儿出院后持续喂养。出院时仍有生长迟缓的早产儿，建议定期监测生长指标以指导个体化喂养方案选择，生长指标达到生长曲线图的 25～50 百分位左右（用校正年龄），可以逐渐转换成普通配方。

（4）标准婴儿配方：适用于胃肠道功能发育正常的足月新生儿或胎龄≥34

周且体重≥2 kg 的早产儿。

（5）水解蛋白配方和游离氨基酸配方：如果不能进行母乳喂养，出生时有过敏高风险的新生儿首选适度水解蛋白配方；出生后已经发生牛奶蛋白过敏的新生儿，推荐使用深度水解蛋白配方或游离氨基酸配方。游离氨基酸配方由于其渗透压高，不适用于早产儿。不耐受整蛋白配方乳喂养的肠道功能障碍（如 SBS、小肠造瘘术后等）者，可选择不同蛋白水解程度的配方。水解蛋白配方虽然其营养成分不适合早产儿喂养，但当发生喂养不耐受或内外科并发症时可以考虑短期应用。

4）微量喂养

危重新生儿开始可给予微量喂养（minimal enteral nutrition，MEN）以促进肠道动力、刺激胃肠激素分泌，从而提高喂养耐受性、促进建立肠内营养、缩短达全肠道营养的时间，并降低肠外营养并发症。生后尽早开始，并持续 3～5 d，喂养量为 $10～20\ ml \cdot kg^{-1} \cdot d^{-1}$。出生体重＜750 g 的早产儿因胃肠道动力差，使用 MEN 可能需要至少 1 周。

5）加奶速度

根据患儿出生体重和疾病严重程度而定，一般 $20～30\ ml \cdot kg^{-1} \cdot d^{-1}$。有发生 NEC 风险的早产儿[如宫内生长受限（FGR）、血流动力学异常的动脉导管未闭（PDA）或其他心脏疾病等]需要进行个体化评估以指导喂养（见表 9-3）。

表 9-3 早产儿喂养方案

出生体重(g)	喂养种类	方式	开始速度 $(ml \cdot kg^{-1} \cdot d^{-1})$	增加速度 $(ml \cdot kg^{-1} \cdot d^{-1})$	全肠内营养量 $(ml \cdot kg^{-1} \cdot d^{-1})$
＜750	母乳/PF12-PF24	C/I q2 h	≤10×1 w	10～15	150
750～1 000	母乳/PF24	C/I q2 h	10	10～20	150
1 001～1 250	母乳/PF24	C/I q2 h	10	10～20	150
1 251～1 500	母乳/PF24	q2～3 h	20	20	150
1 501～1 800	母乳/PF24	q2～3 h	30	30	150
1 801～2 500	母乳/PDF	q3 h	40	40	165
＞2 500	母乳/足月儿奶	q4 h	50	50	180

引自 Groh-Wargo S, Sapsford A. Enteral nutrition support of the preterm infant in the neonatal intensive care unit [J]. Nutr Clin Pract, 2 009, 24(3)：363-376.

注：喂养母乳量达 $80～100\ ml \cdot kg^{-1} \cdot d^{-1}$ 可添加强化剂；母乳喂养不推荐持续喂养，可从 1 ml q12 h 开始，然后逐渐过渡到 q2～3 h。C，持续喂养；I，间隙喂养；PF，preterm formula，早产儿配方；PF12，指热卡 40 kcal/100 ml；PF24，指热卡 80 kcal/100 ml；PDF，出院后配方

6）维生素和微量元素补充

早产儿在下列情况下需要补充维生素或微量元素：①使用非强化的母乳或非早产儿配方；②使用铁强化配方或强化母乳喂养，铁需要量 $2\ mg \cdot kg^{-1} \cdot d^{-1}$。即使用强化母乳或早产儿配方奶喂养，早产儿仍然可存在维生素 D 缺乏，可检测血清 25 - OH 维生素 D3 水平。VLBW 早产儿或使用促红细胞生成素（EPO）治疗的早产儿需要提供较高的铁（$4 \sim 6\ mg \cdot kg^{-1} \cdot d^{-1}$）；代谢性骨病早产儿需要补充钙、磷；手术后外科造瘘口可丢失较多钠、锌，需要注意补充。

3. 喂养耐受性评估

早产儿常发生喂养不耐受，临床表现为喂养前胃潴留 $2 \sim 3\ ml$ 或间隙喂养下胃潴留量超过前次奶量的 $20\% \sim 40\%$、24 h 腹围增大 $> 2\ cm$、血便和（或）临床情况不稳定。此时应对患儿进行全面体格检查。如体格检查正常，可根据临床情况决定重新开始喂养、减量 20% 或延迟喂养间隔时间（如 q6~8 h）。可刺激排便促进胃肠动力，如刺激肛门或腹部按摩。如发生血便，但患儿临床表现稳定，可考虑使用不含牛乳整蛋白的配方（如深度水解配方或氨基酸配方）。如体格检查异常，可进行腹部 X 线检查。如 X 线检查正常，12~24 h 后可重新开始喂养，从半量开始；如 X 线检查异常，应禁食并进行有关感染和 NEC 的检查。虽然有研究显示红霉素在早产儿喂养不耐受中的作用，但尚无足够的循证证据支持其临床常规使用。

4. 肠内营养的监测

注意在 FGR 早产儿，发生 NEC 的风险增加，且进行常规营养支持策略不能获得理想生长模式，需要进行个体化评估及营养支持（见表 9 - 4）。

表 9 - 4 新生儿肠内营养监测表

	监测项目	开始时	稳定后
摄入量	能量（kcal/kg）	qd	qd
	蛋白质（g/kg）	qd	qd
喂养管	喂养管位置	q8h	q8h
	鼻腔口腔护理	q8h	q8h
	胃/空肠造瘘口护理	qd	qd
临床症状、体征	胃潴留	每次喂养前	每次喂养前
	大便次数/性质	qd	qd

（续表）

	监测项目	开始时	稳定后
	呕吐	qd	qd
	腹胀	qd	qd
体液平衡	出入量	qd	qd
生长参数	体重(kg)	qd～qod	biw～tiw
	身长(cm)	qw	qw
	头围(cm)	qw	qw
实验室检查	血常规	qw	qw
	肝功能	qw	qw
	肾功能	qw	qw
	血糖	qd～tid	prn
	电解质	prn	prn
	粪常规＋隐血实验	prn	prn
	大便 pH	prn	prn
	尿比重	prn	prn

注：qd,每日 1 次；q8h,每 8 小时 1 次；qod,每 2 日 1 次；qw,每周 1 次；biw,每周 2 次；tiw,每周 3 次；tid,每日 3 次；prn,必要时

二、肠外营养支持

1. 肠外营养支持的适应证和禁忌证

（1）适应证：当新生儿无法经肠道摄取营养或营养摄入不足时,应考虑给予完全或部分肠外营养支持。如早产儿,先天性消化道畸形（食道闭锁、肠闭锁等）,获得性消化道疾病（NEC、严重腹泻等）。

（2）禁忌证：休克,严重水电解质紊乱、酸碱平衡失调,在未纠治时,禁用以营养支持为目的的补液。

2. 肠外营养配方中的成分及需要量

（1）液体量：因个体而异,需根据不同出生胎龄、出生体重、日龄及临床条件（光疗、暖箱、呼吸机、心肺功能、各项监测结果等）调整。总液体在 20～24 h 内均匀输入,使用输液泵进行输注。

在 ELBW 和 VLBW 早产儿，出生后早期液体管理尤其重要，出生后早期液体量过多与 PDA、肺部疾病加重、后期发生 BPD 有关。早产儿液体需要量如表 9-5、表 9-6 所示。

表 9-5 不同出生体重新生儿不同的日龄液体需要量($ml \cdot kg^{-1} \cdot d^{-1}$)

日龄	<1 500 g	1 500～2 500 g	>2 500 g
1 d	80	60	40
2 d	100	80	60
3 d	120	100	80
4～7 d	120～180	100～150	100～150
2～4 w	130～200	120～160	100～160

表 9-6 超低出生体重儿生后第 1 天液体需要量($ml \cdot kg^{-1} \cdot d^{-1}$)

出生体重(g)	胎龄(w)	液体量($ml \cdot kg^{-1} \cdot d^{-1}$)	
		暖箱[a]	辐射台[b]
500～600	23	60～80	140～200
601～800	24	60～80	120～150
801～1 000	25～27	50～70	100～120

注：a,本液体量是以暖箱湿度≥80%为基础,推荐使用双层暖箱;b,增加湿度可以降低液体量

对于 ELBW 和 VLBW 早产儿，考虑到他们的身体含水量较高及液体超负荷等相关并发症，出生后早期可接受的体重下降范围在 7%～10%。

（2）能量：能量供给旨在补充患儿营养需求（基础代谢、活动、生长发育）和维持合成代谢。过多能量摄入可能引起高血糖症、脂肪储积、脂肪肝以及其他并发症。能量摄入不足则可能导致营养不良、免疫低下及生长受限。由于个体差异，传统的能量估算公式可能会低估或高估实际能量需求，如有条件，可进行个体化 REE 测量，用以估算能量需要量。国外推荐在早产儿稳定生长期肠外营养支持时能量需求为 90～105 $kcal \cdot kg^{-1} \cdot d^{-1}$，此为促进瘦体重增长的最低能量需求，过多的能量可能转变为脂肪。国内蔡威教授课题组采用间接能量测定仪测定正常新生儿的 REE，共 180 例（出生体重 ≥ 2 500 g），REE 值为(48.3 ± 6.1)$kcal \cdot kg^{-1} \cdot d^{-1}$。实测 REE 早产儿为($44.5 \pm 5.9$)$kcal \cdot kg^{-1} \cdot d^{-1}$；因此，推荐足月儿肠外营养热卡摄入量为 70～90 $kcal \cdot kg^{-1} \cdot d^{-1}$，早产儿

为 80～100 kcal·kg^{-1}·d^{-1}。各种营养物质提供能量比例占比为：碳水化合物 40%～50%，脂肪 35%～45%，蛋白 15%。

早产儿出生第 1 天，应提供至少 45～55 kcal/kg 以满足最低能量需求。VLBW 早产儿生理性体重减轻至最低点后，建议每天增重 17～20 g·kg^{-1}·d^{-1}，以防止生长落后。

（3）氨基酸：早产儿生后 2 d 起肠外营养中氨基酸供给量应达到 2.5～3.5 g·kg^{-1}·d^{-1}，不应高于 3.5 g·kg^{-1}·d^{-1}，并保证非蛋白能量摄入＞65 kcal·kg^{-1}·d^{-1} 和充足的微量营养素。病情稳定的足月儿，氨基酸供给量不低于 1.5 g·kg^{-1}·d^{-1}，以避免出现负氮平衡，而氨基酸最大供给量不应超过 3 g·kg^{-1}·d^{-1}（见表 9-7）。

表 9-7　新生儿蛋白质摄入推荐量

孕周	不需要追赶生长	需要追赶生长
26～30 周 GA	3.8～4.2 g·kg^{-1}·d^{-1}	4.4 g·kg^{-1}·d^{-1}
	PER 3.3 g: 100 kcal	PER 3.4 g: 100 kcal
30～36 周 GA	3.4～3.6 g·kg^{-1}·d^{-1}	3.8～4.2 g·kg^{-1}·d^{-1}
	PER 2.8 g: 100 kcal	PER 3.3 g: 100 kcal
36～40 周 GA	2.8～3.2 g·kg^{-1}·d^{-1}	3.0～3.4 g·kg^{-1}·d^{-1}
	PER 2.4～2.6 g: 100 kcal	PER 2.6～2.8 g: 100 kcal

注：GA，胎龄；PER，蛋白质/能量比

新生儿由于肝脏功能未成熟，代谢途径尚未完全建立，使得一些成人期的非必需氨基酸对新生儿来说则属必需，包括组氨酸、牛磺酸、胱氨酸/半胱氨酸、酪氨酸、脯氨酸和甘氨酸。因此，新生儿推荐选用小儿专用氨基酸注射液。其配方组成特点是氨基酸种类多，含有 19 种氨基酸；必需氨基酸含量高（占 60%）；BCAA 含量丰富（占 30%），含一定量的精氨酸，并提供一定量的酪氨酸前体（N-乙酰酪氨酸），尤其是含有对小儿生长发育关系密切的牛磺酸。VLBW 和 ELBW 早产儿出生后早期给予适当的蛋白质和能量是避免发生 EUGR 的重要措施。蛋白质提供热卡 3.4 kcal/g，生后 24 h 内即可使用，从 1.5～2.0 g·kg^{-1}·d^{-1} 开始，ELBW 和 VLBW 早产儿可从 2.0～3.0 g·kg^{-1}·d^{-1} 开始，逐渐增加剂量，足月儿可增加到 3.0 g·kg^{-1}·d^{-1}，早产儿可增加至 3.5 g·kg^{-1}·d^{-1}。此外，早产儿需要注意蛋白质/能量比（PER），蛋白质摄入和 PER

是去脂体重(LBM)增长的决定因素,蛋白质摄入低导致组织蛋白质分解,产生负氮平衡;PER过低则引起脂肪堆积,而非LBM增长。氨基酸与糖代谢有关,适当补充氨基酸可刺激胰岛素分泌、增加葡萄糖利用,从而减少高血糖发生。

(4)脂肪:脂肪乳剂可在早产儿出生后立即使用,不应晚于生后2d。对于无法实施肠内营养支持的患儿,在肠外营养支持开始时即可使用脂肪乳剂。早产儿和足月儿的肠外脂肪乳剂摄入量不应超过 $4\ g\cdot kg^{-1}\cdot d^{-1}$。为预防早产儿必需脂肪酸缺乏,可给予最低含 $0.25\ g\cdot kg^{-1}\cdot d^{-1}$ 亚油酸的脂肪乳剂,足月儿可给予最低含 $0.1\ g\cdot kg^{-1}\cdot d^{-1}$ 亚油酸的脂肪乳剂。

脂肪是重要的能量来源,提供热卡 9 kcal/g,占非蛋白热卡的 $25\%\sim40\%$。出生后早期给予脂肪乳剂还可避免必需脂肪酸缺乏。脂肪乳剂对静脉无刺激,能量密度高,可以增加机体的能量摄入,提高氮储存,而且可提供必需脂肪酸。在以碳水化合物为主的溶液中加入脂肪,可以改善氮平衡,并减少 CO_2 生成。新生儿建议使用含中长链脂肪酸的脂肪乳剂,其对脂肪代谢可能更为有利,也可减轻肝脏负担。从理论上来说,脂肪乳剂代谢生成的游离脂肪酸,可与胆红素竞争白蛋白的结合位点,从而加重新生儿黄疸程度及延缓黄疸的消退。尽管引起核黄疸的风险非常小,但临床上当间接胆红素 $>170\ \mu mol/L$ 时,仍建议限制脂肪用量。已有含鱼油脂肪乳剂,其含有 n-3 脂肪酸、DHA 和 EPA,能够促进神经系统发育、调节免疫和凝血功能。另外还有含橄榄油的脂肪乳剂,由纯化的橄榄油和大豆油混合而成,它具有较低的(20%)PUFA 和较高的(60%)MUFA,降低了 PUFA 的含量,减少了免疫抑制和脂质过氧化风险。由于橄榄油脂肪乳剂中 PUFA 含量比大豆油脂肪乳剂低,并且橄榄油中维生素 E 水平较高,可降低早产儿脂质过氧化的风险。

生后 24 h 内即可应用脂肪乳剂,一般推荐剂量从 $1.0\ g\cdot kg^{-1}\cdot d^{-1}$ 开始,按 $0.5\sim1.0\ g\cdot kg^{-1}\cdot d^{-1}$ 的速度逐渐增加,总量不超过 $3.0\ g\cdot kg^{-1}\cdot d^{-1}$。应用时应注意:①总液体在 $20\sim24$ h 内均匀输入,最好采用全营养混合液,应用输液泵进行输注。②定期检测血脂,避免高脂血症的发生。③有高胆红素血症、出血倾向或凝血功能障碍、严重感染等情况时,脂肪乳剂应减量使用或停用。血浆甘油三酯 >2.26 mmol/L 时脂肪乳剂减量,但是需要提供至少 $1.5\ g\cdot kg^{-1}\cdot d^{-1}$ 以满足必需脂肪酸需求;如甘油三酯 >3.4 mmol/L 则暂停使用脂肪乳剂,直至廓清。脓毒血症患儿需密切监测血浆甘油三酯浓度,发生高脂血症时应调整脂肪乳剂剂量。脂肪乳剂减量时应保证患儿对必需脂肪酸的最低需要量。

首选 20% 浓度的静脉脂肪乳剂。新生儿(包括早产儿)应用脂肪乳剂应连续输注 24 h,早产儿应采取有效的避光措施。在需要接受较长时间肠外营养的患儿,不应使用纯大豆油配方,应首选含或不含鱼油的混合静脉脂肪乳剂。

(5) 碳水化合物:是能量的主要来源。葡萄糖通常是构成肠外营养溶液渗透压的主要物质,它可以被任何一种细胞代谢,也是中枢神经组织、红细胞和肾皮质的必需营养素。过高的输注速度可导致高血糖、尿糖和渗透性利尿。

新生儿肠外营养中葡萄糖的推荐量以 mg·kg^{-1}·min^{-1}(g·kg^{-1}·d^{-1})为单位[证据水平(LOE) 2+,推荐等级(GOR) B,条件性推荐]:早产儿第 1 天开始剂量 4~8(5.8~11.5),第 2 天起 2~3 d 逐渐增加至目标量 8~10(11.5~14.4),最低量 4(5.8),最高量 12(17.3)。足月儿第 1 天开始剂量 2.5~5.0(3.6~7.2),第 2 天起 2~3 d 逐渐增加至目标量 5~10(7.2~14.4),最低量 2.5(3.6),最高量 12。

新生儿发生感染或败血症等急性疾病时,应根据血糖水平暂时按照第 1 天的碳水化合物量供给。高血糖症(>10 mmol/L)常见于早产儿,尤其在 ELBW 早产儿出生后前几天,可能与儿茶酚胺升高、胰岛素生成减少以及胰岛素抵抗相关。如发生高血糖,葡萄糖输注速度按照 1~2 mg·kg^{-1}·min^{-1} 逐渐递减,如葡萄糖输注速度(GIR)<4 mg·kg^{-1}·min^{-1}(VLBW 早产儿必要时可降低 GIR 到 3 mg·kg^{-1}·min^{-1},但需要密切监测脑功能)仍不能控制高血糖,可用胰岛素 0.01~0.1 IU·kg^{-1}·h^{-1},需要每 30 min~1 h 密切监测血糖进行调整,直到稳定。此外可适当增加氨基酸量,降低脂肪量,尽可能减少儿茶酚胺及氢化可的松应用。

(6) 电解质(见表 9-8)。

表 9-8　肠外营养期间新生儿每日所需电解质推荐量

电解质(mmol·kg^{-1}·d^{-1})	早产儿	足月儿
钠	2.0~3.0	2.0~3.0
钾	1.0~2.0	1.0~2.0
镁	0.3~0.4	0.4~0.5

注:生后 3 天内除有低钾证据外,原则上不予补钾;极低出生体重儿和超低出生体重儿在给予高推荐量的氨基酸和能量时,建议生后第 1 天即开始补充钠和钾,同时监测尿量,关注非少尿性高钾血症的发生风险

(7) 钙、磷:孕期胎儿体内钙、磷累积 80% 发生于妊娠后期,早产儿保留钙、磷的能力较宫内低 30%~40%。某些临床常用药物可增加尿中排泄(如利尿

剂),因此早产儿出生后易出现缺乏,引起早产儿代谢性骨病甚至骨折。早产儿肠外营养时钙磷推荐量为:钙 40～120 mg·kg^{-1}·d^{-1},磷 31～71 mg·kg^{-1}·d^{-1},理想的钙磷比例(质量比)为 1.3～1.7∶1;推荐经中心静脉补钙。此外,需要注意,早产儿出生后早期肠外营养使用高剂量氨基酸对钙、磷稳态的影响。早期使用高氨基酸可引起高钙、低磷,需要注意监测。

(8)维生素和微量元素:肠外营养时需补充 13 种维生素,包括 4 种脂溶性维生素和 9 种水溶性维生素。水溶性及脂溶性维生素应加入脂肪乳剂或含有脂肪的肠外营养混合剂中,且注意避光,这样可增加维生素的稳定性。出生体重小于 1 500 g 的早产儿推荐(肠外及肠内营养总剂量):维生素 A 1 300～3 330 IU·kg^{-1}·d^{-1},维生素 D 800～1 000 IU/d。因考虑到经肠外营养补充铁引起的氧化应激对早产儿的不利影响,VLBW 和 ELBW 早产儿出生后不一定需要早期补充铁,可在建立全肠道营养后开始经肠内补充(见表 9-9)。

表 9-9 肠外营养期间新生儿每日所需维生素推荐量

维生素	新生儿[剂量/(kg·d)]	维生素	新生儿[剂量/(kg·d)]
水溶性		泛酸(mg)	1.0～2.0
维生素 C(mg)	15～25	生物素(μg)	5.0～8.0
维生素 B$_1$(mg)	0.35～0.5	脂溶性	
维生素 B$_2$(mg)	0.15～0.2	维生素 A(μg)*	150～300
烟酸(mg)	4.0～6.8	维生素 D(μg)*	0.8
维生素 B$_6$(mg)	0.15～0.2	维生素 K(μg)	10
叶酸(μg)	56	维生素 E(mg)*	2.8～3.5
维生素 B$_{12}$(μg)	0.3		

*1 μg 视黄醇当量(RE)=1 μg 全反式视黄醇 = 3.3 IU 维生素 A;10 μg 维生素 D=400 IU;2.8 mg α-生育酚=2.8 IU 维生素 E

肠外营养中锌的供给量应为:早产儿 400～500 μg·kg^{-1}·d^{-1},0～3 月龄的足月婴儿 250 μg·kg^{-1}·d^{-1}。肠外营养中铜供给量推荐:早产儿 40 μg·kg^{-1}·d^{-1},足月儿 20 μg·kg^{-1}·d^{-1}。早产儿肠外营养中碘的推荐剂量为 1～10 μg·kg^{-1}·d^{-1}(见表 9-10)。长期肠外喂养时,应监测血浆维生素和微量元素水平。

表 9 - 10　肠外营养期间新生儿每日所需微量元素推荐量

微量元素	早产儿（$\mu g \cdot kg^{-1} \cdot d^{-1}$）	足月儿（$\mu g \cdot kg^{-1} \cdot d^{-1}$）
锌	400～450	250（＜3 个月）
		100（＞3 个月）
铜	20	20
硒	2.0～3.0	2.0～3.0
铬	0	0
锰	1	1
钼	1	0.25
碘	1	1
铁	200	50～100

（9）肉碱：早产儿或肠外营养使用时间超过 4 周的患儿，可以根据病情考虑是否使用肉碱补充剂。

3. 肠外营养支持途径

（1）周围静脉：由四肢或头皮等浅表静脉输入的方法，适合短期（＜2 周）应用。其优点是操作简单，并发症少而轻；缺点是使用外周静脉时，葡萄糖浓度＜12.5%，氨基酸浓度＜3.5%，并且液体渗透压＜800 mOsm/L。不推荐经外周静脉输注钙剂，因高渗液或钙外渗可导致皮肤坏死和瘢痕形成。

（2）中心静脉：新生儿主要使用脐静脉和 PICC 置管。液体渗透压＜2 000 mOsm/L，葡萄糖浓度＜25%。

4. 肠外营养支持相关并发症

包括中心静脉导管相关的败血症、导管相关机械性并发症、代谢性并发症、高脂血症、肠外营养相关胆汁淤积（PNAC）等，其防治见相关章节。

5. 新生儿肠外营养监测

使用脂肪乳剂的患儿，应常规监测肝脏功能以及血清或血浆甘油三酯浓度，有明显高脂血症风险（如使用大剂量脂肪乳剂或葡萄糖、败血症、分解代谢状态和极低出生体重）的患儿应增加监测频率。长期肠外营养的患儿应常规检测铁状态（至少是铁蛋白和血红蛋白）和锌状态（血清锌），尤其是那些胃肠液排出量较高（通常为回肠造口丢失）的患儿，其锌需求量可能显著增高。长期肠外营养支持的患儿还应监测血浆铜和血浆铜蓝蛋白，尤其是伴有肠外营养相关肝损伤或者胃肠液大量丢失者。此外,长期肠外营养支持的患儿应至少通过甲状腺激素水平来定期检测碘状态(见表9-11)。

表9-11 新生儿肠外营养监测表

	项 目	第1周	稳 定 后
摄入量	能量(kcal/kg)	qd	qd
	蛋白质(g·kg^{-1}·d^{-1})	qd	qd
临床体征观察	皮肤弹性,囟门	qd	qd
	黄疸,水肿	qd	qd
生长参数	体重	qd~qod	biw~tiw
	身长	qw	qw
	头围	qw	qw
体液平衡	出入量	qd	qd
实验室检查	血常规	biw~tiw	qw~biw
	血钠,钾,氯	biw(或调整电解质用量后第1 d)	qw(或调整电解质用量后第1 d)
	血钙	biw	qw
	血磷、镁	qw	prn
	微量元素	prn	prn(肝肾功能不全者、长期运用肠外营养者)
	肝功能	qw	qw~qow
	肾功能	qw	qw~qow
	血浆甘油三酯、总胆固醇*	qw	prn
	血糖	qd~qid	prn(调整配方后或有临床低/高血糖症状)
	尿糖(无法监测血糖时)	同上	同上
中心静脉	渗出	bid~tid	bid~tid
导管监测	肢体肿胀	bid~tid	bid~tid
	肤色	bid~tid	bid~tid

注:* 血脂测定标本采集前6 h内,应暂停输注含脂肪乳剂营养液;qd,每日1次;qod,每2日1次;qw,每周1次;biw,每周2次;tiw,每周3次;qow,每2周1次;pvn,必要时;bid,每日2次;tid,每日3次

三、营养评估

1. 体格指标

早产儿在出生后 4~6 d 发生生理性体重下降,约 10%~20%,在生后 2~3 周可恢复到出生体重,随后生长目标为:体重 10~20 g·kg^{-1}·d^{-1},身长 1 cm/周,头围 0.5~1 cm/周。可根据 3~7 d 的生长速度进行评估,然后标记在生长曲线上。宫内生长和出生后生长是两种不同的生长曲线。宫内生长曲线是横断面研究的结果,出生后生长曲线为相同队列人群纵向生长的研究结果。目前使用较多的是 2013 年修订的 Fenton 生长曲线(BMJ Pediatr 2013),可提供不同性别早产儿出生后的生长参考指标。大多数 NICU 的 VLBW 和 ELBW 早产儿不能达到宫内生长速度,在出院时体格指标常<第 10 百分位,即宫外生长发育迟缓。住院期间每日测体重,每周测量身长和头围。

2. 生化指标

对营养摄入达推荐量且生长满意、临床稳定的早产儿仅需进行常规的生长监测;对发生并发症如 BPD、NEC、SBS、代谢性骨病和胆汁淤积的早产儿,或临床情况不稳定的患儿,还需监测肝肾功能、蛋白质、矿物质、电解质、维生素和酸碱平衡。

四、特殊疾病的营养支持

1. 坏死性小肠结肠炎

内科保守治疗的坏死性小肠结肠炎(NEC)患儿禁食时间应根据疾病严重程度决定,如无明显全身症状或明显的实验室指标异常,则 NEC 严重程度可根据 X 线表现进行评估。门脉积气或肠管持续扩张伴固定肠袢通常提示病变严重,但肠壁积气对判断肠道病变的严重程度不可靠。因此,内科 NEC 禁食时间很难决定,不同 NICU 喂养策略也存在差异。一般可根据临床表现决定重新开始肠内营养支持的时间,临床表现较轻(Ⅱa 期)的患儿可从诊断开始到最后一次异常 X 线后 3~5 d,较严重的病例则需要禁食到最后一次异常 X 线后 7~10 d。因对胃肠道功能损伤的严重程度较难评估,开始喂养的剂量、肠内营养物质的选择、加奶量和速度等应根据患儿的情况进行个体化调整。如未发生 SBS,可开始使用母乳或低能量密度配方乳喂养。开始可采用微量喂养,如 5~10 ml·kg^{-1}·d^{-1},如患儿耐受喂养,可根据患儿临床表现逐渐增加 10~20 ml·kg^{-1}·d^{-1},对不能耐受间隙喂养的患儿可考虑持续喂养。达到全肠道喂养后开始增加能量密度以满足营养需求。对可能存在功能性 SBS 的患儿或有明显喂养不耐受的患儿可考虑使用特殊要素配方或采用持续喂养。营养支持方式需要根据手术后空肠、回肠保留的长度及是否存在回盲瓣来决定。回肠较空肠适应代偿能力强,在回肠低位造瘘的患儿通常可达到全肠道营养,而在空肠造瘘的患儿很难达到全肠道营养。在空肠高位造瘘的患儿需要注意补充维生素、矿物质及微量元素,并定期进行监测。

2. 新生儿呼吸窘迫综合征

新生儿呼吸窘迫综合征(NRDS)可发生于早产儿、严重肺部感染、胎粪吸入综合征、先天性膈疝等。这些患儿呼吸做功增加,对能量的需求高。同时这些患儿存在基础疾病,在应激状态下,体内儿茶酚胺、皮质醇、细胞因子等水平升高,使患儿处于分解状态,引起负氮平衡。因此这些患儿需要提供适当的蛋白质,以维持正氮平衡及去脂体重增长,促进患儿呼吸肌生长及改善呼吸功能。肠外营养支持时非蛋白热卡>80 kcal·kg^{-1}·d^{-1} 或肠内营养支持时非蛋白热卡>120 kcal·kg^{-1}·d^{-1} 可引起脂肪堆积。肠内营养支持时通常使用的早产儿配方不能提供足够的蛋白质,在特殊情况下需要使用高蛋白配方。

3. 支气管肺发育不良

为防止早产儿发生支气管肺发育不良(BPD),在开始对其进行早期营养管理时,应避免过多液体量。在出生后最初几天提供 50~60 kcal·kg^{-1}·d^{-1} 的最低能量,随后逐渐增加营养摄入量。在二氧化碳清除受限的 BPD 患儿,超过 10~12 mg·kg^{-1}·min^{-1} 的葡萄糖输注速度可能增加二氧化碳潴留。根据目前的推荐量增加蛋白质摄入。静脉脂肪乳剂是重要的能量来源,如有可能,可提供特殊脂肪乳剂,发挥抗炎症及抗氧化作用。此外,注意早期补充钙、磷,防止发生代谢性骨病,因可增加早产儿发生 BPD 的风险。此外,肠外营养溶剂暴露于环境光线可产生过氧化物,增加氧化应激,从而增加早产儿发生 BPD 的风险,因此应注意避光。

有研究显示,大剂量维生素 A 可预防 BPD 发病,但需要肌注,且其制剂不易获得,临床未常规使用。

应尽快开始肠内喂养,首选亲母母乳,研究显示了母乳喂养在降低早产儿 BPD 发生率的作用。对于呼吸不稳定的患儿,持续喂养可能更有益,因为间歇性喂养可降低潮气量和每分通气量,并降低动态肺顺应性。在发生 BPD 的早期,应注意适当限制液体摄入量,同时也需注意营养支持以满足其生长需求,可使用特殊高热卡强化的母乳或高热卡的配方乳喂养。BPD 患儿能量需求增加,根据其生长情况可适当增加至 $120\sim130$ kcal · kg^{-1} · d^{-1},此时要注意避免渗透压过高以及其他营养素过量。

（曹　云　张　蓉）

参考文献

[1] Singhal A, Lucas A. Early origins of cardiovascular disease: is there a unifying hypothesis [J]. Lancet, 2004,363(9421): 1642 - 1645.

[2] Beauport L, Schneider J, Faouzi M, et al. Impact of early nutritional intake on preterm brain: a magnetic resonance imaging study [J]. J Pediatr, 2017,181: 29 - 36.

[3] ESPGHAN Committee on Nutrition, Agostoni C, Braegger C, et al. Role of dietary factors and food habits in the development of childhood obesity: a commentary by the ESPGHAN Committee on Nutrition [J]. J Pediatr Gastroenterol Nutr, 2011,52(6): 662 - 629.

[4] Groh-Wargo S, Sapsford A. Enteral nutrition support of the preterm infant in the neonatal intensive care unit [J]. Nutr Clin Pract, 2009,24(3): 363 - 376.

[5] Cai W, Yu L, Lu C, et al. Normal value of resting energy expenditure in healthy neonates [J]. Nutrition, 2003,19(2): 133 - 136.

[6] De Curtis M, Rigo J. The nutrition of preterm infants [J]. Early Hum Dev, 2012, 88 Suppl 1: S5 - 7.

[7] Gargasz A. Neonatal and pediatric parenteral nutrition [J]. AACN Adv Crit Care, 2012,23(4): 451 - 464.

[8] Mulla S, Stirling S, Cowey S, et al. Severe hypercalcaemia and hypophosphataemia with an optimised preterm parenteral nutrition formulation in two epochs of differing phosphate supplementation [J]. Arch Dis Child Fetal Neonatal Ed, 2017, 102(5): F451 - F455.

[9] 中华医学会肠外肠内营养学分会儿科学组,中华医学会儿科学分会新生儿学组,中华医学会小儿外科学分会新生儿外科学组,等. 中国新生儿营养支持临床应用指南 [J]. 中华小儿外科杂志,2013,34(10): 782 - 787.

[10] Pichler J, Simchowitz V, Macdonald S, et al. Comparison of liver function with two new/mixed intravenous lipid emulsions in children with intestinal failure [J]. Eur J Clin Nutr, 2014,68(10): 1161 - 1167.

［11］ Ichikawa G，Watabe Y，Suzumura H，et al. Hypophosphatemia in small for gestational age extremely low birth weight infants receiving parenteral nutrition in the first week after birth ［J］. J Pediatr Endocrinol Metab，2012,25(3－4)：317－321.

［12］ Tinnion RJ，Embleton ND. How to use... alkaline phosphatase in neonatology ［J］. Arch Dis Child Educ Pract Ed 2012;97：157－163.

［13］ Fenton TR，Kim JH. A systematic review and meta-analysis to revise the Fenton growth chart for preterm infants ［J］. BMC Pediatr，2013,13：59.

［14］ Spiegler J，Preuβ M，Gebauer C，et al. Does Breastmilk Influence the Development of bronchopulmonary dysplasia ［J］. J Pediatr，2016,169：76－80.

［15］ Arsenault D，Brenn M，Kim S，et al. A. S. P. E. N. Clinical Guidelines：hyperglycemia and hypoglycemia in the neonate receiving parenteral nutrition ［J］. JPEN J Parenter Enteral Nutr，2012,36(1)：81－95.

［16］ Embleton ND，Zalewski SP. How to feed a baby recovering from necrotizing enterocolitis when maternal milk is not available ［J］. Arch Dis Child Fetal Neonatal Ed，2017,102(6)：F543－F546.

［17］ 欧洲儿科胃肠肝病与营养学会，欧洲临床营养与代谢学会，欧洲儿科研究学会，等.颜伟慧,吴江,王莹,等译.儿科肠外营养指南(2016 版)推荐意见节译[J].中华儿科杂志,2018,56(12)：885－896.

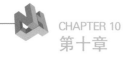

第十章

新生儿坏死性小肠结肠炎的营养支持

掌握 坏死性小肠结肠炎造瘘后营养支持的原则和目标。

熟悉 坏死性小肠结肠炎手术后的营养支持原则。

了解 坏死性小肠结肠炎的预防。

坏死性小肠结肠炎(NEC)是新生儿最常见的胃肠道急症之一,它是一种灾难性疾病,伴有显著的病死率和严重的不良后果。尽管 NEC 可以影响任何胎龄的婴儿,但在出生体重小于 1.5 kg 的早产儿其发病率达 10%。在所有的 NEC 病例中,病死率为 3%,但在需要外科干预的病例中病死率上升至 30%。NEC 生存的患儿还存在长期病症的危险,主要是胃肠道的并发症,如 SBS 和依赖胃肠外营养支持。另外,这些患儿还面临神经发育损害和慢性肺部疾病增加的危险。

营养在 NEC 中的作用极其重要,NEC 患儿恢复后存在许多与营养相关的并发症,如吸收不良、小肠切除和特别的营养需要。另外,如何尽早给予肠内营养支持,避免长期胃肠外营养支持带来的损伤也是临床关注的热点。

一、坏死性小肠结肠炎的预防

NEC 的预防仍旧是新生儿医学的"圣杯",询证医学的营养干预包括母乳的运用,开始喂养和加量的策略,益生菌的运用和其他的营养补充物。

(一)母乳

降低 NEC 危险最有效的干预措施是母乳。母乳的保护因素还没有完全了解,与牛乳配方比较,母乳具有独特的成分,包括酪蛋白/乳清蛋白的比例不同,易于消化。母乳还含有许多被认为能够保护婴儿免于 NEC 的潜在免疫保护因子,包括:①参与机体防御的分泌性的 IgA、溶菌酶和乳铁蛋白;②生长因子如表皮生长因子、胰岛素和胰岛素样生长因子(insulin growth factor,IGF);③抗炎细胞因子如 IL - 10;④几种防止自由基损伤的抗氧化酶。

1990 年的一个研究发现完全配方喂养的婴儿 NEC 发生的比例是母乳喂养婴儿的 6~10 倍。配方喂养加上母乳喂养的婴儿发生 NEC 的比例是母乳喂养婴儿的 3 倍。

最近的研究表明,体重 750~1 500 g 的早产儿经肠道喂养的母乳超过 50%,发生 NEC 的危险较小于 50% 母乳的早产儿下降 6 倍。2014 年的一个随机对照的 Meta 分析显示,配方喂养的婴儿出现 NEC 的危险是捐献母乳喂养婴儿的 2.8 倍。因此,在许多单位,只要母乳或捐献母乳可用,就可以明显降低 NEC 的危险性。这一方法也和 AAP 2012 年的母乳喂养方针一致。

由于母乳对早产儿有益,近年来捐献母乳(DHBM)的应用增加。研究显示,与牛奶配方相比,运用 DHBM 可以降低 NEC 的发生率。Boyd 的研究发现,接受 DHBM 作为肠内营养唯一来源的婴儿,其 NEC 的危险下降 79%。另外,在防止 NEC 方面,DHBM 显示长期的获益,如青春期脂蛋白谱的改善。

(二)肠内喂养增加的速度

早产儿的肠道对于吸收所有用于生长和健康需求的营养物质的任务是准备不足的。胎儿方面的研究显示,胃肠道的动力在第二孕期开始,成熟于第三孕期。在早产儿,出生后的肠内喂养可以加强肠道动力的发育。在怀孕的第 20 周,胎儿的肠道在解剖学上已与新生儿相类似,分泌和吸收功能以不同的速度发展,在孕 26 周前肠道的吸收功能只有部分可用。尽管这些考虑,最近的一个系统评价发现,在 VLBW 早产儿中没有证据显示推迟引入积极的肠内喂养可以防止 NEC。另外,推迟引入肠内营养与需要更长时间建立完全肠内喂养有关,也延长了肠外营养支持的时间,随之而来的也有感染和代谢的风险。然而,以多少量和多少速度来加量尚不明确。

最近的一篇综述指出,ASPEN 推荐,在 ≥1 000 g 个喂养应该在出生后头两天开始,增加的速度为 30 ml·kg^{-1}·d^{-1}。但是,在非常早产儿或 ELBW 儿、极早产儿或 VLBW 儿、SGA 或生长受限儿,以 10~20 ml·kg^{-1}·d^{-1}(与 30~40 ml·kg^{-1}·d^{-1} 比较)的临床试验没有提供能够降低 NEC 的发生率和病死率的证据。

（三）益生菌

益生菌是一种活的非病原的微生物制剂，当机体摄入后移居于肠道，帮助抑制潜在病原菌的过度生长。益生菌的主要生物学作用包括增强黏膜屏障的完整性、调节适宜的细菌定植、激活肠道固有的免疫防御机制和调节肠道的免疫。尽管可获得的证据提示益生菌是有效和安全的，但由于数据的不一致，缺乏最佳的菌株和剂量的方案以及质量控制来保证产品的一致性和安全性，在早产儿我们不推荐常规使用益生菌来预防 NEC。

目前最大的一个临床试验，共有 1 315 名早产儿（胎龄 23～30 周），结果显示服用双歧杆菌组 Bell 二期和三期 NEC 的发生率与安慰剂组没有明显差别（9％比 10％），病死率（8％比 9％）或脓毒症的风险（11％比 12％）也没有明显差别。

最近的一个 Meta 分析发现，尽管有 35 个益生菌预防 NEC 的随机对照试验（RCT），但是其防止外科 NEC 的证据不强。

（四）免疫球蛋白

口服免疫球蛋白由于阻止了促炎细胞因子的释放而降低了 NEC 的发生。然而 5 个临床试验的 Meta 分析显示，口服 IgG 或 IgG/IgA 复合物并不能降低确诊的 NEC、怀疑的 NEC、需要手术的和死亡的 NEC 的发生率。基于以上数据，由于缺乏此治疗方法有益的证据，不推荐使用免疫球蛋白治疗。

（五）乳铁蛋白

几种营养补充品的预防应用已被研究是否可以降低 NEC 的发生率，然而这些干预要么作用有限，要么不支持可以降低 NEC 的发生率。

最有希望的营养补充品是乳铁蛋白，它是初乳、母乳、眼泪和唾液中主要的乳清蛋白。一个文献的系统评价显示，与安慰组相比，预防性地口服乳铁蛋白组 NEC（二期或以上）的风险降低，没有不良反应，但是此研究的证据的质量比较低。一个确定预防性地应用乳铁蛋白在早产儿 NEC 预防中是否划算和安全的大规模临床试验正在进行。基于这些研究还处于初步阶段以及证据的质量较差，不推荐常规应用乳清蛋白来预防 NEC，期望将来有关于这一点的大规模和多中心研究。

（六）其他

包括谷氨酰胺、精氨酸和 n‑3 多不饱和脂肪酸。

谷氨酰胺是人的血浆和肌肉中富含最丰的氨基酸。在成人中,谷氨酰胺正常情况下是非必需氨基酸,在疾病和代谢应激情况下变成条件必需氨基酸,对于早产儿和 VLBW 儿,由于经历长时间的代谢应激以及蛋白能量的储备不足,谷氨酰胺也成为条件必需氨基酸。另外,谷氨酰胺与精氨酸和 n-3 脂肪酸一起被称为免疫营养物质,能够调节免疫和炎症反应。然而,尽管早期的研究显示了良好的结果,最近发表的 REDOXS 临床试验并没有显示谷氨酰胺补充对重症的成人有帮助。在新生儿中,结果充满矛盾。一个大规模的 RCT 发现,接受含谷氨酰胺的胃肠外营养支持与标准的胃肠外营养支持相比,NEC 的发生率没有区别。有一些证据提示,经肠道补充谷氨酰胺对维持肠道的完整性和免疫功能有帮助。一些小的观察肠内补充谷氨酰胺的临床试验显示有益,而另外一些显示没有明显效果。

作为免疫营养物质,精氨酸是另外一个强力的竞争者:①精氨酸是一氧化氮的前体;②动物实验已经显示,精氨酸能够降低与创伤有关的胸腺退化,促进伤口愈合;③在成年猪,补充精氨酸可以改善肠道的屏障功能和血管的发育;④啮齿动物模型已经显示缺血再灌注损伤补充精氨酸可以促进肠道康复。在人类,补充精氨酸可以增加淋巴细胞的增生和促进伤口的愈合。然而,从基础科学走向临床的路是令人失望的。在早产儿,有两个研究观察补充精氨酸是否可以预防 NEC 的发生。第一个研究,对<32 孕周的 VLBW 儿预防性地给予精氨酸,结果显示精氨酸组 NEC 的总体发生率下降;然而,在 Bell 二期的患儿,下降没有统计学意义。在另一个研究中,从生后第 3 天预防性的肠道给予精氨酸,结果发现干预组 Bell 三期 NEC 的发生率明显下降;然而,没有给予精氨酸组 Bell 二期和三期的 NEC 发生率高于预期。

n-3 多不饱和脂肪酸被显示能够调节免疫和炎症反应。在大鼠的 NEC 模型中补充 LCPUFA 可以显著降低 NEC 的发生率。然而,ASPEN 的一篇综述基于比较配方奶、配方奶加上 LCPUFA 和母乳对神经发育和生长情况的单一研究,得出的结论是 LCPUFA 使得婴儿容易患 NEC。在 LCPUFA 补充组有 5 例发生 NEC(5.2%),而没有补充的配方组有 2 例发生 NEC(2%),母乳组没有发生 NEC。在一个 LCPUFA 对早产儿视觉灵敏度和生长影响的临床试验中发现,没有明显的趋势证明补充 LCPUFA 的配方更易出现更多的 NEC 病例。值得注意的是,这些试验没有设计回答补充 LCPUFA 是否能够防止或增加早产儿NEC 的危险。

二、坏死性小肠结肠炎的内科治疗

当怀疑 NEC 时,应立即启动内科管理,包括支持治疗、抗生素治疗以及密切的实验室和影像学监测。支持治疗和抗生素治疗的关注点是限制疾病的进展,应在所有的患儿中实施,包括那些需要外科干预的患儿。实验室和影像学的监测主要是监测疾病的进程,帮助确定临床情况是改善还是恶化,是否或何时需要外科干预。

一旦怀疑 NEC,应停止肠内营养支持,让肠道完全休息,放置减压管使胃肠道充分减压。鼻胃管引流直至临床情况改善、肠梗阻解除和腹部平片上积气征不再看到。禁食情况下应开始胃肠外营养支持,推荐 PICC 途径。肠外营养各成分推荐量、常见并发症和监测详见《中国新生儿营养支持临床应用指南(2013版)》和《中国儿科肠内肠外营养支持临床应用指南(2010 版)》。

三、坏死性小肠结肠炎手术后的营养支持

目前 NEC 的手术方式主要分为剖腹探查术与腹腔引流术两种。近年来包括两项临床随机对照试验在内的多项研究结果显示,上述两种手术方式在患儿存活率及早期预后等方面无显著差异。NEC 手术方式的选择主要取决于 NEC的病变部位和范围、患儿全身情况及是否合并其他系统脏器功能障碍等因素。因此,NEC 手术方式的选择应针对不同的患儿制订个性化的治疗方案。国内外学者提出了多种剖腹探查手术方式,如坏死肠管切除＋肠造瘘术、坏死肠管切除＋Ⅰ期肠吻合术、单纯小肠造瘘术、"clip and drop"与"patch, drain and wait"等。

相比成人,手术创伤对经历重大手术的婴儿和儿童的能量需求似乎影响很小。在新生儿,大手术导致氧耗和 REE 轻度(15％)和迅速地上升,并在手术后12~24 h 回到基线水平。在术后的 5~7 天内没有进一步的能量消耗增加。这些变化与手术后儿茶酚胺和其他生化内分泌指标水平的变化相一致。有趣的是,在生后第 2 天以后接受重大手术的新生儿的 REE 要显著高于 48 h 之内接受手术的新生儿。一个可能的解释是:围生期内源性阿片分泌的增加弱化了内分泌和代谢的反应。

REE 与健康婴儿的生长速率成正比,在急性代谢应激的时候,生长将会减缓。体内蛋白流动、蛋白合成、氨基酸氧化或蛋白降解的改变似乎在经历重大手

术的新生儿和小年龄组儿童不会发生,推测新生儿和儿童可能将满足生长所需的蛋白和能量转为组织修复,因此没有出现像成人发生的能量消耗和分解代谢的显著增加。

在 NEC 的手术后,提供充足的能量用于维持代谢平衡以及足够的氮来防止负氮平衡是合理的。由于手术后早期肠内途径不可用,可经肠外途径提供能量 $40\sim70$ kcal $\cdot$ kg^{-1} $\cdot$ d^{-1},提供蛋白质 1.2 g $\cdot$ kg^{-1} $\cdot$ d^{-1}。能量应包括碳水化合物和脂质,$25\%\sim40\%$ 的非蛋白热卡由脂质提供。在危重患儿,即使这样的低摄取要求也受到挑战,因为其肾功能不好限制了液体量,只留下很少的空间用于营养支持。

恢复期以急性时相反应物如 CRP 降低为标志,先于积聚于组织的液体动员,这就使得液体的补充出现问题。然而,在恢复期,随着营养需求逐渐增加到发病前水平,跟上患儿变化的需要极其重要。在这段时期,可能还需要少量的胃肠外营养补充。

NEC 后何时和怎样引入肠内营养有一些共识,但证据很少。许多临床医生根据疾病的严重程度,选择经口喂养的时间为 $7\sim14$ 天。有证据表明,延长禁食的时间会导致肠上皮的萎缩,增加喂养不耐受和细菌移位的危险。

四、坏死性小肠结肠炎造瘘后的营养支持

小肠造瘘术是新生儿 NEC 常见的手术方式之一,改善了危重 NEC 患儿的预后。但由于解剖生理的改变,术后极易出现肠液大量丢失、营养物质消化吸收障碍,导致营养不良,水、电解质紊乱等临床问题,在治疗上极具挑战性。规范化的治疗可减少并发症的发生,改善预后。

(一) 几个概念

1. 短肠综合征

短肠综合征(SBS)是指由于先天性或后天性疾病导致小肠广泛切除,剩余小肠长度不足同龄儿童长度的 50%,引起肠道吸收障碍的一组临床症候群;还包括肠切除后发生肠衰竭,需要长期(>3 个月)静脉营养支持者。肠衰竭是指由于肠管功能受损导致液体和营养物质吸收障碍,无法维持成人体重和儿童生长。儿童肠衰竭的主要原因包括 SBS、肠道神经肌源性疾病、先天性肠上皮细胞异常。足月儿和早产儿的小肠长度存在差异,因此精确定义新生儿 SBS 需将术后剩余小肠长度与适于胎龄小肠长度比较,即手术后剩余小肠长度不足该胎龄

患儿预测小肠长度的 25% 或术后因不能耐受肠内营养支持需静脉营养支持超过 42 d 的，均属于 SBS。

2. 暂时性 SBS

国外称为功能性 SBS，是新生儿由于疾病，为了挽救生命暂时行小肠造瘘，尽管造瘘口远端剩余小肠长度足够长，但部分患儿因造瘘部位相对较高（空肠近端造瘘），大量肠液经造瘘口丢失，造成水、电解质紊乱，生长发育迟缓并且长期依赖静脉营养支持，其表现与 SBS 患儿相同。对高位造瘘国内外目前没有明确的定义，肉眼亦无法分辨空回肠交界，因此主要根据引流量来判断。国内专家认为小肠造瘘口距 Treit 韧带的距离≤60 cm 的视为高位造瘘。

（二）治疗的原则和目标

治疗原则是供给充足的营养以实现正常的生长发育；积极促进剩余肠道代偿，使其脱离肠外营养后，肠道消化和吸收营养的能力可保证小儿正常生长和维持水、电解质平衡；减少与肠切除和应用肠外营养相关并发症的发生，包括控制腹泻、预防肝脏损害和胆汁淤积。

提倡分阶段目标治疗，术后急性期的目标是稳定液体和电解质状况。尽早开始微量喂养和肠外营养支持，以供给足够热能和营养素，建立正氮平衡，防止体重显著降低。推荐肠外营养支持供给生理需要量，肠液丢失量由电解质溶液额外补充；代偿期的目标是促进剩余肠管的最大代偿能力，逐步撤离肠外营养支持。

（三）肠外营养支持

推荐 PICC 途径。需长期肠外营养支持者建议予以非单一豆油来源的脂肪乳剂。肠外营养液应含有各种维生素和微量元素，以及钠、钾、氯、钙、镁、磷、铁等。对于回肠末端切除的患儿，应特别注意补充维生素 B_1 和脂溶性维生素（A、D、E、K）。

术后早期推荐肠外营养热卡 45～55 kcal·kg^{-1}·d^{-1}，新生儿稳定期热卡需求参考《中国新生儿营养支持临床应用指南（2013 版）》，婴、幼儿需求参见《中国儿科肠内肠外营养支持临床应用指南（2010 版）》。当肠内营养摄入不足，予以部分肠外营养时，理论上应补充的热卡计算公式为：肠外营养所需热卡＝（1－肠内营养摄入热卡/肠内营养推荐热卡）×肠外营养推荐热卡。然而，由于造瘘术后，尤其是高位造瘘术后的患儿，经肠内营养支持吸收的热卡较正常肠功能的婴儿要低，且个体差异大，因此，肠外营养支持的实际供给量可能需要高于计算值，目标是保证良好的体重增长趋势。肠外营养各成分推荐量、常见并发症和监测详见《中国新生儿营养支持临床应用指南(2013版)》和《中国儿科肠内肠外营养支持临床应用指南(2010版)》。

(四)肠内营养支持

1. 开始时间

应用或增加肠内营养 NEC 小肠造瘘术后,若无禁忌证,应根据临床情况(如腹胀、大便潜血及生命体征等),尽早开始肠内营养支持,促进肠道代偿,但提倡采用微量喂养的方法。早期微量喂养与住院时间缩短和达到全量肠内喂养时间缩短相关,持续滴注并以 $1 \text{ ml} \cdot \text{h}^{-1} \cdot \text{d}^{-1}$ 的速度增加可改善对肠内营养的耐受。微量喂养是指每日经肠内供给量不超过 $12 \text{ ml} \cdot \text{kg}^{-1} \cdot \text{d}^{-1}$ 或热卡不超过 $25 \text{ kcal} \cdot \text{kg}^{-1} \cdot \text{d}^{-1}$。术后急性期肠内营养量不宜增加太快。

2. 肠内营养耐受性评估

超出肠道耐受能力的过量喂养危害极大,可导致肠管过度扩张、小肠淤滞与小肠细菌过度生长(small intestinal bacterial overgrowth,SIBO),继而可发生细菌移位、肠道动力障碍、肠黏膜微绒毛萎缩、食物过敏等问题,临床可表现为恶心、呕吐、腹痛、腹胀、肠源性感染、胆汁淤积、肝纤维化、生长迟缓、D-乳酸血症等。因此,需每天记录呕吐、腹胀、排便量、大便 pH 值以及还原糖测定以评估肠内营养耐受情况。

喂养不耐受的指征:①呕吐(超过每天 3 次或者超过每日肠内摄入量的 20%称为过量,表示不耐受);②每日排出粪便上限为 $40 \sim 50 \text{ ml} \cdot \text{kg}^{-1} \cdot \text{d}^{-1}$。如出现应及时减少肠内营养量与输注速度。

3. 肠内营养支持途径选择

新生儿应鼓励吸吮,可促进小肠代偿。但对于肠内营养耐受性差、高位造瘘的婴儿常常无法耐受经口喂养,建议予以管饲,并辅以非营养性吸吮。随着小肠代偿和造瘘出量减少,肠内营养量逐渐增加,可考虑过渡到口服的喂养方式。

4. 肠内营养支持方式选择

予以管饲喂养时,肠内营养支持方式包括推注法、重力滴注法、间歇输注法、连续输注法。NEC 造瘘术后常见的管饲方式主要是后两种。

(1)间歇输注法:间隔 1~4 h 缓慢输注,每次输注的时间应持续 30 min~2 h(建议应用输液泵),适用于胃食管反流、胃排空延迟和有肺吸入高危因素的患儿;

(2)连续输注法:连续 20~24 h 输液泵输注,适用于胃食管反流胃排空延迟、胃肠动力不足、吸收障碍间歇输注法不耐受者。如胃潴留量大于每小时滴注量的 2 倍时,应当减缓喂养速度或喂养的增加速度。SBS 治疗早期,持续输注能增加肠道代偿,可减少渗透性腹泻。

对于术后早期、肠内营养耐受性差、高位肠造瘘的婴儿推荐连续输注,能增加肠道代偿,减少渗透性腹泻。随着输注速度增加及肠内营养耐受性的增加,可逐渐转换至间歇输注。

5. 肠内营养配方选择

应根据患儿年龄、疾病状态、肠内营养耐受性以及食物过敏等因素综合选择。新生儿应鼓励尽可能母乳喂养,因为母乳中含有的前列腺素、甲状腺素、催乳素、上皮细胞生长因子等物质均有助于小肠黏膜生长,能缩短肠外营养使用时间。当母乳不可用或母乳不耐受时,可选择要素配方或半要素配方。但是,由于整蛋白对于促进肠道代偿更有效,因此在肠道耐受的前提下建议选择整蛋白配方。

6. 尝试经口喂养时机

取决于年龄、肠切除术式、保留功能肠段的长度及患儿健康状况。婴幼儿易耐受高脂和高蛋白饮食。经口喂养可与连续输注交替使用,6 个月龄开始添加固体食物,为防止腹泻,建议每次少量给予。

7. 肠液回输

双腔造瘘的患儿可考虑肠液回输,即将从近端造瘘口排出的肠液经远端造瘘口重新输入,以充分利用远端旷置的肠管,促进肠黏膜增殖和代偿、避免萎缩。

8. 关瘘时机

国内专家组认为关瘘时机力求个体化,造瘘后 6~12 周,患儿体重在 3~4 kg,此时关瘘后效果满意。

9. 关瘘后的营养支持

关瘘后由于肠道吸收面积较前明显改善,因此,以积极肠内营养支持为主,肠外营养支持为辅,逐步过渡到经口喂养。患儿关瘘后虽脱离肠外营养支持,但仍需警惕营养相关并发症,建议营养专科门诊随访,进行营养评估和生长发育检测。

(汪 健 蔡 威)

参考文献

[1] Ahle M，Drott P，Andersson RE. Epidemiology and trends of necrotizing enterocolitis in Sweden：1987 - 2009 [J]. Pediatrics，2013,132(2)：e443 - 451.

[2] Lin PW，Stoll BJ. Necrotising enterocolitis [J]. Lancet，2006,368(9543)：1271 - 1283.

[3] Rees CM，Hall NJ，Fleming P，et al. Probiotics for the prevention of surgical necrotising enterocolitis：systematic review and meta-analysis [J]. BMJ Paediatr Open，2017,1(1)：e000066.

[4] Salvia G，Guarino A，Terrin G，et al. Neonatal onset intestinal failure：an Italian Multicenter Study [J]. J Pediatr，2008,153(5)：674 - 676，676. e1 - 2.

[5] Abdullah F，Zhang Y，Camp M，et al. Necrotizing enterocolitis in 20,822 infants：analysis of medical and surgical treatments [J]. Clin Pediatr (Phila)，2010,49(2)：166 - 171.

[6] Hull MA，Fisher JG，Gutierrez IM，et al. Mortality and management of surgical necrotizing enterocolitis in very low birth weight neonates：a prospective cohort study [J]. J Am Coll Surg，2014,218(6)：1148 - 1155.

[7] Clark RH，Gordon P，Walker WM，et al. Characteristics of patients who die of necrotizing enterocolitis [J]. J Perinatol，2012,32(3)：199 - 204.

[8] Hickey M，Georgieff M，Ramel S. Neurodevelopmental outcomes following necrotizing enterocolitis [J]. Semin Fetal Neonatal Med，2018,23(6)：426 - 432.

[9] 中华医学会肠外肠内营养学分会儿科学组,中华医学会儿科分会新生儿学组,中华医学会小儿外科学分会新生儿外科学组,等. 中国新生儿营养支持临床应用指南[J]. 中华小儿外科杂志,2013,34(10)：782 - 787.

[10] 中华医学会肠外肠内营养学分会儿科协作组. 中国儿科肠内肠外营养支持临床应用指南[J]. 中华儿科杂志,2010,48(6)：436 - 441.

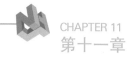

危重症患儿的营养支持

学习目的

掌握 危重症患儿肠内、肠外营养支持的实施方法。

熟悉 特殊疾病状态下危重症患儿的营养支持特点。

了解 危重症患儿的代谢特点,儿科重症监护病房常用治疗措施对消化系统的影响。

危重症患儿病情复杂多变,在机体代谢和能量消耗等方面均有其特点。其消化、吸收和代谢功能在应激状态下均有一定程度的紊乱,同时部分治疗措施本身也影响营养代谢,在进行营养支持时,应考虑这些因素。合理选择营养支持的途径、制剂、方式和监测不仅是一种支持手段,也是影响疾病进程和预后的重要治疗措施。针对儿童危重症营养支持,尽管目前国内外已有相关指南或共识发表,但儿科重症医学领域仍有许多问题亟待解决,并且新的研究结果不断涌现,如不同年龄段儿童的能量及蛋白质需求、肠外营养支持的最佳开始时间等,最佳营养治疗方案仍在不断探索中。本章主要针对危重症儿童这一特殊人群,结合国内外指南推荐和最新研究结果,重点介绍危重症患儿的代谢和能力需求特点、营养不良的识别和诊断方法、PICU常用治疗措施对消化系统的影响、肠内和肠外营养支持实施方法及部分特殊疾病状态下的营养支持特点等。

目前已有多项研究显示 PICU 引入 NST 后较引入前危重患儿的实际能量摄入和实际蛋白摄入明显增加,肠内营养实施更早且占比更高。危重患儿蛋白摄入的充分性与病死率相关,而 PICU 专职营养师是肠内蛋白摄入充分性的独立影响因素，故 NST 的引入可改善危重症患儿预后。目前指南建议 PICU 团队应配备专业营养师负责营养治疗。

一、危重症患儿的代谢特点

（一）急性代谢应激反应

机体对多种损伤刺激，如创伤、脓毒症和急性炎症等做出的一系列代谢改变统称为急性代谢应激(acute metabolic stress，AMS)反应。AMS 反应以代谢亢进及高分解代谢为特点，可导致内源性组织储备的丢失，并伴血糖/游离脂肪酸含量/氧化增加、能量消耗及蛋白质分解转化增加。

危重症患儿 AMS 反应多于 3～5 天达高峰，7 天后逐渐消退，当发生感染等并发症时该状态可持续存在。AMS 时能量需求大增，糖原迅速消耗，而脂肪分解供能较慢，故此时机体依赖蛋白质糖异生继续供能，因此危重症患儿蛋白质消耗大量增加，致使机体蛋白质大量消耗，出现血清前白蛋白、白蛋白（发生较晚）浓度降低；肌红蛋白的大量消耗导致患者肌力下降、脱离呼吸机困难；免疫球蛋白等减少使机体对感染的抵抗力下降、原有感染不易控制或容易继发新的感染，致使应激状态持续存在。大约 1 周后，脂肪分解代谢供能增加，大量的脂肪分解致使患者脂肪储备减少，致使患者消瘦。

危重症患儿提倡连续 AMS 评估，可通过动态监测血清 CRP 及前白蛋白水平实现。急性损伤后 12～24 h，血清前白蛋白下降，提示机体分解代谢加强，而肝脏蛋白合成顺序重排则使 CRP 升高；此时应合理评估能量需求，避免过度喂养以减轻脏器负荷及高血糖损害。损伤后期血清 CRP 下降与前白蛋白上升提示 AMS 反应缓解及分解代谢终止，此时应增加热卡供应促进生长恢复。

（二）应激性高血糖和水、电解质紊乱

AMS 以反调节激素，包括血清儿茶酚胺、胰高血糖素及皮质醇显著增加为特征。此类激素对抗胰岛素同化效应进而升高血糖。因此危重症患儿急性损伤时尽管胰岛素水平升高，但几乎均呈高血糖状态，这被称为胰岛素抵抗。不过有研究认为，升高的胰岛素可减缓应激所致蛋白质分解。应激时体内盐皮质激素代谢紊乱、消化功能紊乱，使摄入量减少；机械通气时湿化不足、腹泻、感染等均可导致水、电解质代谢紊乱。

（三）能量需求特点及评估

能量需求可分为维持代谢所需（基础代谢率、活动、因环境所致热量丢失）及

满足生长所需,另有少部分用于食物转化。婴儿单位体重所需能量可高于成人3~4倍,AMS时能量需求亦发生迅速变化。

尽管已证实危重症患儿与疾病性质、程度及持续时间有关的能量消耗增加,但其总体能量需求有可能反而减少,原因与以下三点有关:其一,AMS以分解代谢为主,该阶段生长发育停滞,能量需求减少;其二,危重症患儿常需镇静且活动水平显著降低,进一步降低能量需求;其三,PICU控制室温,故不显性能量丢失明显减少。机械通气患儿能量需求显著降低,除呼吸做功减少外,也与吸入加温、加湿的气体有关。目前研究已证实能量摄入不足恶化危重症患儿预后,但亦应避免过度喂养。过度喂养并不能逆转危重症期间应激代谢,反而增加高血糖相关风险及肝、肺、肾等脏器负荷,进而升高病死率。

最新指南提出,应及时制定危重患儿个体化能量摄入方案。主观判定危重症患儿能量需求增加还是减少往往导致能量供应过度或不足;条件允许时应经代谢车间接热卡测定法评估危重症患儿实际能量需求,条件不足时可考虑Schofield公式(见表11-1)计算基础能量消耗,但结果欠准确。开展间接热卡测量法时应注意以下几点:定期精确校准热量计,测量时间充分以实现VO_2及VCO_2水平稳态,气管插管漏气$<10\%$,吸入氧浓度(inspired oxygen fraction,FiO_2)稳定且低于60%,稳定的血流动力学、呼吸及代谢状态以保证呼吸气体交换等于组织气体交换。

表 11-1　Schofield 公式

年龄	性别	通过体重计算	通过身高及体重计算
<3 岁	男	59.48W－30.33	0.167W＋1 517.4H－617.6
	女	58.29W－31.05	16.252W＋1 023.2H－413.5
3~10 岁	男	22.7W＋505	19.59W＋130.3H＋414.9
	女	20.3W＋486	16.97W＋161.8H＋371.2
10~18 岁	男	17.7W＋659	16.25W＋137.2H＋515.5
	女	13.4W＋696	8.365W＋465H＋200

注:H,身高(m);W,体重(kg);基础代谢率单位,kcal/d

(四) 蛋白需求特点及评估

危重症会增加蛋白分解及尿氮排出,这可进一步导致包括呼吸肌在内的重要器官肌肉出现渐进式分解,致使器官功能失调,因此需保证危重症患儿蛋白摄入。每日蛋白质摄入除补足消耗量外，尚需兼顾生长所需，尤其在 AMS 反应缓解后。

氮主要经尿排出（＞90％），危重症儿童条件允许时应每日评估氮平衡情况以估算蛋白摄入是否满足所需。蛋白消耗量(g/d)大致等于 6.25×24 h 尿氮丢失量，尿内尿素氮在部分医院已可测定，其他形式的尿氮(如氨、肌酐、尿酸、氨基酸)丢失校正后约为尿素氮量的 10％～20％。对于尚无氮平衡监测条件的医院，有研究显示危重症患儿总尿氮丢失量为 170～347 mg・kg^{-1}・d^{-1}，但需注意，在尿毒症和(或)肾衰竭儿童，胃肠道及皮肤是排氮的重要途径，消化道术后患儿经粪便、鼻胃管、肠造口及伤口引流排氮也会增加。此类患儿现有检测手段难以对其氮平衡进行准确评估。

入住 PICU 1 周内通过肠道供给＞2/3 的目标能量及 10 天内＞60％的目标蛋白质，可显著降低 60 天病死率；肠内营养蛋白供给量比能量更值得重视；最低蛋白质摄入量 1.5 g・kg^{-1}・d^{-1} 是实现正氮平衡的保障。

必须注意的是，与单纯饥饿不同，危重症患儿 AMS 时期补充外源性蛋白并不能阻止机体储备蛋白分解，但充分补充能量及蛋白质可增加机体蛋白合成率。另外有证据表明，在外源补充氨基酸足量的前提下，适度加用胰岛素可改善全身蛋白代谢，表现为促进蛋白合成并抑制分解。换言之，即使营养供应做到了氮平衡，也不能完全预防机体瘦体重下降，但能最大限度增加蛋白质合成。

（五）液体及电解质需求

体液可分为细胞内液和细胞外液(血浆和组织间液)，通常细胞内液约占 2/3，细胞外液约占 1/3。足月儿体液占体重的 75％，6 个月时降至 65％，1 岁时降至 60％。

1957 年，Holliday 和 Segar 根据正常代谢情况，并估算水分蒸发(散热)和热卡消耗(产热)等计算了儿童生理液体需要量(见表 11-2)。该公式按照健康儿童的代谢特点制定，并未考虑危重症患儿的液体特点。机械通气时，若加温、湿化良好，则经呼吸道的不显性失水极少；通气压力较高时胸内压升高，使静脉回流受阻，心输出量减少，肾血流降低，肾素-血管紧张素、抗利尿激素分泌增加，易发生水钠潴留；急性呼吸窘迫综合征(ARDS)患儿有肺间质水肿，多脏器功能障碍者可有脑水肿、充血性心力衰竭、肾功能障碍等，对上述危重症患儿需适当限制液量。有呕吐、腹泻、尿崩、胃肠引流等异常液体丢失的患儿，则需根据情况相应增加液量。休克患儿大都需要早期液体复苏,同时不引起肝肿大及肺部湿啰音。

表 11-2　不同体重儿童每日液体需要量

体重(kg)	所需液量(ml)	体重(kg)	所需液量(ml)
1~10	100×体重	>20	1 500+20×(体重-20)
10~20	1 000+50×(体重-10)		

危重症患儿易发生电解质紊乱,多受疾病本身、药物(如利尿剂)及其他因素的影响,故应定期监测,并按相应策略进行纠正。儿童生理性电解质需要量(经肠外营养)如表 11-3 所示。对于每日摄入电解质量在正常范围内的危重症患儿,若出现反复或持续性电解质紊乱,应注意寻找潜在病因。

表 11-3　儿童经静脉摄入生理性电解质需要量

营养素	每日需求标准		
	早产儿	婴幼儿、儿童	青春期儿童
钠(mmol/kg)	2~5	2~5	1~2
钾(mmol/kg)	2~4	2~4	1~2
磷(mmol/kg)	1~2	0.5~2	10~40
钙(mmol/kg)	1~2	0.25~2	5~10
镁(mmol/kg)	0.15~0.25	0.15~0.25	5~15

(六)微量营养素代谢特点

危重症时炎症和自由基产生增加,部分微量营养素具有抗氧化作用,并在危重症时发挥作用。特殊酶、酶辅助因子(硒、锌、铁及锰),巯基供体(谷胱甘肽)及维生素(E 和 C)组成了一套复杂的防御系统来应对急性损伤或疾病的氧化应激。

需重视危重症患儿病程中可能出现的多种微量营养素缺乏,比如低钙血症、低镁血症、低磷酸盐血症以及低锌、低硒等,应予以定期监测。对病程较长的危重症患儿,评估维生素及肉碱水平极为重要,因为营养摄入减少及需求增加容易致其缺乏。危重症患儿微量营养素需要可参考表 11-4 及表 11-5。

表 11-4 推荐儿童每日静脉摄入微量元素量

	锌	铜	铬	碘	镁	硒	铁
早产儿(<3 kg, μg/kg)	400	20	0.05~0.2	30	监测需求	5~7	200~4 000
足月儿(3~10 kg, μg/kg)	250	20	0.2	0~1	监测需求	2	50~100
儿童(10~40 kg, μg/kg)	50	20	0.2	0~1	监测需求	2	50~100
青春期儿童(>40 kg, μg)	2 000~5 000	200~500	5~15	无推荐	50~100	30~60	1 000

表 11-5 推荐 PICU 患儿维生素日摄入量

维生素	口服推荐摄入剂量		日常静脉用量	
	婴儿	儿童	婴儿	儿童
维生素 A	400~500 μg/kg	400~500 μg/kg	150~300 μg/kg	150 μg
维生素 D	10~15 μg	10~15 μg	0.8 μg/kg	10 μg
维生素 E	4~5 mg α-TE	6~7 mg α-TE	2.8~3.5 mg/kg	7 mg
维生素 K	2.0~2.5 μg	30~55 μg	10 μg/kg	200 μg
维生素 B_1	0.2~0.3 mg	0.5~0.6 mg	0.35~0.5 mg/kg	1.2 mg
维生素 B_2	0.3~0.4 mg	0.5~0.6 mg	0.15~0.2 mg/kg	1.45 mg
烟酸	2~4 mg	6~8 mg	4.0~6.8 mg/kg	17 mg
泛酸	1.7~1.8 mg	2~3 mg	1.0~2.0 mg/kg	5 mg
维生素 B_6	0.1~0.3 mg	0.5~0.6 mg	0.15~0.2 mg/kg	1.0 mg
叶酸	65~80 μg	150~200 μg	56 μg/kg	140 μg
维生素 B_{12}	0.4~0.5 μg	0.9~1.2 μg	0.3 μg/kg	1.0 μg
维生素 C(抗坏血酸)	40~50 mg	15~25 mg	15~25 mg/kg	80 mg
生物素	5 μg	8~12 μg	5.0~8.0 μg/kg	20 μg
复合维生素 B	125~150 mg	200~250 mg	125~150 mg	200~250 mg

注:α-TE,α 生育酚当量

二、危重症患儿营养不良的识别要点

营养不良包括营养不足及营养过剩,但在 PICU 内的营养不良常指营养不足。危重症患儿营养不足及营养状态恶化风险较高,且相比于成人更易发生临床耗竭,故应客观、合理地评估患儿营养状态,以识别营养不良高危患儿并做好危重症期间的营养代谢支持。目前最新指南推荐的营养不良判断标准仍为人体测量学法,评估应在入 PICU 48 h 内完成且在住院期间每周复评。

危重症患儿使用人体测量学方法时应注意以下特点:

(1)急性代谢应激导致第三间隙液体潴留,使得危重症患儿体重增加,此时标准人体测量学法所测得的结果可为假阴性。但具体到每个患儿,可通过初次评估及定期复评获益。

(2)危重症患儿体重评估有时较难完成,且体重变化不能仅归因于生长,还应注意液体潴留的影响。

(3)对于长期 PICU 住院的慢性危重症患儿,应重视对身长的评估。短期住院患儿,身长并无特殊意义。

(4)上臂中部围(mid-upper arm circumference,MUAC)可测量肌肉、脂肪和骨骼周径。在体重和身长测量困难时,MUAC 可用于快速评估营养不良情况。肱三头肌皮褶(triceps skinfold,TSF)厚度为评估营养状态时最有价值的人体学测量参数之一。鉴于上臂常无水肿,联合 TSF 及 MUAC 可估算上臂肌肉[肌肉围度(cm)=MUAC—0.314×TSF]和脂肪储备。

三、治疗措施对机体的影响

除疾病本身外,多种治疗措施对危重症患儿消化系统功能有一定影响。

(一)机械通气

无创通气或气管插管较细、气道阻力过大、肺顺应性过低时,易使气体进入消化道,引起腹胀。正压通气时若压力过高,可使中心静脉压增高,静脉回流受阻,胃肠静脉充血,门脉高压,可导致胃肠功能障碍。单独研究机械通气对消化道的影响有较大困难,但有研究表明,机械通气患儿常有消化道黏膜血流减少,组织因缺氧而进行无氧酵解,引起组织酸中毒,胃黏膜 H^+ 和 CO_2 浓度升高,通透性增加,从而发生溃疡、坏死。此外,机械通气对肝脏、胰腺等也有一定影响。机械通气过程中消化道并发症包括侵蚀性食道炎、胃食管反流、应激性溃疡、胃排空障碍、肠道细菌过度繁殖和肠黏膜屏障受损引起的肠源性感染、肝酶或胆红素水平增高、胆囊排空障碍、无症状的胰淀粉酶和胰脂肪酶增高,甚至可能引起急性胰腺炎(acute pancreatitis, AP)。其中尤以胃食管反流、应激性溃疡、胃排空障碍常见,这些均可导致患者对肠内营养不耐受、消化道出血等,影响营养素和能量的摄入。

(二)药物影响

机械通气患儿常须同时使用镇静镇痛剂、抑酸剂、血管活性药等。研究表明,这些药物对胃肠功能有一定影响,可使患儿对肠内营养耐受性降低,在进行营养支持时须予以考虑。

常用的镇痛镇静剂如咪达唑仑、吗啡、芬太尼、异丙酚等均可抑制胃肠蠕动,降低胃动力,引起胃排空延迟。使用吗啡镇痛的危重症患者行肠内营养支持时胃潴留量明显增加,咪达唑仑和吗啡联合应用时对消化道功能影响更明显,口服纳洛酮或多潘立酮可减轻吗啡引起的胃肠动力减弱。

使用血管活性药物也是导致胃潴留量增加和对肠内营养耐受性降低的危险因素之一。不同血管活性药物、同一血管活性药物的不同剂量对胃肠的影响有所不同。儿茶酚胺类药物可引起肝细胞的炎症反应;多巴胺可抑制危重症患儿胃肠动力,增加肠系膜血流,但对肠壁微循环无改善作用;去甲肾上腺素对消化道血流的作用与多巴胺相似;肾上腺素则在动物实验中被证实可降低肠道血流量。

抑酸剂降低了应激性溃疡和消化道出血的危险,但同时因胃酸分泌减少,胃的消化功能受到抑制,患儿对肠内营养支持的耐受性降低。

(三)血液净化的影响

血液净化在急性肾损伤等危重症患儿的救治中起到关键作用,常用模式有血液透析、血液滤过和血浆置换等类型,对纠正氮质血症、心力衰竭、严重酸中毒及脑病等均有较好的效果。近年来,连续性肾脏替代疗法(continuous renal replacement therapy,CRRT)的应用使危重症患儿的病死率明显下降。与其他血液净化方式相比,CRRT 的主要优势是可精确控制液体平衡,并可调整超滤量满足急性肾衰竭(acute renal failure,ARF)和危重症患者的需求,对血流动力学不稳定的危重症患儿 CRRT 更有优势。

间断血液透析(HD)会导致水溶性维生素和部分微量元素丢失,需要在肠外营养或肠内营养配方中补充。维生素 A、维生素 D 和水溶性维生素如维生素

B$_{12}$（氰钴胺）、维生素 C、叶酸、维生素 B$_1$（硫胺素）、维生素 B$_6$（吡哆醇）可被 HD 清除。CRRT 时维生素的需求量与 HD 类似。CRRT 会造成大量的电解质丢失，引起低钾血症、低磷血症，需要频繁监测并在透析液中补充这些电解质和矿物质。CRRT 也会导致补充氨基酸的 10%～20%从透析液丢失，在计算营养需求时要考虑这部分损失量。部分与葡萄糖混合的柠檬酸盐（葡萄糖柠檬酸盐抗凝溶液）会进入到体循环并提供额外的能量，并导致电解质紊乱，特别是低钙血症。

（四）体外膜氧合的影响

体外膜氧合（extracorporeal membrane oxygenation，ECMO）是极危重患儿心肺功能支持的终极治疗措施。ECMO 治疗开始时患儿的营养状态及营养供给是否充分与预后明确相关。但这类患儿因营养需求个体差异较大、分解代谢尤其是蛋白质消耗增加、缺血缺氧等，肠内营养的耐受性相对较差，因此，合理营养治疗具有更大挑战性。有研究发现接受 ECMO 治疗的新生儿蛋白质消耗量是同年龄健康新生儿的 1 倍，因此指南推荐新生儿 ECMO 期间蛋白质供给 1.5 g·kg^{-1}·d^{-1} 方能维持正氮平衡，达 3 g·kg^{-1}·d^{-1} 方能抵消代谢消耗。ECMO 期间的体外循环等因素也增加了微量营养素如维生素 A、维生素 E 和硒等的丢失，特别是部分 ECMO 患儿同时接受肾替代治疗，微量营养素的丢失增加可能是多因素导致。以往认为接受 ECMO 治疗的患儿多伴有肠壁水肿及肠道通透性增加，肠内喂养可能增加肠源性菌血症感染概率。但目前研究显示，早期少量肠内营养并未增加 ECMO 患儿的感染及腹部并发症。指南推荐 ECMO 患儿应尽量采用间接测热法进行静息能量测定，尽早小剂量开始肠内营养支持，增加蛋白质和微量营养素供给；新生儿 ECMO 治疗时推荐应用胰岛素但尚未被广泛采纳。有关新生儿及儿童 ECMO 患者肠外营养支持开始时间、微量营养素的分布及最佳供给量等许多问题尚有待进一步研究。

四、营养支持方法

危重症患儿营养支持的目的是适时补充适当营养物质，逆转急性蛋白质-能量营养不良所致机体变化，恢复患儿抵抗力和修复能力，提高原发病治疗效果，顺利度过呼吸衰竭等脏器衰竭的急性期并尽快脱离呼吸机，改善预后。

营养支持方法的选择主要取决于患儿的胃肠道功能。消化吸收功能良好者可选用完全肠内营养（total enteral nutrition，TEN），消化吸收功能严重障碍者选择 TPN，介于二者之间则选择部分肠外营养（partial parenteral nutrition，

PPN,见图 11 - 1)。

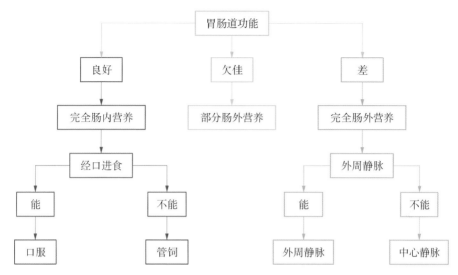

图 11 - 1 肠内/肠外营养选择策略

五、肠外营养支持

危重症患儿首选肠内营养支持,但当患儿胃肠功能严重受损或基本丧失时则需行肠外营养支持,常见肠外营养支持的适应证如表 11 - 6 所示。关于何时开始肠外营养支持目前仍有争议。最新指南不推荐进入 PICU 24 h 内开始肠外营养支持。对于肠内营养耐受良好的患儿,建议逐渐增加肠内营养量以达到目标值,且并无证据表明早期联合肠外营养支持以实现能量目标可使患儿获益,因此是否联合肠外营养支持应个体化分析。最新 ASPEN 和中国循证指南均建议:对于基础营养状态正常且营养恶化风险较低的患者,肠外营养支持应于 PICU 住院 1 周后开始;但对于严重营养不良或存在营养恶化风险的患儿,若无法短期内增加肠内营养量,应根据病情个体化决定添加肠外营养支持的时间,多数需在 1 周内开始肠外营养支持。

表 11 - 6 肠外营养支持的适应证

临床情况
胃肠道外科疾病 腹裂、脐膨出、肠闭锁、肠梗阻、先天性巨结肠、膈疝、胃肠瘘、短肠综合征
早产儿

（续表）

临床情况	
先天性心脏病	肠系膜血供障碍
肠病	严重炎症性肠病、慢性或分泌性腹泻、微绒毛病等
肠动力障碍	假性肠梗阻、全结肠型巨结肠、线粒体病及代谢性疾病
骨髓移植	厌食、黏膜炎、因治疗不良反应引起的胃肠道不耐受
高代谢状态	创伤、烧伤、严重脓毒症等引起胃肠道不耐受

（一）肠外营养支持通路

详见第五章第一节。

（二）肠外营养液的组成和输注

1. 葡萄糖

为危重患儿配制营养液时,除需考虑血管对糖浓度的耐受能力外,更要关注患儿对输入葡萄糖速度的耐受情况。在不输入胰岛素的情况下,葡萄糖输注速率一般可由 $4\ mg \cdot kg^{-1} \cdot min^{-1}$ 开始。如存在应激性高血糖,则需适当降低葡萄糖的输注速率,以维持血糖正常,避免高血糖。随输注时间延长和病情好转,患儿对葡萄糖耐受能力增加,再逐渐提高至 $6\ mg \cdot kg^{-1} \cdot min^{-1}$ 或更高,直至实现目标能量需求。对糖耐受能力特别低的患儿,加用小剂量胰岛素可改善组织对糖的利用,加快输注葡萄糖的速率,增加热量摄入,及早达到患儿所需热量,但应注意监测血糖。

2. 氨基酸

危重症患儿每天最低需摄入 $1.5\ g/kg$ 的蛋白质才有可能维持正氮平衡,同时应保证充分的能量摄入。同步提高机械通气患儿的能量及氨基酸摄入,可改善负氮平衡,防止肌肉萎缩,维持机体免疫力,有利于患儿咳嗽、排痰,提高撤机成功率。

对肠外营养支持患儿,氨基酸首次用量为 $0.5\sim1.0\ g \cdot kg^{-1} \cdot d^{-1}$,若患儿耐受良好,每日每千克体重增加 $0.5\sim1\ g$。氨基酸应与葡萄糖和脂肪乳剂同时或混合输入。推荐的非蛋白热(kcal)氮(g)比为 $150\sim200:1$。重症患儿需要摄入更多的蛋白质,如烧伤患儿,可能需要热氮比达 $100:1$ 方能维持正氮平衡。

3. 脂肪乳剂

充分补充必需脂肪酸对预防危重患儿脂肪酸缺乏十分关键,通常脂肪供能占总热卡的 30%～40%。剂量一般从 0.5～1.0 g·kg^{-1}·d^{-1} 开始,若患儿耐受良好,可每 1～2 天增加 0.5 g/kg,最大剂量不超过 3 g·kg^{-1}·d^{-1}。全天总量最好 24 h 匀速输入。脂肪酸的氧化代谢在线粒体内进行,长链脂肪酸必须在肉毒碱参与下才能进入线粒体,中链脂肪酸进入线粒体不需肉毒碱参与,但不能提供必需脂肪酸。故推荐使用含长链和中链脂肪酸的混合制剂作为营养物质。除非存在肉碱缺乏,肠外营养制剂一般无需额外添加肉碱。由于长链脂肪酸和间接胆红素竞争性与白蛋白结合,使游离间接胆红素浓度升高,增加胆红素脑病的风险,生后 1 周内的早产儿、高胆红素血症的新生儿最好不用长链脂肪酸制剂。脂肪乳剂可抑制血小板凝聚,因此血小板减少的患儿应暂时不用或慎用脂肪乳剂,以免诱发或加重出血。原有高甘油三酯血症的患儿则应暂时不用脂肪乳剂,以免加重高脂血症。对于需要长期肠外营养支持的婴幼儿,脂肪乳用量应严格控制在 1 g·kg^{-1}·d^{-1},以避免肠外营养相关性肝病的发生。

机械通气过程中,尤其在撤机前后,CO_2 产生过多可增加呼吸功,不利于顺利撤机。脂肪产热是碳水化合物的 2 倍,呼吸商相对低(碳水化合物 1,蛋白质 0.9,脂肪 0.7),适当增加脂肪的比例,不仅可减少 CO_2 生成,还可以减少液量。肠外营养支持使用脂肪乳剂时,除应选择中/长链脂肪酸混合制剂外,有条件时选择 n-6 多不饱和脂肪酸含量较低的制剂,如含鱼油或橄榄油的产品更佳,以减少炎性因子生成。

临床可通过监测血清甘油三酯来评估患儿耐受性。对甘油三酯明显升高的患儿,可以采取延长脂肪乳输注时间、减少用量或只在每周固定几天内使用脂肪乳剂等策略。为避免限制脂肪乳剂后出现必须脂肪酸缺乏,一般需保证脂肪乳摄入量达到 0.5 g·kg^{-1}·d^{-1}。

4. *矿物质*

儿童电解质的生理需求见前述。值得一提的是,除钾、钠、钙外,机械通气患儿尤其应注意镁和磷。低镁血症可致神经肌肉兴奋性增加,诱发惊厥。低磷血症则使神经肌肉兴奋性减低,肌肉无力,不利于撤机前后维持呼吸肌功能。其他如锌、硒、铜、铬等发挥包括抗炎在内的多种作用,缺乏可产生相应临床表现,应该注意补充。对于慢性胆汁淤积的患者,应减少肠外营养中的铜和镁,因其需经胆道系统排泄;肾功能不全患者应减少硒和铬剂量。

部分医院已有特殊的多种微量元素制剂可添加至静脉营养液,临床医师,尤其是营养师应熟悉其组成。

5. 维生素

肠外营养支持时脂溶性维生素和水溶性维生素分别由特殊制剂提供,剂量可参考药物说明书及前文所述。维生素是多种酶的辅助因子,能量转换、组织修复都需要多种酶的参与。儿童的多种维生素制剂含有更多的维生素 D、K,而 B 族维生素较少,应酌情补充。危重症患儿若存在营养不良或 HIV 感染,应适当补充维生素 A。

6. 谷氨酰胺

谷氨酰胺是人体最丰富的游离氨基酸,既可为蛋白质合成提供氮源,又可氧化提供热量,是肠黏膜细胞和免疫细胞的主要能量来源,在危重症时地位等同于必需氨基酸,因此曾被提倡常规用于胃肠外营养支持。但近年有多项荟萃分析显示,肠外营养液中加入谷氨酰胺并未能降低早产儿和严重胃肠疾病患儿的感染率和病死率,也不能降低手术后患者的感染率。因此目前不推荐小儿肠外营养支持时常规加入谷氨酰胺治疗。

(三)肠外营养支持的终止

若原发病好转,特别是即将撤机的患儿,应考虑恢复肠内营养支持。须给予胃肠道充分的时间和条件"复苏"。可先经口、胃管等给予等渗葡萄糖溶液(5%葡萄糖),每次 1~2 ml/kg 开始,每日 3 次。若能够耐受,逐渐增加量和次数,并改为 2:1 稀释奶、1:1 稀释奶或肠内营养制剂喂养。若耐受良好,可过渡到不经稀释奶或肠内营养制剂。增加肠内营养量的同时,注意相应减少肠外营养液的量。当经肠道喂养量 >50 ml·kg^{-1}·d^{-1} 时,可逐渐减停胃肠外营养支持。此过程约需 1 周左右。

六、肠内营养支持

相比于肠外营养支持,肠内营养支持无疑更为经济、安全和有效,因此对胃肠道功能完整的患儿应尽早开始肠内营养支持,但需注意监测胃肠道耐受性,尤其是在血流动力学不稳定的患儿。

(一)肠内营养支持通路及选择

肠内营养支持通路的建立详见第四章第三节。根据患者情况,可经口、鼻胃管、空肠置管、胃或空肠造瘘置管等选择合适的输入途径。具体选择方法如图 11-2 所示。

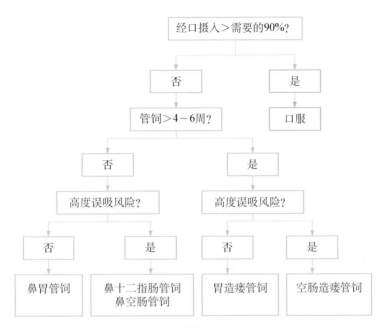

图 11-2 肠内营养支持通路的选择

(二)肠内营养制剂

肠内营养支持的有效实施有赖于 PICU 医师及营养师充分了解患者的胃肠功能状态及肠内制剂的类别、组成、特性及制备要求等。相对于其他疾病患者，危重症儿童更多需要选择要素型(氨基酸型和短肽型)配方和高热卡配方。

1. 要素型

氮源为游离氨基酸或蛋白质水解物短肽,以不需消化或极易消化的糖类、脂肪为能源,含有全面的矿物质、维生素和微量元素。其特点是营养成分全面,营养素极易消化,可被肠道完全吸收。因不含蛋白质和长肽,抗原性小,不易发生过敏反应,但要素膳口感欠佳,应尽量采用管饲。

氨基酸型(如恩敏舒、纽康特)以结晶氨基酸为氮源,几乎不需消化即可吸收,每 100 ml 可提供 72 cal 热能,适用于严重消化功能紊乱的患儿以及对牛奶和多种食物蛋白过敏、超敏反应综合征的婴儿。

短肽型以蛋白深度水解物为氮源,经少量消化过程便可吸收,儿科常用的有蔼儿舒(0~1 岁使用)、纽太特(0~1 岁使用)、小百肽(1 岁以上使用)、百普力、百普素(5 岁以上使用)等。以小百肽为例,100 ml 可提供 100 热卡,不含乳糖,含谷氨酰胺,添加牛磺酸,其脂肪成分中 57% 为中链脂肪酸,香草口味,适用于 1

岁以上消化道功能紊乱、胰腺炎等儿童，又称预消化匀浆。空肠置管喂养的患儿应选择短肽型配方制剂。

2. 非要素型

其氮源为整蛋白。优点是营养全，渗透压低，口感好，对肠黏膜屏障功能有较好的保护作用，用于胃肠功能相对较好的患者。常用的有配方奶、匀浆和小安素等。厚奶为牛奶烧开加入 3%～7% 的淀粉或糕干粉、藕粉等，使牛奶变稠，适用于习惯性呕吐、胃食管反流和限液又需要增加能量的儿童患者。部分重症或创伤患儿能量和蛋白质需求高，尤其是对蛋白质的需求可达 $2\sim3\ g\cdot kg^{-1}\cdot d^{-1}$，ECMO 患儿则可达 $3\sim4\ g\cdot kg^{-1}\cdot d^{-1}$。此时在患儿胃肠功能耐受的前提下可选择高热量-高蛋白制剂以满足患儿需求。

（三）输注方式及输注量的调整

将肠内营养送入胃肠道的方法有两种：口服和管饲。

1. 口服

口服的肠内营养不一定需要等渗制剂。冷饮、热饮、加调味剂或以其他饮料配制可随患者的喜爱而定。部分患儿不能耐受肠内营养制剂的味道与气味，可用吸管啜饮或冷饮，有助于降低其不适感。

2. 管饲

分为一次性输注、间歇重力滴注和持续滴注 3 种方法。采用何种方法取决于肠内营养的性质、喂养管类型与直径、管端位置及营养素需要量，如喂养管质地柔软、管径小，则不适用于黏度大或混有研碎药品的肠内营养。

（1）一次性输注：将肠内营养制剂置于注射器中，于 5～10 min 内经喂养管缓慢注入。部分患儿初期不易耐受，常发生恶心、呕吐、腹胀、腹痛与腹泻，但长期应用后，可逐渐适应。分次注入时，每次注入结束后其胃内残留量小于每次喂养量 50%，则可增加营养量 20%～30%。

（2）间歇重力滴注：将肠内营养置于塑料袋或其他容器中，经输注管与喂养管相连，缓慢滴入。间歇滴注方法简便，可安排成类似正常的餐次，多数患者可耐受。缺点是可能发生胃排空延缓。

（3）持续滴注：将肠内营养置于容器中，其输注管有一段为硅胶管以便嵌入输注泵内，以营养输注泵控制肠内营养液滴注速度，使每日营养液在 16～24 h 滴注完毕。适用于危重症患者、十二指肠或空肠近端置管喂养的患者。喂养速率要逐步增加，以使患者在初期有足够的时间适应肠内营养支持，一般需要 3～

4 日。若开始肠内营养支持前接受胃肠外营养 2 周以上,适应期要相应延长。在此期间不足的热量和营养素由肠外营养支持补足。严格地说,此时属部分肠外营养支持。持续注入时,评估较困难,粗略估计胃内残留<2 h 喂养量,提示速度较适中。当胃内残留量增加或出现腹胀、腹泻时,考虑减量和减慢输注速度。

无论采用哪一种管饲方法,均应将患儿床头抬高 $30°\sim45°$,以免误吸。肠内营养的浓度、体积与速率须从低值逐渐调节至能为患者耐受又可满足需要。要逐渐增加速率或浓度,不可两者同时增加。具体可参考表 11-7 实施。对喂养有困难的患儿开始肠内营养时,从 $10\sim20\ ml\cdot kg^{-1}\cdot d^{-1}$ 的速度开始,根据患儿临床症状以 $10\sim20\ ml\cdot kg^{-1}\cdot d^{-1}$ 的速度增加。

表 11-7 肠内营养支持的输入方法和速度

方式	年龄	初始速度	增加速度	最终速度
持续输注	0~12 月	$1\sim2\ ml\cdot kg^{-1}\cdot h^{-1}$	1~2 ml/kg, q2~8 h	$6\ ml\cdot kg^{-1}\cdot h^{-1}$
	1~6 岁	$1\ ml\cdot kg^{-1}\cdot h^{-1}$	1 ml/kg, q2~8 h	$4\sim6\ ml\cdot kg^{-1}\cdot h^{-1}$
	>7 岁	25 ml/h	2~4 ml/kg, q2~8 h	100~150 ml/h
间歇输入	0~12 月	5~10 ml/kg, q2~3 h	每次 1~2 ml/kg	20~30 ml/kg, q4~5 h
	1~6 岁	8~10 ml/kg, q3~4 h	每次 30~45 ml	15~20 ml/kg, q4~5 h
	>7 岁	90~120 ml, q4~5 h	每次 60~90 ml	300~500 ml, q4~5 h

（四）肠内营养支持的影响因素及应对策略

应定期评估患儿对肠内营养的耐受情况,并做出相应的处理,具体可参考表 11-8。

表 11-8 肠内营养支持的影响因素及应对策略

耐受不良因素	应 对 策 略
缺少肠内通道	通过培训和技术快速留置喂养管
血管活性药	若血流动力学、脏器灌注、氧合适当,开始低容量喂养,注意监测,缓慢加量,逐渐达到目标
神经肌肉阻滞剂	可以喂养,注意监测,逐渐达到营养目标
因操作禁食	适当缩短禁食时间,提高每小时肠内营养输注率
液体限制	采用浓缩的肠内营养配方
胃潴留增加	采用客观指标监测胃肠耐受性,幽门后喂养

（续表）

耐受不良因素	应 对 策 略
呕吐	抬高床头,使用抑制胃酸分泌和恶心,幽门后喂养
便秘	药物:大便软化剂、泻药、灌肠剂,增加肠内液体的摄入量,对血流动力学稳定的患者保持大便通畅,补充膳食纤维
腹泻	停止或减少泻药使用,排除肠道感染和吸收不良,停用山梨醇,换用等张或半要素配方,对血流动力学稳定的患者添加可溶性纤维素
腹胀	治疗便秘,胃肠道排气,用低容量、高浓度的配方,幽门后喂养

（五）部分胃肠外营养支持

多数危重症患儿尚保留有一定的胃肠功能,因此,应根据胃肠道功能状态选择适当的肠内营养制剂,在此基础上,利用静脉途径补充肠内营养的不足部分。应用过程中需注意,部分胃肠外营养支持是指部分成分及量的补充,但营养液不应在部分时间内给予,仍需 24 h 匀速输入,以免发生代谢性并发症。营养支持过程中要根据胃肠道功能的变化,及时、适当地调整肠外营养在全部营养中所占比例,当肠外营养提供的能量低于全部能量的 20％时,可停用胃肠外营养支持。

七、部分特殊危重症患儿的营养支持

（一）ARF

ARF 时分解代谢加强,瘦组织丢失增加,加之血液透析也可致蛋白丢失,故患儿多处于负氮平衡。此时,为补充足量蛋白质,每日摄入量可能需达到 $2.5\ g \cdot kg^{-1} \cdot d^{-1}$ 甚至更高。ARF 患儿脂肪分解受损,易发生高甘油三酯血症,故应将脂肪限制到 $0.8\sim1.2\ g \cdot kg^{-1} \cdot d^{-1}$,并密切监测血甘油三酯水平。ARF 时肾脏损伤可致低血糖,但急性应激则可导致高血糖,故应予以密切监测血糖,寻求合理糖速,一般认为将血糖控制在 $110\sim150\ mg/dl$ 即可。应注意保证 ARF 患儿能量供应,但可通过间接热卡测量法予以准确测定;若采用公式法,注意在测算体重时尽量避免液体超负荷影响。

需注意透析治疗带来的影响。腹膜透析可导致蛋白丢失 $0.1\sim0.3\ g \cdot kg^{-1} \cdot d^{-1}$,以及高血糖;血液透析可致大量微量元素及维生素丢失,以及 $10％\sim20％$ 的氨基酸丢失,应予以补充;局部抗凝剂柠檬酸盐以葡萄糖液溶解,可增加热卡摄入、升高血糖,但可导致低钙血症,应注意监测。ARF 及透析时营养治疗方案如表 11-9 所示。

表 11-9 急性肾衰竭及透析时营养治疗方案

营养素	急性肾衰竭常规治疗	连续性肾脏替代疗法(CRRT)
液体	隐性丢失($400 \text{ ml} \cdot \text{m}^{-2} \cdot \text{d}^{-1}$) + 继续损失量,包括尿/粪便/造口	接近正常液体需求
电解质	密切关注钾和磷	常需额外补充钾和磷
能量	基础能量消耗的 100%~130%	基础能量消耗的 100%~130%
蛋白质	至少达到 RDAs,高代谢状态可能需要 2 倍的 RDAs	RDAs 的 2 倍 ($2 \sim 2.5 \text{ g} \cdot \text{kg}^{-1} \cdot \text{d}^{-1}$)
维生素	至少达到 RDAs	RDAs 的 2 倍
微量元素	至少达到 RDAs	达到 RDAs

注:RDAs,推荐饮食摄入量

(二)肝衰竭

肝衰竭患儿糖原贮存、葡萄糖氧化利用和血糖调节改变,导致低血糖风险增加。脂蛋白代谢异常、载脂蛋白合成障碍,可致血浆游离脂肪酸及甘油三酯增高,出现高甘油三酯血症,并可能形成脂肪肝。氨基酸以 BCAA 下降,而芳香族氨基酸(aromatic amino acids,AAA)升高为特点。肝衰竭患儿应采用间接热卡测定或公式法评估能量需求,保证能量摄入。同时为保证血糖,避免高脂血症,其中葡萄糖供能应占 50%~60%。成人患者推荐血糖为 144~180 mg/dl,输糖速度 $6 \sim 8 \text{ mg} \cdot \text{kg}^{-1} \cdot \text{min}^{-1}$,耐受良好。推荐儿童脂肪摄入应占总热卡 30%~40%,多数婴儿可达 $2 \sim 4 \text{ g} \cdot \text{kg}^{-1} \cdot \text{d}^{-1}$,大龄儿童则在 $1 \sim 1.5 \text{ g} \cdot \text{kg}^{-1} \cdot \text{d}^{-1}$;存在胆汁淤积,如血清总胆红素值>50 mmol/L,或严重出凝血障碍时,脂肪乳不宜超过 $1 \text{ g} \cdot \text{kg}^{-1} \cdot \text{d}^{-1}$,含鱼油脂肪乳剂更佳。此类患儿分解代谢明显增快,因此不推荐限制蛋白,甚至通常可达 $3 \text{ g} \cdot \text{kg}^{-1} \cdot \text{d}^{-1}$,但若有明显高氨血症则需限制到 $0.5 \sim 1 \text{ g} \cdot \text{kg}^{-1} \cdot \text{d}^{-1}$,在情况并不明确时给予起始量 $0.8 \sim 1.2 \text{ g} \cdot \text{kg}^{-1} \cdot \text{d}^{-1}$,推荐使用富含 BCAA、较低 AAA 剂量的配方制剂,治疗期间应通过监测血氨调整蛋白摄入量。肝衰竭患儿若不能分泌足够胆汁酸,则肠道吸收脂溶性维生素 A、D、E 及 K 均减少;约 30%患儿存在铁、锌缺乏,应酌情补充。

肠内营养支持仍为首选治疗方案,若存在禁忌证,则考虑肠外营养支持。肠外营养支持适应证包括中重度营养不良患者且禁食时间超过 72 h 者。需长时间禁食患儿应在 24 h 内开始肠外营养支持。

（三）烧伤

烧伤患儿分解反应强度大、持续时间长,严重影响患儿恢复,通常可分为 3 个阶段。第一阶段:烧伤后即刻发生,以血流动力学不稳定、组织低灌注、儿茶酚胺大量释放为特点,代谢率和总耗氧量均降低。这一阶段持续时间往往极短,仅数小时。第二阶段:总耗氧量和 REE 逐渐增高,代谢底物需求增加,出现氮和钾负平衡。此阶段患者常有体温增高,能量消耗大幅增加,峰值出现在烧伤后 1 周内,可达 REE 的 150%~200%,强度与烧伤程度有关。第三阶段:为恢复期。此期烧伤创面开始恢复,需较高的能量及蛋白供应以满足康复需求,完成创面愈合,通常需 2~6 周,在严重烧伤患者可长至 2 年。因此,烧伤患儿应尽早开始营养治疗,首选肠内营养支持。尽量采用间接热卡测定法评估患儿热卡需求,保证充分供应,一般需在 REE 的 1.2~1.4 倍;每日蛋白供应在 0~6 岁患儿应达 3~4.5 g/kg,6 岁以上则为 2.5~3 g/kg;脂肪供能一般不超过 35%,注意丙泊酚等外源性脂肪摄入。部分烧伤患儿可选择成人肠内营养制剂以增加蛋白及膳食纤维摄入。对于需要多次手术的患者,可考虑空肠喂养以缩短禁食时间。成人烧伤患者应用谷氨酰胺可促进创面愈合,减少感染,但目前儿童方面的研究并无确切证据表明肠道补充谷氨酰胺可使烧伤患儿获益。目前建议烧伤患儿血糖水平控制在 4.5~8 mmol/L,以避免高血糖相关并发症及低血糖风险,对烧伤面积>60% 的儿童可考虑使用 GH 以促进同化代谢,但应该慎重并监测肝功能及脂代谢。

如果预期肠内营养在烧伤 12 h 后将无法满足需求,可联合使用高氮、低热卡肠外营养制剂,摄入非蛋白热/氮比可达 85:1 以保证蛋白摄入,促进创面愈合。

（四）危重症肥胖患儿营养支持

危重症肥胖患儿代谢异常显著,合理营养支持更为困难。在能量摄入方面,目前并无适用于此类患儿的热卡计算公式,故推荐采用间接热卡测量仪准确评估,以避免过度喂养或喂养不足。推荐高蛋白饮食,但具体用量未明确,按年龄及疾病类型可酌情予 1.5 g~2.5 g·kg^{-1}·d^{-1} 甚至更高。脂肪摄入应从 0.5 g·kg^{-1}·d^{-1} 开始,慎重加量,监测甘油三酯不超过 4.5 mmol//L。在非蛋白热卡摄入中,糖/脂比可维持在 6:4~7:3,监测血糖上限不超过 7.5~10 mmol/L。同时注意补充微量元素。

（钱素云　方伯梁）

参考文献

[1] Mehta NM，Skillman HE，Irving SY，et al. Guidelines for the provision and assessment of nutrition support therapy in the pediatric critically ill patient：society of critical care medicine and american society for parenteral and enteral nutrition [J]. Pediatr Crit Care Med，2017,18(7)：675 – 715.

[2] 危重症儿童营养评估及支持治疗指南(中国)工作组,钱素云,陆国平等.危重症儿童营养评估及支持治疗指南(2018,中国,标准版)[J].中国循证儿科杂志,2018,13(1)：1 – 29.

[3] Goday PS，Mehta NM. Pediatric Critical Care Nutrition [M]. USA：McGraw Hill Education，2014.

[4] Smallwood CD，Mehta NM. Accuracy of abbreviated indirect calorimetry protocols for energy expenditure measurement in critically ill children [J]. JPEN J Parenter Enteral Nutr，2012,36(6)：693 – 699.

[5] Mirtallo J，Canada T，Johnson D，et al. Safe practices for parenteral nutrition [J]. JPEN J Parenter Enteral Nutr，2004,28(6)：S39 – S70.

[6] Wong T. Parenteral trace elements in children：clinical aspects and dosage recommendations [J]. Curr Opin Clin Nutr Metab Care，2012,15(6)：649 – 656.

[7] Ojiako K，Shingala H，Schorr C，et al. Famotidine versus pantoprazole for preventing bleeding in the upper gastrointestinal tract of critically ill patients receiving mechanical ventilation [J]. Am J Crit Care，2008,17(2)：142 – 147.

[8] Mehta NM，Compher C，A. S. P. E. N. Board of Directors. A. S. P. E. N. Clinical Guidelines：nutrition support of the critically ill child [J]. JPEN J Parenter Enteral Nutr，2009,33(3)：260 – 276.

[9] Mehta NM. Parenteral nutrition in critically ill children [J]. N Engl J Med，2016，374(12)：1190 – 1192.

[10] Khwaja A. KDIGO clinical practice guidelines for acute kidney injury [J]. Nephron Clin Pract，2012,120(4)：c179 – 184.

[11] Farr BJ，Rice-Townsend SE，Mehta NM. Nutrition support during pediatric extracorporeal membrane oxygenation [J]. Nutr Clin Pract，2018,33(6)：747 – 753.

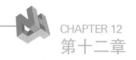

先天性心脏病患儿的营养支持

掌握 先天性心脏病患儿的营养支持原则。

熟悉 先天性心脏病患儿的能量和营养素代谢特点。

了解 影响先天性心脏病患儿营养不良的主要影响因素。

先天性心脏病（congenital heart disease，CHD）是指宫内发育异常导致生后心脏结构和功能异常的疾病，可以分为发绀型及非发绀型两大类。CHD 是小儿最常见的先天性畸形，国际报道发病率约 0.8%，其伴随的急慢性营养不良发生率分别高达 48.4% 和 37.5%。许多 CHD 患儿需要手术治疗，应根据 CHD 病变情况，选择根治性或姑息性手术方式。近年来，随着对 CHD 疾病发展规律的全面认识和相关诊断及手术治疗技术的不断进步，CHD 患儿生存率逐年增加。在生存率提高的同时，提高患儿生存质量、令其获得理想的追赶生长也越来越受到重视。该类患儿出生体重多正常，但出生后生长发育普遍受限。CHD 患儿生长不足的病理学原因是多方面的，包括基因异常、能量消耗增加、能量摄入不足、吸收不良或术后液体限制等。CHD 患儿围手术期代谢紊乱、能源物质储存减少、消耗增加及能量摄入受限等情况均会进一步恶化营养状态。如能量供给不足，势必影响患儿术后恢复与伤口愈合，延长住院时间，增加院内感染等并发症的发生率，并可能对患儿的生长发育尤其是神经系统发育构成远期不良影响。而过度喂养则会造成 CO_2 产生增加，引起 CO_2 潴留、撤机困难、免疫功能受损等。合适的能量摄入不仅指患儿所摄入的能量能够满足机体基础代谢需要量，还要求能避免 CHD 患儿尤其是已存在营养不良患儿的营养状况进一步恶化。因此正确认识 CHD 患儿代谢改变,及早发现 CHD 患儿面临的营养问题,改善 CHD 患儿围手术期营养状况,术后积极追赶生长,尽早、合理、全面给予 CHD 患儿营养支持治疗,对改善 CHD 患儿预后和长期生活质量有重要意义。

一、先天性心脏病患儿营养不良与营养评估

CHD 患儿很容易发生蛋白质-能量营养不良。上海儿童医学中心心胸外科 2013 年的资料显示,3 252 例心脏手术患儿中有 1 145 例(35.2%)存在不同程度的营养不良。

全面准确的营养评估是早期识别 CHD 患儿喂养困难和生长迟缓的基本步骤。这能够帮助早期营养治疗的介入来预防营养不足并改善生长状况。一个完整的 CHD 患儿营养评估需要包括:临床诊断、准确的喂养史、人体测量评估及部分实验室生化指标(见表 12-1)。人体测量数据如体重、身长/身高、头围、WFH、BMI 可以通过生长曲线图进行评估。建议连续测量并绘成曲线以随时监测确定生长速率和生长不良的程度。CHD 可能与潜在的染色体异常同时出现。在这种情况下我们可以使用为 21-三体、18-三体、特纳综合征(Turner syndrome)及早产儿专门设计的生长曲线表对人体测量数据进行评估。

表 12-1 先天性心脏病患儿营养评估主要内容

病史	病变类型(发绀型或非发绀型),当前药物治疗,其他治疗情况
喂养史	配方类型,配方的浓度,制备方法和食用量,一餐的持续时间
体格检查	液体分布/水肿,发绀,呼吸频率(呼吸急促)
生化指标	血清电解质,白蛋白,前白蛋白,全淋巴计数,粪便 $\alpha-1-$抗胰蛋白酶(如果怀疑有蛋白丢失性肠病)
人体测量数据	体重,身长/身高,身高别体重,体重指数,肱三头肌皮褶厚度,上臂围;有条件可行人体成分测量及监测
生长评估	连续动态监测体重、身高(身长)的增加及线性生长
胃肠功能	胃肠道动力评估,食道钡餐检查

二、先天性心脏病患儿能量及营养素代谢特点

能量是代谢、生长和活动的基础。能量失衡可能导致严重的生长、认知和动

作受限。先天性心脏病(CHD)患儿是能量失衡的高风险人群。大部分 CHD 患儿出生时体重与孕周相符,但在婴儿期即出现营养不良和生长迟滞,身高较体重更易受影响,<2 岁的 CHD 患儿 49% 有身材矮小问题。许多因素可能影响 CHD 患儿营养状况,导致营养不良(见表 12-2)。其中心脏病类型和疾病状况是影响营养状况的重要因素。发绀型 CHD 患儿如法洛四联症、大动脉转位等常常有不同程度的发育迟缓。非发绀型 CHD 和左向右分流型 CHD(动脉导管未闭、室间隔缺损、房间隔缺损等)在婴儿期虽然体重增加少,但是生长发育尚能维持。但如果存在肺动脉压力持续增高,则可能伴有严重生长迟缓。CHD 常见的基因相关疾病如唐氏综合征、特纳综合征等也会影响能量摄入、胃肠道吸收功能以及追赶生长等。

表 12-2　影响先天性心脏病(CHD)患儿营养不良和生长发育迟滞的主要因素

CHD 类型	发绀型 CHD 与非发绀型 CHD
	分流类型
	充血型心力衰竭
	手术时状态:年龄、术式、并发症
能量代谢异常	能量消耗增加:心肌肥厚、人体成分异常、交感神经系统活性增加、造血组织增加、基础体温上升、反复感染、药物作用
能量摄入减少	厌食、早饱
	药物作用
	肝大导致胃容量减少
胃肠功能异常	吸收不良:肠道水肿和慢性缺氧,药物影响
	胃肠道发育迟滞
	肝大导致胃容量减少、胃食管反流增加
产前因素	染色体异常
	宫内因素
	出生体重

单心室的新生儿和婴儿能量消耗可能大大增加。接受或没有接受过 Norwood 手术的肺主动脉分流的患者循环内在无效。这些婴儿单心室重量负荷大,提供系统和肺部血流。此外,心肺转流术后早期引发的炎症级联反应可能

进一步增加术后早期的能量消耗。

应激状态时机体通过释放细胞因子和炎症介质调节代谢反应。机体首先分解糖原储备提供能量,随着能源储备的耗竭,机体动员骨骼肌的氨基酸进行糖异生功能,维持生命器官功能、组织修复、伤口愈合等。CHD 患儿围手术期处于应激状态,术后 12～24 h 内 REE 暂时增加,导致心率和呼吸增加,此阶段骨骼肌分解是重要能量来源。新生儿与儿童相比,蛋白和脂肪储备均少,但有更高的蛋白分解速率,因此 CHD 新生儿更易发生营养不良。另外,体外循环导致过度炎症反应,临床常表现为水肿、毛细血管渗漏综合征和多器官功能衰竭。持续的炎症反应如果不进行营养干预,可能加重营养不良,导致瘦体组织丢失,器官功能恶化。瘦体组织丢失超过 1/3 可能出现呼吸急促和心律失常。疼痛是导致应激时代谢改变的另一因素。合理的镇痛和麻醉可减轻分解代谢的严重度和持续时间,反之,疼痛控制不充分可能加重代谢改变,影响 CHD 术后患儿预后。根治性手术后数月 CHD 患儿一般体重和生长有显著改善。但如患儿出生体重小、智力发育障碍、术后仍有残余畸形,体重和生长改善会受限。

CHD 患儿的营养底物利用异常也可导致营养不良的发生。围手术期分泌的应激性激素和治疗性给药导致儿茶酚胺增加,代谢转化为脂肪酸氧化为主,碳水化合物氧化受到抑制。REE 增加与炎症及心输出量较高直接相关,与抗炎治疗负相关。无论是单心室或双心室心脏病变患儿,在新生儿期进行心脏修复手术,其 3 月龄的 WAZ 低下。分析原因是脂肪含量低下,而脂肪低下是由于能量不足,不能达到能量正平衡,导致能量存储少。

CHD 围手术期间,蛋白质分解及转化增加。需要持续的氨基酸流来满足新蛋白合成及组织修复、机体生长的需要。对于重症患儿的营养支持目标是:提供足够的蛋白摄入量去满足新合成及伤口愈合,增加免疫调节,减少骨骼肌降解。关于何为重症患儿适宜的蛋白质及能量摄入从而改善分解状态,标准不一。有研究提出 58 kcal·kg^{-1}·d^{-1} 及蛋白质高于 1.5 g·kg^{-1}·d^{-1},但如对象是镇静、肌松药物应用状态下的机械通气患儿,其能量消耗较低。

三、先天性心脏病患儿的营养支持

合理的营养支持对 CHD 患儿非常关键,可以降低其发病率和病死率。有研究分析 CHD 患儿能量摄入与临床结局的关系,结果发现低能量摄入组(＜63 kcal·kg^{-1}·d^{-1})患儿机械通气时间显著增加,肠外营养支持时间更长,与儿科重症监护的不良结果有关。由于 CHD 患儿围手术期代谢变化复杂,建议使用代谢车进行间接能量测定(indirect colorimetry,IC)确定 CHD 患儿围手术期能量需求。

合理的营养支持不仅包括合适的能量给予,还包括宏量和微量营养素的合理供给。术后患儿处于高分解代谢状态,蛋白质需求通常较高,如何在有限的液量范围为 CHD 患儿提供足量热卡和营养素,是 CHD 患儿营养支持的重要问题。

早期营养支持对保持瘦体组织非常关键。营养支持的目标是减少瘦体组织丢失,支持重要脏器功能。营养支持虽然可以减少瘦体组织的丢失,但不能阻止分解代谢。CHD 术后有许多影响营养支持实施的情况,如血流动力学不稳定、低血压、高血糖、液体限制、机械通气、电解质紊乱、肾功能损伤等。当 CHD 患儿术后液体量受限时,肠外营养支持是能量密度相对较高的支持方式。肠内营养支持有肠外营养支持不可比拟的优势,包括维持肠道完整性、恢复肠道动力、增强免疫功能等。因此即使不能完全肠内营养支持,也应在肠外营养支持的同时积极给予少量营养性肠内营养支持以起到维护肠屏障功能的目的。

(一)CHD 术后患儿标准化营养支持治疗方案及流程

建立标准化支持方案及流程对规范管理 CHD 患儿术后营养支持、改善患儿营养状况及相关临床结局非常重要。标准化营养支持方案需包括喂养起始量、增加速度、热卡目标、明确喂养不耐受及限制不必要的喂养中断,密切评估生长发育及营养指标。以下是 CHD 患儿术后标准化营养支持方案的关键内容。

1. 肠外营养支持

(1) 术后 1 天开始肠外营养支持(最好是经中央静脉),蛋白质从 $2\,\mathrm{g \cdot kg^{-1} \cdot d^{-1}}$ 开始。

(2) 逐渐增加至目标量:糖 $12{\sim}14\,\mathrm{mg \cdot kg^{-1} \cdot min^{-1}}$;蛋白质 $3\,\mathrm{g \cdot kg^{-1} \cdot d^{-1}}$,早产儿 $3.5\,\mathrm{g \cdot kg^{-1} \cdot d^{-1}}$;脂肪 $2{\sim}3\,\mathrm{g \cdot kg^{-1} \cdot d^{-1}}$;热卡 $100{\sim}130\,\mathrm{kcal \cdot kg^{-1} \cdot d^{-1}}$,早产儿 $120{\sim}140\,\mathrm{kcal \cdot kg^{-1} \cdot d^{-1}}$。

(3) 出生 7 天内使用出生体重。

(4) 患儿出现水肿,使用净重,不能测得实际体重时可使用身高的适宜体重或中位体重。

(5) 使用较高浓度葡萄糖溶解加压药以提高能量供给。

(6) 尽量在可行性条件下增加肠外营养的浓度,从而减少肠外营养液体量。

2. 肠内营养支持

（1）术后第 1 天开始微量喂养 $10\sim20$ ml·kg^{-1}·d^{-1}，母乳或是配方奶（67 kcal/100 ml）鼻胃管重力间断推注最佳，如不耐受可改为连续滴注。

（2）微量喂养对于使用前列腺素的分流患儿是安全的。

（3）微量喂养不属于目标热卡（145 kcal·kg^{-1}·d^{-1}）。

（4）乳糜胸患儿可考虑使用 MCT 强化配方奶。

（5）虽然快速增加摄入量有助于尽快达到目标热卡，但需注意 NEC 发生风险（特别是早产儿需谨慎增加喂养量）。

（6）密切监测喂养耐受程度：是否出现腹胀、胆汁残留、血便，根据耐受情况逐渐增加喂养量。

（7）喂养母乳患儿在喂养量达 $50\sim100$ ml·kg^{-1}·d^{-1} 时可考虑添加母乳强化剂至 80 kcal/100 ml。

（8）肠外营养支持随着肠内营养支持增加而逐渐减少，直到肠内营养达到 $120\sim130$ kcal·kg^{-1}·d^{-1}，蛋白质和脂肪目标量可较早达到。

（9）肠外营养支持只在蛋白质目标量或是热卡目标已达到时才停止。

（10）密切关注体重增加情况，可视情况增加配方热卡至 100 kcal/100 ml 以满足生长所需。

（11）每周测量体重、身长、头围，评估营养摄入情况。

（12）密切关注血尿素氮、白蛋白、前白蛋白、电解质、钙、磷、AKP 水平，评估营养状态。

（二）肠内营养制剂选择

有压倒性的证据表明母乳对于 6 个月内的婴儿有众多好处，但是并没有关于母乳对于 CHD 患儿带来好处的研究。母乳虽然更易吸收，并对肠黏膜有保护作用，但母乳能量密度低，可能没有足够的能量优势来支持 CHD 婴儿的成长。若干研究支持高能量密度配方奶的合理使用来降低 CHD 患儿的生长停滞的发生。CHD 患儿喂养母乳存在几个难题：患儿出生后即与母亲分开、孩子生病带来的压力、无吸吮刺激、无医生指导。

母乳对于早产儿的临床作用已得到证实。多个随机试验显示：与配方奶相比，母乳喂养显著降低 NEC 的发病率。有研究明确显示，CHD 患儿母乳亲喂或母乳泵喂不仅可以改善临床结局，也可提高生活质量。然而到目前为止，没有临床试验评估以母乳为主的 CHD 患儿喂养耐受性情况，达到肠内营养目标热卡所需时间，NEC、脓毒症及乳糜胸的发病率、病死率等。

对 CHD 患儿喂养的首要目标是最大化经口服摄入的能量。当单靠口服不能支持生长发育时，即要考虑采用胃管喂养，用于补充口服量的不足。为了维持婴儿的饥饿和饱足循环，我们可以间断性用胃管喂养来补充口服摄入量。为了保护婴儿的口腔运动功能和对吃的渴望，补充喂养应该在每餐婴儿口服进食 10~15 min 后进行。

患有 CHD 的婴儿和儿童通常需要对液量进行限制。浓缩配方可以在限制液体摄入的同时帮助提供充足的热量。将配方从 67 kcal/100 ml 浓缩至 80~100 kcal/100 ml，可以通过添加组件配方（碳水化合物、植物油、MCT 油等）或者减少水和固体奶粉的比例来实现。90~100 kcal/100 ml 的浓缩配方可能不能给一些婴儿提供足够的水，要小心监测水化状态和肾负荷。

（三）喂养方式的选择

接近 50% 的单心室 CHD 患儿在出院前需要接受鼻胃管或胃造口喂养，喂养效果各个中心不同。大多数中心在这些患者出院时仍然给予鼻胃管喂养，只对有声带损伤和有误吸病史或那些无法耐受经口喂养的患儿使用胃造口喂养。胃造口适应证包括严重胃食管反流导致生长停滞或严重误吸。

如果间断性喂养由于蠕动障碍、呃逆或者同时存在的呼吸窘迫而受到影响时，那么我们就应该考虑连续喂养。连续喂养以每小时小量供给的方式完成日需量，并能减少能量的消耗。连续的 24 h 鼻饲喂养是一种增加营养摄入、改善整体营养状态的安全有效的方法。如果预计患儿需要长期的补充喂养（如>8周），就应考虑放置胃造口喂养管。胃造口喂养管使用更方便而且能降低长期鼻饲喂养带来的风险。鼻饲管移位、呃逆次数增多造成下食道括约肌松弛、鼻窦炎以及鼻部皮肤和软骨破溃与长期使用鼻胃管有关。

如果通过肠内营养支持无法满足 CHD 婴儿和儿童的能量需求，就需要考虑肠外营养支持。肠外营养支持可以在手术前或者手术后开始使用，其治疗目标是恢复和维持营养状态并促进追赶生长。根据患儿的基础营养状态和疾病的程度来决定理想的肠外营养支持起始时间。通过肠外营养进行积极的营养支持是预防 CHD 患儿营养状况进一步恶化的适当方法。使用肠外营养制剂的 CHD 患儿，尤其是同时还使用利尿剂及地高辛治疗的儿童需要对其进行紧密的电解质监测。

（四）CHD 患儿出院后喂养及追赶生长

出院之后 CHD 患儿的生长障碍问题由多种原因造成。发育障碍是 CHD 婴儿的共同特征，大部分是由于摄入不足引起体重增加不足、身高增加迟缓。多个研究均显示新生儿期手术的单心室或双心室患儿在出院后生长发育迟缓发生率很高。虽然在新生儿期修复心脏缺陷通常可以在几个月内改善体重增加情况，但身高及头围的追赶需要 1 年甚至更久。REE 在 3 个月大的时候可以恢复正常，与同龄人没有差异。所以生长迟缓的原因可能是术前及术后阶段的严重营养不良。这些研究提出应该密切关注这类患儿的饮食摄入及发育情况，根据生长情况给予个体化的目标热卡及喂养方案。使用生长曲线作为营养干预是否成功的评估参考标准。

造成 CHD 患儿出院后经口喂养失败的原因包括：声带损伤、术后插管时间长、经食道超声心动图、早产等。延长插管时间及高先天性心脏病手术风险评分(RACHS－1)评分患儿经口喂养成功率较低。出院管饲的危险因素通常与喂养情况差有关，例如妊娠年龄、体重、心脏病变、术中插管时间、体外循环时间、经食管超声心动图检查及手术操作靠近主动脉弓等。有研究揭示了死亡或发生喂养障碍患儿与依赖分流患儿，尤其是左心室发育不良等需前列腺素或体外循环治疗的疾病的关系，即使在术前前列腺素治疗期间已开始营养支持，亦无法扭转该局势。

对严重 CHD 患儿，尤其是 Norwood 术后患儿会建议提前放置胃管喂养。有研究认为提前放置胃管可以提高 Norwood 术后至 2 期手术期间的生存率，但是与住院时间缩短及改善生长没有联系。出生后生长发育障碍，即使在心脏重症监护病房(CCU)治疗期间出院体重低于出生体重、喂养困难仍是一个很大的难题。

确立以询证为基础的喂养指南，提出关于何时开始喂养、如何开始、目标热卡、喂养方式等对于 CHD 营养高风险患儿极其重要。明确喂养方案及目标热卡，定期评估生长发育等有利于改善 CHD 患儿预后。

四、先天性心脏病患儿营养支持的特殊问题

（一）CHD 新生儿/早产儿与 NEC

对 CHD 患儿，发绀、肺充血、心功能衰竭等均是肠道缺血的独立危险因素。功能性单心室、肺静脉回流异常、永存动脉干、法洛四联症、PDA、房间隔缺损均与 NEC 发病相关，虽然机制尚不明确。左心发育不全综合征(hypoplastic left heart syndrome，HLHS)或发绀患儿的 NEC 发生风险较高，达到 $11\% \sim 20\%$。在

Norwood 一期手术前后肠系膜上动脉常发生倒流,亦是 NEC 的危险因素。有研究显示,CHD 并发 NEC 与未并发 NEC 比较,心肌功能及手术风险无差异,但其手术前后的超声检查显示腹主动脉搏动指数较低,推测是由于系统血管异常引起 NEC 风险增加。低心排量、舒张期反流、术后激进喂养均与 NEC 发生有关。HLHS 患儿发生 NEC 后病死率高达 40%,发绀患儿高达 71%。

早产 CHD 患儿是 NEC 的好发人群。一项关于 235 643 名婴儿的大样本前瞻性研究显示:1 931 名 CHD 患儿(占 0.8%)的 NEC 发病率高达 13%,而无 CHD 婴儿发病率为 9%。CHD 患儿的 NEC 与低心排血量、发绀、肺充血有关。伴有 VLBW、房室管缺损、21 -三体综合征的患儿 NEC 的发病率更高。CHD 早产儿并发 NEC 后的病死率也高达 55%,显著高于无 CHD 早产儿的病死率(28%)。与早产儿发生 NEC 的机制一样,CHD 早产儿发生 NEC 也是一个多因素致病的过程。屏障功能及免疫防御机制不成熟,肠动力、消化及吸收障碍等在早产儿 NEC 发病过程中起了重要作用。CHD 早产儿在此基础上还存在系统循环控制能力下降,显著增加了肠道损伤的风险。

由于担心前列腺素治疗患儿喂养耐受问题及 NEC 的发生,大部分医务人员对于围手术期 CHD 患儿的喂养问题很谨慎。大部分患者病情危重,需要延长通气、血管内液体灌注、留置中央导管等。手术治疗需要体外循环、低温停跳。术后部分需要延迟关胸,有时候出现非心脏并发症如呼吸衰竭、乳糜胸、肾衰竭、神经损伤等。这些问题导致医务人员对于肠内喂养的安全性有担忧。但因为很少有这方面的循证指南,导致各个医院只能依赖于实践经验进行喂养。由于担心 NEC 的发生,对于使用前列腺素的低心排量、发绀或是分流的患儿临床常延迟喂养,但是延迟喂养更易引起 NEC 的发生。缺乏肠内营养支持可导致肠道黏膜的快速萎缩与损失重要的屏障功能。抗生素的应用改变正常肠道菌群,也可能与 NEC 发病有关。几项研究显示,CHD 术后患儿经常发生营养支持中断,原因包括许多常规操作的影响,如心导管、MRI 和超声心动图检查,计划拔管、放置胸引流管、中央导管等。临床情况恶化、出现腹胀、胆汁残留、血便黏液便也会减少或停止营养支持。

CHD 患儿遇到的这些问题与早产儿、SBS 患儿类似,均需要以循证为基础的喂养指南指导临床实践。这些问题可以分为两部分:标准化营养支持指南,定义清楚、符合临床实际、可减少或停止营养支持的指标。微量喂养(10~20 ml·kg^{-1}·d^{-1})有利于肠道黏膜发育及成熟,提高肠道免疫力,降低

NEC 发生率。关于早产儿微量营养支持已有足够证据证明患儿从中得到的显著利益,不管是术前、术后即使是临床情况不稳定也是安全的。早产儿的标准化营养支持方案已明确可降低 NEC 的发病率、病死率及败血症的发病率,缩短住院时间。

（二）HLHS

美国国家先天性心脏病患儿质量促进合作组（National Pediatric Cardiology Quality Improvement Collaborative，NPC‐QIC）是儿科心脏病学第一个多中心质量促进联合组织,已经做了关于 HLHS 围手术期间阶段营养支持的推荐。

1. 术前阶段

（1）对肾上腺素依赖、血流动力学稳定的患儿使用肠内营养支持,以及适当的监测。

（2）肠外营养支持早期使用。

2. 术后阶段

（1）注册营养师的积极参与。

（2）术后早期阶段的肠外营养支持的使用,同时促进肠内营养支持。

（3）一旦血流动力学稳定,立即进行肠内营养支持。

（4）根据患儿所在医院制订的标准化的方案来增加营养支持。

（5）当喂养困难情况下被怀疑声带功能紊乱,通过喉镜检查或钡餐检查评估吞咽功能和胃食管反流情况。

（6）最大化胃食管反流的预防。

3. 出院之后

（1）出院后持续的营养监测和干预。

（2）对生长不良的患儿需要特别标记并进行及时的营养评估和干预。

（三）CHD 患儿术后并发症的营养管理

1. 喂养困难

婴儿和儿童在心外科手术后常常出现喂养困难。RACHS‐1 评分较高、插管时间的延长以及手术过程中的经食道心脏超声被确定为是与 CHD 婴儿和儿童在手术后出现喂养困难的相关风险因素。可能会遇到的问题包括:达到喂养目标所需时间的延长、过渡到口服进食的时间延长而需要放置胃管进行喂养以及异物吸入或者呃逆。手术后患者声带失功能也是心外科手术后的重要并发症,并且由于气道保护的损伤可能会增加异物吸入的风险。对声带失功能的婴儿或儿童进行吞咽评价来判断是否存在异物吸入风险是有益的。这些患者大多数需要改进的口服喂养和/或营养支持。

患者在心脏手术中进行过经食管心脏超声也被认为会有很大的风险发生吞咽困难。经食道心脏超声已经被证实可能引发呼吸道梗阻、肺总静脉压迫、血管压迫、气管插管脱落、食道穿孔、胃穿孔和牙齿损伤。食道超声探头的尺寸与患者的体重相比被认为是发生吞咽困难的一项风险因素。在体重<3 kg的婴儿身上进行食道超声须十分谨慎。

2. 蛋白丢失性肠病

蛋白丢失性肠病(protein-losing enteropathy，PLE)是指消化道异常丢失蛋白质或者消化道吸收蛋白质障碍。PLE的患病率在接受了 Fontan 术(下腔静脉和肺动脉吻合术,是三尖瓣闭锁、左心室发育不全和生理性单心室的首选矫治手术)的 CHD 患儿中非常突出。PLE 是一个会威胁到生命的并发症,它可能会在手术后 2 个月~10 年不等的时间里出现。在接受 Fontan 术后的 10 年里,大约 13%的患者会出现 PLE。46%的患者病情严重并且在 5 年内死亡。PLE 患儿从血液中丢失蛋白质分子到肠道内造成大便习惯改变、腹部不适和腹泻。血清蛋白浓度低下导致低蛋白血症,尤其是低白蛋白血症。低钙血症和淋巴细胞减少症也十分常见。血清蛋白质的丢失降低了血管胶体渗透压,并且促使水肿、腹水以及胸腔和心包积液的发生。慢性低蛋白血症可能会继发小肠壁的水肿,导致营养吸收不良并促使腹泻恶化。

患有 PLE 的婴儿和儿童的营养管理应该与其肠道功能紊乱、腹泻和吸收不良相适应。日常饮食的改变应该包括增加蛋白质的摄入并将以 LCT 为基础的饮食转变为以 MCT 为基础。肠上皮细胞可以直接将 MCT 吸收入血,在保证充足的热量运输的同时减少淋巴的回流,这样有利于病情的康复。MCT 在肠道内被迅速吸收并且减少了富含蛋白质的淋巴液在肠管中的流动,因而减少了蛋白质的丢失。对于那些患有顽固性腹泻而不能通过使用标准配方维持营养状态的婴儿和儿童,我们应该提供极高浓度(占总脂肪含量的 80%~90%)的 MCT 配方。当长期使用这些配方时,需要注意必需脂肪酸的缺乏。在严重病例中,可以使用全肠外营养或部分肠外营养以使肠道得到休息,以最小化淋巴回流并促使病情的康复。

3. 乳糜胸

乳糜胸是一项已知的、需要特殊营养支持的心外科手术并发症。乳糜胸是指淋巴液在胸膜腔内的堆积。淋巴的渗漏可以由胸导管损伤、副淋巴管破裂或者胸导管内全身静脉压过高引起。有研究指出，手术后乳糜胸并发症从 1970 年的 1% 上升到目前的 4.7%，这可能是由于手术的复杂性增加，也可能和肠内营养支持的提前应用有关。有报道指出，乳糜胸在心脏移植及 Fontan 术后有更高的发病率，达 3.8%。

处理乳糜胸过程中的难点是在最小化淋巴渗漏的同时维持体液和电解质平衡。乳糜胸可以采取手术治疗，但效果并不总是令人满意，而且对于已经患有 CHD 的儿童来说并不都是可行的。乳糜胸的不利影响包括免疫抑制、长期放置胸腔导管和开放静脉通路以及住院时间的延长。如果发生乳糜胸，手术后患者的平均住院时间将从 8 天显著延长至 22 天。通常在最终决定手术治疗前都会尝试保守治疗。

保守治疗包括：胸腔吸引，使用全肠外营养支持使肠道得到完全休息，在引流减少（小于 $20\,ml \cdot kg^{-1} \cdot d^{-1}$）以后逐渐开放使用含 MCT 的低脂饮食。在喂养方面，需要使用含高 MCT、低 LCT 的配方。为了避免必需脂肪酸的缺乏，总能量中的 2%～4% 应该来自亚油酸，0.25%～0.5% 应该来自亚麻酸。

奥曲肽，一种人工合成的长效生长抑素类似物，已经被用作对单独使用饮食措施无效的乳糜胸的治疗措施之一。一项 1981—2004 年间的研究报告指出，83% 接受了奥曲肽治疗的患儿在大约 15 天的治疗后得到完全康复，并且在接受治疗 2 周后没有记录到任何不良反应。而有研究结果显示，4/5 的患者在治疗期间胸腔引流量没有减少，作者认为奥曲肽在淋巴渗漏量较少的患者中有较好的疗效，而对大量渗出的患者则效果可能不佳。

早期的诊断和规范治疗可以减少乳糜胸的病程时间。目前治疗规范仍推荐乳糜胸保守治疗以营养治疗为主。

喂养困难和生长障碍是 CHD 患儿的终生问题。婴儿的生长停滞对术后结局和长期神经发展有影响。身高不足是 CHD 患儿的重大问题。临床医生应该关注患儿 1 岁时的线性生长不足，作为神经发育障碍的潜在标志。术前积极喂养、围手术期标准的营养支持、术后持续营养监测及管理对促进 CHD 患儿获得正常生长都有积极影响。未来的研究应该重点关注术后早期合理营养和促进术后追赶生长的策略。

（洪 莉）

参 考 文 献

［1］ Hoffman JI，Kaplan S. The incidence of congenital heart disease ［J］. J Am Coll Cardiol，2002；39(12)：1890 - 1900.

［2］ Floh AA，Nakada M，La Rotta G，et al. Systemic inflammation increases energy expenditure following pediatric cardiopulmonary bypass ［J］. Pediatr Crit Care Med，2015，16(4)：343 - 351.

［3］ Larsen BM，Goonewardene LA，Field CJ，et al. Low energy intakes are associated with adverse outcomes in infants after open heart surgery ［J］. JPEN J Parenter Enteral Nutr，2013，37(2)：254 - 260.

［4］ Toole BJ，Toole LE，Kyle UG，et al. Perioperative nutritional support and malnutrition in infants and children with congenital heart disease ［J］. Congenit Heart Dis，2014，9(1)：15 - 25.

［5］ Karpen HE. Nutrition in the cardiac newborns：evidence-based nutrition guidelines for cardiac newborns ［J］. Clin Perinatol，2016，43(1)：131 - 145.

［6］ Medoff-Cooper B，Ravishankar C. Nutrition and growth in congenital heart disease：a challenge in children ［J］. Curr Opin Cardiol，2013，28(2)：122 - 129.

［7］ Hehir DA，Rudd N，Slicker J，et al. Normal interstage growth after the norwood operation associated with interstage home monitoring ［J］. Pediatr Cardiol，2012，33(8)：1315 - 1322.

［8］ Fisher JG，Bairdain S，Sparks EA，et al. Serious congenital heart disease and necrotizing enterocolitis in very low birth weight neonates ［J］. J Am Coll Surg，2015，220(6)：1018 - 1026. e14.

［9］ Slicker J，Hehir DA，Horsley M，et al. Nutrition algorithms for infants with hypoplastic left heart syndrome：birth through the first interstage period ［J］. Congenit Heart Dis，2013，8(2)：89 - 102.

［10］ Johnson JN，Driscoll DJ，O'Leary PW. Protein-losing enteropathy and the fontan operation ［J］. Nutr Clin Pract，2012，27(3)：375 - 384.

［11］ Yeh J，Brown ER，Kellogg KA，et al. Utility of a clinical practice guideline in treatment of chylothorax in the post-operative congenital heart patient ［J］. Ann Thorac Surg，2013，96(3)：930 - 936.

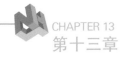

CHAPTER 13
第十三章

小儿消化道疾病的营养支持

众所周知,营养对疾病的恢复非常重要,如果胃肠道本身罹患疾病,会直接影响营养物质的消化吸收,较其他系统疾病更容易导致营养不良,而反之,营养不良又会对胃肠道疾病的预后造成不利的影响,两者相互影响,形成恶性循环。所以,合理的营养支持对于消化系统疾病的康复起到非常重要的作用。由于胃肠道本身担负着消化、吸收营养物质的责任,疾病状态下势必会影响到其生理功能的发挥,所以相较于其他系统疾病的营养支持会更加困难,需要综合全面评估并选择正确的营养方案,才能达到预期。

营养支持源于 20 世纪 60 年代,而当时仅限于通过肠内或肠外不同的方式供给所需的能量和蛋白质。随着应用的广泛和研究的深入,逐渐认识到营养支持不仅可以提供营养物质,还可以改善机体的代谢状态,即通过纠正和调节生理、生化、免疫及营养状况,保护和支持器官的结构和机能,达到整体治疗的效果。因此有学者认为"营养支持"宜称为"营养治疗"。随着时代发展,营养理念不断更新,与营养有关的临床技术也不断有新的突破。肠内营养支持在胃肠道疾病的治疗中地位不断提升,特别是对儿童患者来说尤为重要。

胃肠道的疾病有很多,不同疾病给予营养的策略和作用也不同。对于有的疾病,营养支持只是作为辅助治疗的手段之一,而有的则为主要甚至唯一的治疗手段。本文将分别从胃食管反流病、急性腹泻、慢性腹泻、IBD、原发性小肠淋巴管扩张症急性胰腺炎、来介绍胃肠道疾病营养不良的临床特点及营养支持的策略与重要性。

一、胃食管反流病

胃食管反流的症状会出现在很多健康婴儿当中,被称为"无痛苦的呕吐",并不影响其生长发育。但是当其引起患儿拒奶、体重增长不良、易激惹、睡眠障碍、常出现呼吸系统症状(上呼吸道感染、喘息)、吞咽困难(吞咽疼痛)、弓背体位(特别是进食时),进食时有哽噎、咳嗽、恶心等一系列不良反应及并发症时,则称为胃食管反流病(gastroesophageal reflux disease,GERD)。

因反复呕吐,胃食管反流病极易导致婴幼儿营养不良。Papachrisanthou 等人分别在 2015 年和 2016 年发表了 0~1 岁和 1~18 岁胃食管反流病的临床实践指南,其中提到此类患儿的主要营养支持手段就是正确饮食管理,具体方法如下。

对于婴儿来说需要:

(1)调整饮食。母乳喂养的患儿可以考虑去除母亲饮食中的牛奶和鸡蛋2~4 周,以观察是否改善症状;少量多餐,即增加喂养次数,减少每次纳奶量;亦可更换水解蛋白或氨基酸配方奶。

(2)增加食物稠度。临床研究发现,每 28.3 g(1 盎司)配方奶中加入 4 g(约1 勺)干米粉,可明显增加稠度,并有效减少反流。但因为可能引起其他健康问题(有报道称,增稠食物可能与早产儿 NEC 相关),所以需要谨慎使用。

(3)注意体位。避免进食时或进食后立即坐位、半仰卧位或仰卧位;进食后避免倒置和俯卧位。

对于较大儿童和青少年来说需要:

(1)避免暴饮暴食及过饱,应少食多餐。

(2)多饮水以缓冲食管中的胃酸。

(3)避免酒精、咖啡因、咖啡、碳酸饮料、巧克力、薄荷、辛辣食物、含番茄的产品、柑橘和油炸/脂肪含量高的食物。

(4)避免睡前 2~3 小时内进食或饭后 3 小时内卧床。

(5)饭后咀嚼无糖口香糖以减少反流的发生。

二、腹泻病

（一）急性腹泻病

1. 急性腹泻病的营养风险

儿童急性腹泻是临床上最常见的消化道疾病，多由病毒、细菌等感染所致。其病程大多数在 1 周左右，只有部分患儿可能因继发乳糖不耐受而出现病程迁延，甚至造成消化吸收障碍，影响患儿生长发育。儿童急性腹泻病的营养治疗要点是积极治疗原发病，预防病程迁延，降低营养不良的发生率，最后才是通过营养策略治疗已存在营养不良的患儿。WHO 制定的儿童急性腹泻治疗方案也强调了预防营养不良的重要性。

2. 营养干预时机与方案

急性腹泻所致的营养不良与慢性消耗性疾病导致的营养不良不同，以液体丢失和能量供给不足为主要特点，机体的储备及各系统的生理功能基本尚维持于正常范围内，营养治疗的策略相对简单。主要考虑如何让患儿既保证摄入充足的营养，又不增加肠道的负担。如果没有脱水、轻度脱水或脱水基本纠正时，即可尽早开始饮食。因为早期进食能改善感染引起的肠内渗透压改变，缩短腹泻病程，改善患儿的营养状态。

适时、恰当的禁食对急性腹泻是有帮助的，比如疾病早期伴有剧烈呕吐的患儿，禁食有利于胃肠道功能的迅速恢复，待呕吐明显改善后即可经口进食。因急性腹泻的营养治疗多为经口进食，并不需要统一的肠内营养制剂，所以可根据患儿年龄、饮食习惯给予与年龄匹配的饮食。若不能耐受，临床医生需要通过评估患儿疾病的严重程度、胃肠功能状态、营养状态，对饮食的量和质做出调整。乳儿推荐继续母乳喂养，乳糖不耐受的患儿加用乳糖酶可能会获得一定的疗效。配方奶喂养的患儿可选择应用低乳糖或无乳糖配方奶，而对于年龄较大的儿童应尽可能保证能量供应，可以按照平素饮食习惯进食而不需特殊限制，但是不推荐高糖及高脂肪饮食，包括灌装果汁、碳酸饮料、甜点心、油炸和肥腻食品等。但在急性腹泻病治愈后，应额外补充因疾病所致的营养素缺失。

3. 补锌治疗

由于肠吸收能力受损，持续的腹泻会影响各种营养素的吸收，特别是急性腹泻常导致锌缺乏，而锌缺乏又会进一步加剧儿童的营养不良。补锌治疗有助于改善急性腹泻病和慢性腹泻病患儿的临床预后，减少腹泻病复发。鉴于锌对儿童腹泻的良好防治效果，WHO 已向全球推荐 5 岁以下急性腹泻患儿每天口服 10~20 mg 锌，持续 10~14 天。不过，ESPGHAN 认为：在发展中国家，>6 个月的急性胃肠炎儿童使用锌治疗可获益。然而在罕见锌缺乏症地区，使用锌治疗无效。

（二）迁延性、慢性腹泻病

1. 迁延性与慢性腹泻的营养风险

迁延性腹泻病程 2 周~2 个月，慢性腹泻病程>2 个月。迁延性腹泻与慢性腹泻的病因复杂，往往伴有严重营养不良和多种微量元素的缺乏。迁慢性腹泻的患儿一部分是因急性腹泻后继发双糖酶缺乏和营养物质吸收障碍、肠黏膜通透性增加所致。但大部分可能是存在感染、过敏、免疫缺陷、药物、先天畸形、营养不良等一种或多种原因。常常继发不同程度营养不良、免疫功能紊乱，且互为因果，形成恶性循环。

2. 迁延性与慢性腹泻的营养支持

若仅考虑乳糖不耐受，饮食调整即可。<6 月龄可以母乳喂养加服乳糖酶，配方奶喂养者可更换为低乳糖或无乳糖配方奶喂养；>6 月龄可继续给予已习惯的平常饮食，由少到多，由稀到稠。若治疗效果不佳，需重新评估并查找可能的病因，并给予相应的对因治疗。

营养支持的目的是通过调整饮食增加肠内营养的摄入，提供充足的能量，不同营养物质按照一定的比例（蛋白质占 15% 左右，碳水化合物占 65% 左右，脂肪占 20% 左右）给予，不足部分由肠外营养支持补充，同时根据情况补充维生素和微量元素，以使营养吸收功能恢复，纠正营养不良，重建机体免疫功能，预防并发症的发生。

无肠内营养禁忌及口服耐受的患儿均推荐肠内营养支持，即便口服不耐受，也可以选择鼻饲肠内营养支持。肠内营养支持相比肠外营养支持有诸多优势，首先其符合消化生理过程，在提供营养的同时可给予肠道适当的刺激，有利于维护肠道屏障的完整性，防止肠道细菌移位；其次是安全性好、并发症少、费用低。目前临床上能够得到的肠内营养制剂已经很丰富（如氨基酸配方粉、深度水解配方粉、部分水解配方奶、短肽配方粉、无乳糖或低乳糖配方粉、MCT 高含量配方粉以及能量密度较高的配方粉），可以根据病因选择相应肠内营养制剂。尽量选择能量密度高、渗透压低的配方。

三、炎症性肠病

（一）炎症性肠病的营养风险

炎症性肠病（IBD）是由多种因素包括遗传、感染、精神、环境、饮食黏膜、局部免疫紊乱等相互作用所致的一组慢性非特异性的胃肠道炎症性疾病，常见的为溃疡性结肠炎（ulcerative colitis，UC）和克罗恩病（Crohn's disease，CD），病程反复迁延。

儿童 IBD 中营养不良的发生率较高，特别是 CD 患儿。疾病状态下患儿存在不同程度的营养不良并对能量及蛋白质的需求量更高，儿童时期被诊断为 IBD 的患儿占 15%～20%，青春前期患病者可高达 50%。营养不良削弱患儿的抵抗力，影响手术切口和肠吻合口的愈合，延长住院时间，增加手术并发症的发生率及病死率，降低生活质量。最重要的是营养不良是造成儿童及青少年 IBD 患者生长发育迟缓和停滞的主要原因。

营养不良的形式多种多样，其中以蛋白质-能量型营养不良多见，表现为消瘦和体重下降。微量元素和维生素缺乏很常见，活动期和缓解期患者均可发生，病史长者尤为明显。回肠病变、回肠切除以及治疗药物等因素的影响常导致维生素 B_{12} 和叶酸的缺乏，缺铁性贫血也相当普遍。脂肪和脂溶性维生素（维生素 A、D、E、K）吸收不良，造成血 25-OH 维生素 D 浓度降低，加剧钙的丢失，出现骨质减少或骨质疏松。如果使用激素，骨质减少和骨质疏松的发病率会进一步提高。腹泻还会造成不同程度的钾、镁、钙和磷丢失，儿童 CD 缺锌现象非常普遍。

IBD 患儿营养不良的原因主要有以下几个方面：①由于进食可能诱发腹痛、腹泻、呕吐的肠道症状，造成患儿进食恐惧，导致营养摄入减少；②由于肠道炎症、溃疡和腹泻的影响，从肠黏膜表面丢失的营养物质增加；③肠道不同部位和范围的病变对营养摄入有不同程度的影响，小肠吸收营养的作用大于结肠，回肠的作用大于空肠。肠外瘘、肠内瘘以及反复小肠切除会导致肠管吸收面积减少，肠内瘘形成的盲袢使得细菌过度繁殖，不利于营养物质的吸收；④活动期合并感染的患者存在高分解代谢状态，增加能量消耗；⑤治疗药物（如激素、柳氮磺胺吡啶）对营养代谢产生不良影响。

（二）营养支持在儿童 IBD 中的地位与发展

40 多年前，在 CD 的治疗中，肠内营养支持就已经作为首选方案，在之后的临床应用中逐渐发现，全肠内营养（extensive enteral nutrition，EEN）对 CD 患者有很大的潜在益处：不仅在诱导和维持 IBD 患儿缓解中有明确的治疗作用，还能够改善患儿营养状况，提高生活质量，减少手术并发症，促进黏膜愈合，改善自然病程。研究发现，在儿童患者中，EEN 与糖皮质激素有相似的缓解率，而且没有激素的不良反应，同时 EEN 有更高的肠黏膜愈合率，并可改善营养及骨代谢状况。它不仅可以诱导缓解初发 CD 的患儿，也可以用于治疗药物诱导缓解失败的患儿，更重要的是在改善生长发育的作用上是任何药物所不可替代的。

（三）肠内营养支持与肠外营养支持的应用

2014 年和 2017 年发表的 ECCO/ESPGHAN 及 ESPEN 关于 IBD 的临床营养治疗指南及共识对肠内营养支持和肠外营养支持的应用都有详细的阐述，同时中华医学会消化病学分会肠病学组在 2015 年也发表了 IBD 营养支持的专家共识，具体如下。

1. 肠外营养支持

（1）适应证：肠外营养支持的优势是使肠道得到充分的休息，但是研究表明其并不能改善患者的最终结局。考虑到其操作的复杂性及可能引发的安全问题，只有在以下特定情况下才选择肠外营养支持：①CD 继发 SBS 早期或伴严重腹泻；②高流量小肠瘘无法实施肠内营养支持；③低位肠梗阻无法实施肠内营养支持，或高位肠梗阻无法将营养管通过梗阻部位；④高位内瘘（胃-结肠瘘或十二指肠-结肠瘘）无法实施肠内营养支持；⑤肠瘘造成的腹腔感染未得到控制；⑥不耐受肠内营养支持的其他情形，如严重的腹胀腹泻、严重的肠道动力障碍，或由于其他原因无法建立肠内营养支持途径。

（2）能量及营养元素的供给：儿童及青少年患者能量需求与成人不同，除了满足正常代谢需要外，还有追赶同龄人身高体重的需求，每日提供的能量推荐为正常儿童推荐量的 110% ～ 120%。IBD 患儿蛋白质供给量应达到 $1\sim1.5\ g\cdot kg^{-1}\cdot d^{-1}$，应根据患儿的疾病及营养状况调整氨基酸、脂肪乳剂及葡萄糖的比例和递增速度，同时应根据检验结果补充充足的水、电解质、微量元素及维生素。若胃肠功能恢复则尽快减停静脉营养支持并改为肠内营养支持。

静脉营养液营养成分的配比是有要求的，足量的非蛋白能量对蛋白质的有效利用十分重要，稳定的患者需要 150 kcal：1 g 氮（或 25 kcal：1 g 氨基酸）。根据推荐脂肪提供的能量占总能量的 25%～40%，部分呼吸衰竭的患者脂肪能量可＞50%，但是有明显高甘油三酯血症的患儿应限制脂肪的供给量。另外，为获得更适合不同代谢路径的利用度以避免脂质代谢紊乱,应选择来源于3~4种油类复杂混合的脂肪乳剂以提供更合理的 n-3/n-6 比率的脂肪酸。碳水化合物能量比例即所需能量减去脂肪能量与蛋白质能量的和。

(3) 肠外营养支持应注意的问题及并发症:部分患儿因长时间营养不良,机体处于高代谢状态,存在营养素缺乏、胰岛素抵抗、水电解质紊乱等情况,营养支持可能导致代谢并发症或 RFS。目前尚无手段准确评估患儿的营养需求和代谢状况,通常以低于计算或评估的能量开始肠外营养支持,并根据耐受情况及动态监测评估数据逐步增加供给,尽可能避免 RFS 的发生。对营养不良状态的纠正不能一蹴而就,"多"不代表好,要避免过度供能而导致能量超载综合征的发生。已经开始肠外营养的患儿需要观察耐受情况并动态监测代谢状况,适时添加微量元素铁、磷、钙、镁和各种维生素及特殊物质,如谷氨酰胺、n-3脂肪酸等。

肠外营养支持常见的并发症包括导管相关并发症(穿刺损伤、空气栓塞、导管异位、血栓形成、导管堵塞或折断等)、感染并发症(导管相关感染、营养液污染)、代谢并发症(高血糖、电解质紊乱、微量元素和维生素缺乏、脂代谢异常及高氨血症)、脏器功能损害(肠外营养相关性肝损害)等。为预防上述并发症的发生需严格遵守肠外营养支持规范。

2. 肠内营养支持

根据推荐意见"只要肠道有功能,就应该使用它,即使部分肠道有功能,也应该使用这部分肠道的原则",应首选肠内营养支持。

以纠正营养不良为目的时,可用全肠内营养,也可用部分肠内营养(partial enteral nutrition,PEN)。PEN 添加量可根据患者营养状况和耐受情况决定,治疗终点为营养状况恢复正常。围手术期的营养支持时间应不少于10~14天。使用肠内营养诱导 CD 缓解时,推荐用 EEN。PEN 的推荐量为每日所需总能量的50%以上。常用的方法就是在正常饮食的基础上口服补充或白天正常进食,夜间鼻饲半量肠内营养。但研究发现提供50%所需能量的 PEN 的缓解率明显低于 EEN。降低正常饮食在能量分配中的比例可能会提高缓解率,但尚无有力的临床证据。若肠内营养支持提供能量需求的60%且持续3天以上时,应补充肠外营养支持。

3~18 岁儿童肠内营养支持的能量需求是根据基础代谢率和 REE 的方程式计算的,主要有 3 种方法(见表 13-1)。但因为儿童还有生长发育的能量需求,故应该按照计算所得的120%给予。同时在肠内营养支持开始后动态监测

169

患儿的营养状态,如果存在饥饿感或体重增长不理想,则需要适当上调剂量。

表 13-1　静息能量消耗(REE)和基础代谢率(BMR,Kcal/day)的预测方程

来　源	性别及年龄范围	方　程　式
schofield 等	女,3～10 岁	BMR=(16.97×Wt+(161.8×Ht)+371.2)
	男,3～10 岁	BMR=(19.6×Wt)+(130.3×Ht)+414.9
	男,10～18 岁	BMR=(8.365×Wt)+(465×Ht)+200
	男,10～18 岁	BMR=(16.25×Wt)+(137.2×Ht)+515.5
FAO/WHO/UNU	女,3～10 岁	REE=(22.5×Wt)+499)
	男,3～10 岁	REE=(22.7×Wt)+495
	女,10～18 岁	REE=(12.2×Wt)+746
	男,10～18 岁	REE=(17.5×Wt)+651
Oxford	女,3～10 岁	BMR=(15.9×Wt+(210×Ht)+349)
	男,3～10 岁	BMR=(15.1×Wt)+(74.2×Ht)+306
	女,10～18 岁	BMR=(9.4×Wt)+(249×Ht)+462
	男,10～18 岁	BMR=(15.6×Wt)+(266×Ht)+299

注:BMR,基础代谢率;FAO,粮食及农业组织;Ht,身高(m);REE,静息能量消耗;UNU,联合国大学;WHO,世界卫生组织;Wt,体重(kg);Oxford,牛津。

每天的口服营养制剂可分 3～4 次服用,根据需要添加适量的水。一旦开始肠内营养支持则需要在 3～4 天内逐渐加量至目标量。临床实践中发现 EEN 同时可以添加适量的清汤,可在一定程度上改善患儿对肠内营养支持的依从性,但可能减少肠内营养的摄入量。需要监护人严密监督,以使患儿坚持 EEN 的治疗。

1) 肠内营养支持的大体流程

肠内营养支持在我国 IBD 儿童中仍没有被广泛使用,各个地区使用的制剂类型、途径、操作方法及持续时间方面也存在较大差异,维持缓解的方案也不尽相同。借鉴欧洲及北美等西方国家临床经验并在实施中进行个体化改进是当前工作的方向。根据 Whitten 等的研究及国际上几个较大 IBD 中心的肠内营养实施框架大体如下:

(1) 首先对确诊 IBD 的患儿进行营养风险筛查及评估,确定是否适合进行营养支持。

（2）根据患儿年龄、体重、疾病状态及营养状况计算并确定能量所需。

（3）肠内营养制剂主要分为要素膳、半要素膳、多聚膳。多聚膳与半要素膳、要素膳的诱导缓解率并无明显差异，但多聚膳成本更低且口味更佳，同时可明显减少鼻胃管置管率，而且在体重增加方面更有优势。所以在患儿胃肠道功能允许的情况下，推荐多聚膳作为首选方案。

（4）肠内营养支持的途径。大部分患儿可以选择直接经口，只有在经口不能满足能量需要或持续微量喂养时需考虑使用鼻胃管、鼻空肠管及胃造口置营养管。管饲主要是应用于不能口服或不能接受营养制剂口味的患儿。为了尽可能减少对患儿白天活动的影响，一般选择夜间鼻饲营养液，或者使用便携式微量泵输注。

（5）喂养剂量与速度。开始时应予以目标量的一半，逐渐加量，如果耐受可在 2～3 天内加至全量。比如目标量为 100 ml/h×20 h/d，开始的输注速度为 50 ml/h，之后可以根据患儿病情及耐受情况每 3～6 h 加 10 ml/h。如果已经加至目标量，但是患儿常诉饥饿，可以按照每天 5 ml/h 增加，直至饥饿感减轻。

（6）为改善营养制剂的口味，提高依从性，医用调味剂可以加入肠内营养制剂中。研究发现 EEN 期间可以添加少许碳酸饮料、冰块、清汤甚至茶和咖啡，也可以嚼口香糖，但都要限量。为了避免摄入过多甜味剂造成腹泻，给予的饮料需要适当稀释。虽然部分研究发现 EEN 期间 CD 患儿可以从正常饮食中摄入不大于 10％的能量，但尚未形成推荐意见，同时也不推荐摄入任何淀粉类食物。

（7）联合治疗。EEN 期间可同时使用相应的药物。常用的药物包括氨基水杨酸类、硫唑嘌呤、糖皮质激素，也包括生物制剂，如英夫利昔单抗。

（8）EEN 结束后引入正常饮食的时间窗没有统一的标准，1～12 周不等，大部分需要 1～3 周完全过度至正常饮食。主要的方法是在逐渐减少肠内营养支持的同时逐渐增加正常饮食的量，推荐每 2～3 天改变 1 次肠内营养支持与正常饮食的比例。EEN 结束后推荐的饮食方案也存在较大差异，以低纤维素、低脂、低敏饮食为主。

（9）EEN 结束后仍可以在正常饮食的基础上继续给予少量 EEN 制剂作为营养补充，不仅可提供更全面的营养，还可能对维持缓解有益。

（10）CD 并发症的营养支持。

① 肠梗阻：肠梗阻并非是肠内营养的绝对禁忌证。需要明确梗阻的原因（活动性炎症或纤维化），并了解有无肠狭窄。活动性炎症造成的完全性梗阻，

建议采用 EEN 联合药物诱导缓解。如果部分肠道恢复畅通可以管饲肠内营养，达不到全量的缺少部分需肠外营养支持补足，并逐渐过渡到 EEN。对于高位梗阻，可以置管至梗阻远端行 EEN，置管不成功时需要用 TPN 联合药物治疗，待肠道部分畅通后再尝试置管至梗阻远端行 EEN。低位梗阻时可行梗阻近端肠外置造口，而后给予肠内营养和药物治疗。诱导缓解后，可视情况选择内镜下狭窄部位扩张或手术治疗。纤维化所致梗阻、无营养不良者可直接手术治疗；合并营养不良但无急诊手术指征时，可先纠正营养不良再进行手术。

②腹腔脓肿和肠外瘘：腹腔脓肿和肠外瘘是 CD 严重的并发症。首先需要腹腔脓肿充分引流，合并营养不良者应给予营养支持并控制活动期炎症，营养状况改善后实施手术治疗。明确瘘管的解剖部位对制定肠内营养支持方案至关重要，低位肠瘘可以利用瘘口以上的肠管实施肠内营养支持；高位高流量肠外瘘可以收集漏出的消化液输入瘘口远端的肠道内，同时给予 EEN。如果脓肿可得到充分引流，肠内营养支持改善营养状况的效果优于肠外营养支持。但肠外营养支持能够减少瘘口肠液的流出量，并可能提高瘘口愈合率。

③肠内瘘：高位内瘘可以置管至瘘口以下的肠管进行 EEN；如果为肠-膀胱瘘及肠-阴道瘘，如能耐受也建议使用 EEN，但需选择少渣制剂。

2）并发症

肠内营养支持的并发症重在预防，严格遵守操作规范。肠内营养支持较肠外营养支持安全，但使用不当也可能发生严重的并发症，包括胃肠道并发症（腹泻、恶心、呕吐、腹胀）、代谢并发症（脱水、电解质紊乱、高血糖症）、感染并发症（吸入性肺炎、腹膜炎、鼻窦炎）及导管相关并发症（鼻咽黏膜损伤、PEG 造口旁瘘，喂养管堵塞、异位、导管错误链接等）。进行肠内营养支持前一定要进行严谨的营养风险筛查及评估，重度营养不良者在肠内营养初期应特别警惕 RFS。

3）疗效评估

营养支持期间建议进行动态营养评定和疗效评价，同时随疾病活动程度进行动态评价。营养状况的动态评定指标包括氮平衡和半衰期较短的指标，如前白蛋白等。氮平衡是可靠且常用的动态评价指标，建议有条件的单位在营养支持支持疗效评定时使用。

体脂和体细胞群较静态营养评定能更准确地反映患者营养状况和机体组成的动态变化。常用的机体组成分析方法为生物电阻抗法和双能 X 线吸收测量法。活动期 IBD 患者的 BMI 和血浆白蛋白水平可能正常，但体细胞群已经减少。

如果营养支持的目的(纠正营养不良或诱导 CD 缓解)已达到,可逐渐停用;营养支持不能奏效时,应积极查明原因,并更改治疗方案;维持缓解时营养支持可长期使用。

(1) 营养及代谢状况改善:研究发现,10 周或半年内 EEN 在促进身高增长方面有明显的优势。EEN 的另外一个优势就是改善身体的组成成分,即抑制蛋白质水解并促进蛋白质合成,增加瘦体重,并不像激素治疗后徒增脂肪的累积。接受肠内营养支持的 CD 患儿 REE 明显增高,检测血清 IGF-1 及胰岛素样生长因子结合蛋白 3(IGF-binding protein 3,IGF-BP3)表达水平明显升高,血清铁及白蛋白水平等营养指标亦明显升高。骨代谢异常的指标如 I 型胶原蛋白 C 端交联肽表达降低,而骨源性 AKP 表达升高。

(2) 疾病缓解与复发:研究发现,EEN 能够获得与糖皮质激素相同的诱导缓解率。首先,接受肠内营养支持患者的临床症状如腹痛、腹泻、呕吐、发热等缓解或消失,疾病活动指数下降。有效者使用 EEN 后 1 周炎症指标(如 CRP 等)就会明显改善,而达到临床缓解的时间一般在 11 天~2.5 周,还有部分患儿也可能会>2.5 周,所以一般推荐 EEN 3~4 周后评估是否达到临床缓解,若没有可考虑及时更改治疗方案。另外一项判断疾病转归最重要的指标就是肠黏膜愈合,主要通过内镜评分、病理评分来评判。不论何种剂型的肠内营养,肠黏膜愈合的比例明显高于糖皮质激素。研究发现,黏膜愈合是唯一一项可预判无激素治疗情况下未来 3~4 年内疾病不会复发的指标。一般 EEN 诱导缓解结束后需要转为免疫抑制剂维持缓解,而继续间断给予部分肠内营养支持+正常饮食维持缓解治疗的复发率明显降低。还可以延迟进一步治疗的需求(如激素、免疫抑制剂),并且可以持续提供全面的营养而促进生长发育。

(3) 肠内营养支持在诱导 CD 缓解方面较其他药物的优势:肠内营养支持诱导 CD 缓解的机制主要是其去除了致敏成分,提供全面的营养支持,降低肠道的通透性,抑制肠道炎症因子的合成,补充微量元素。另外还有很重要的一点:EEN 可以改善肠道菌群的微生态,抑制炎症反应。多项临床研究结果显示,EEN(不论是多聚膳、半要素膳还是要素膳)在诱导缓解率及降低疾病活动指数方面与糖皮质激素相当,甚至有研究发现 EEN 可以达到与抗肿瘤坏死因子(TNF)-α 生物制剂相当的临床缓解率,但是 EEN 在增加身高的体重及降低复发率方面更有优势。

  另一项研究发现,要素配方组的诱导缓解率明显高于糖皮质激素+美沙拉嗪治疗组(90%:50%,$P<0.01$),而且在疾病活动指数降低及内镜下评分缓解程度等方面的优势也很明显($P<0.01$)。使用 EEN 的 CD 患者肠黏膜愈合率明显高于糖皮质激素治疗的患者(74%:33%,$P<0.05$),同样镜下评分及组织评分明显优于糖皮质激素。EEN+硫唑嘌呤治疗的 CD 患儿身高增长异常的比例为 7%,而糖皮质激素+硫唑嘌呤治疗的 CD 患儿身高增长异常比例高达 43%($P=0.02$)。

  EEN 较其他药物固然有很多优势,可作为诱导缓解的单一治疗方案,但它仍不能胜任所有的情况。所以必要时 EEN 需要与美沙拉嗪、6-巯基嘌呤/硫唑嘌呤、氨甲蝶呤、英夫利昔单抗联用。而至于与哪种药物联用治疗效果更佳并没有确切的数据。无论诱导缓解阶段是否联用,但在 EEN 结束前加用免疫调节剂进行维持缓解需要尽早考虑。

  4)含特殊成分的肠内营养

  随着应用经验的积累和研究的不断深入,很多研究尝试在 EEN 基础上添加一些特殊成分,期望获得更好的治疗效果。如富含谷氨酰胺的多聚膳较普通多聚膳可更大幅度地降低 CD 的疾病活动指数,但在临床诱导缓解率方面并无明显差异;富含转化生长因子 β_2 的多聚膳在降低疾病活动指数及临床缓解率方面明显优于标准含量的制剂;在标准治疗方案基础上加用姜黄素可以降低疾病活动指数及镜下评分,同时还有延长维持缓解时间的功效。关于添加特殊成分的制剂尚处于初步研究阶段,尚不能形成有力的证据性推荐意见。

  5)肠内营养在维持缓解中的作用

  PEN 在诱导缓解的作用中不及 EEN,但用于维持缓解可能是一项不错的选择。PEN 的方式较多,常见的有夜间鼻胃管途径肠内营养支持结合日间正常饮食;或者每隔几个月给予 1 次短时间的鼻胃管肠内营养支持,期间可以正常进食;或者除了每日正常饮食之外,经口给予肠内营养制剂作为营养的补充。

  加拿大的一项研究发现,EEN 结束后继续给予夜间鼻饲肠内营养制剂 12 月后比单纯正常饮食的复发率更低(43%:79%,$P<0.02$)。另一项研究的方法是 EEN 结束后在正常饮食的基础上每 4 个月给予 1 次肠内营养支持,连续 1 年后发现,接受 PEN 患儿的身高,体重增长更快,疾病活动指数更低,激素使用率更低。还有日本的一项成人研究显示,通过各种方法诱导缓解成功的患者分别接受 PEN 和自由正常饮食,2 年后 PEN 干预的患者复发率明显低于正常

饮食的患者。

6) 儿童 IBD 的饮食管理

目前的研究发现,饮食可能与 IBD 的发病与缓解都有很大关系。多项研究发现,以蔬菜水果为主并富含 n-3 脂肪酸的饮食能够降低 IBD 的发病率,新生儿期母乳喂养可以降低 IBD 发病率。IBD 的患儿伴肠狭窄时选择肠外营养支持更安全,也可以给予少渣流质或半流质饮食,如果仅是炎症性狭窄,通过 EEN 治疗后可以获得完全缓解。因肠内营养治疗儿童 IBD 的优势明显,很多学者尝试将院内及家庭营养支持相结合,因家庭管饲肠内营养支持的可操作性差,口服依从性不高,一些口味更佳,更贴近正常饮食习惯的限制性饮食(不含麸质,乳制品,无麸质焙烤食品和面包,动物脂肪,加工肉,含乳化剂食品,罐装产品,没有包装的产品)开始出现,但是相关研究不多,此类饮食在诱导和维持 IBD 缓解方面的证据不足,暂不推荐应用。

我国将肠内营养支持应用于儿童 CD 的起步较晚,目前尚没有得到广泛使用。但即便是起步较早的西方国家,其应用现状也不容乐观。Levine 等随机调查了美国、加拿大、西欧和以色列的 167 个儿科医师,结果显示只有西欧地区 EEN 的使用率最高,为 62%;美国最低,仅为 4%。而造成使用率低的原因主要归结于依从性差,另外还有成本等原因。除了医生的因素还应考虑到患儿本人及其父母的因素。主要集中在对鼻胃管的恐惧心理,营养制剂口味较差,较长时间不能正常饮食等。但是考虑到激素治疗诸多的不良反应,很多人还是更倾向选择肠内营养支持。相关的报道阐述了 EEN 在改善生活质量和心理健康方面也有明显的优势。所以,临床实践中一方面需要培训医生坚定肠内营养支持的立场,另一方面充分与患儿及其父母交流沟通,这样才有希望提高儿童 IBD 接受 EEN 治疗的比例。

在临床实践中,要全面收集来自医生、患儿及其家属的反馈信息并不断总结经验,并与应用 EEN 的兄弟单位多交流,逐步形成统一又人性化的营养规则。同时需要建立由消化科医师、普外科医师、护士、营养师及心理医师组建的营养团队,打消患儿及家长的顾虑,纠正异常的心理状态,提高 EEN 的接受程度。

四、小肠淋巴管扩张症

原发性小肠淋巴管扩张症是一种罕见的疾病,是由先天性小肠内淋巴管发育异常导致淋巴回流受阻所致,所以主要在儿童期发病。1961 年,Waldmanin

报道了首个病例,随着胶囊内镜技术的开展,其诊断率不断提高。该病主要表现为腹泻、水肿、低蛋白血症、浆膜腔积液、淋巴细胞绝对数降低等。常伴有营养不良、生长发育迟缓、缺铁性贫血、低钙抽搐、免疫球蛋白降低(以 IgG 最明显)。

该病缺乏特异治疗方法,特殊饮食结构即高 MCT、高蛋白、低 LCT 饮食的营养支持是唯一长期有效的治疗方法,而且需要终身维持治疗。营养支持的目标是缓解临床症状,维持正常的血浆蛋白水平,降低营养不良的发生率,促进生长发育。因为 MCT 可以由小肠绒毛上皮细胞直接吸收入血,故高 MCT、低 LCT、高蛋白饮食是治疗原发性小肠淋巴管扩张症的关键,除此之外需动态评估患儿营养状况,适当补充维生素及微量元素。但是当患儿病程迁延或病情危重,合并严重营养不良、无法经口进食或进行肠内营养时,则需要给予静脉营养支持。一旦病情稳定可逐渐过渡至 EEN(可选择高 MCT 含量的配方奶),出院后可继续肠内营养支持,也可以选择上述特殊饮食。

五、胰腺炎

(一)儿童胰腺炎的临床特点及营养风险

一直以来,儿童胰腺炎被认为是罕见病,所以相比成年人胰腺炎的诊疗研究,儿童急性胰腺炎的研究很少,并且不能形成统一的临床指导意见。胰腺炎分为急性胰腺炎和慢性胰腺炎。在这两种情况下,营养物质的消化和吸收受到短期或永久的损害,极易导致营养不良。前者是全身炎症反应引起的急性代谢应激造成营养不良,后者则主要由疼痛、营养物质消化吸收不良引起。

对急性胰腺炎患儿来说,给予充足的液体和营养非常重要,但急性胰腺炎的营养策略仍存争议。很多年来,传统观点一致认为经口或肠内营养支持会刺激胰腺外分泌腺,继之发生自身消化。但是近些年越来越多的临床研究发现,早期肠内营养支持并没有造成更严重的临床并发症,也没有增加病死率。由于对成人研究相关数据认识的不足、成人与儿童之间的差异以及儿童急性胰腺炎临床营养支持经验的明显不足,临床上对儿童急性胰腺炎的营养支持仍存在分歧。而随着医疗技术的进步,儿童急性胰腺炎的诊断率不断上升,更需要对胰腺炎的临床营养管理意见。

(二)儿童急性胰腺炎的严重程度预判

急性胰腺炎主要分为轻中症胰腺炎和重症胰腺炎,轻中症胰腺炎一般为自限性过程,重症胰腺炎可能会导致多系统受累及多种并发症。临床工作中及时并准确地对急性胰腺炎患儿的病情做出判断对接下来的营养支持非常关键。根据现有的研究结果，只有重症胰腺炎及很少一部分轻中症但不耐受经口进食的胰腺炎患儿推荐早期使用肠外营养支持。实际工作中，儿童对自己病情的表述能力有限，查体配合程度低，疾病本身不断地转变和进展，肠内营养支持开始的时间窗很短等问题，使得拥有一个客观、高效且精准程度高的评判工具非常必要。疾病严重性评判有很多工具，但大部分是成人的，直接使用未免存在不匹配的风险。不过有一种儿童专用工具称为"儿童急性胰腺炎严重程度评分系统（PAPS）"，其特异度与敏感度均较高。

（三）营养支持的方式与时机

传统的观点认为需给予禁食、止痛、静脉补液，使胰腺得到充分休息，是缓解急性胰腺炎炎症反应的关键手段。该治疗方案是建立在减少胰腺外分泌腺分泌，避免自身消化的假说上的。而实际上，重症胰腺炎不仅累及胰腺，还累及全身各个系统，是一个类似于脓毒血症的全身过度炎症反应和高代谢状态的过程。既然是高代谢，就会有过度的营养消耗和营养不良，所以积极地营养支持可能是解决问题的关键手段之一。儿童胰腺炎患者对营养有更高的要求。首先不同的年龄基础代谢率不同，而且过长时间的禁食和营养的缺乏可能会导致长远期的不良后果，如营养不良和发育迟滞。儿童的脂肪和肌肉组织相对较少，应激状态下储备能量不足，所以不能像成年人那样耐受较长时间的禁食。由此可见，营养支持要比成人推荐方案更加积极才可以尽快纠正营养不良。

部分慢性胰腺炎患儿病情反复、病程长，因腹痛、进食恐惧、呕吐甚至继发性糖尿病等并发症，营养不良发生率更高，需要更加科学合理的营养管理。

1. 肠外营养支持

急性胰腺炎的肠外营养支持可在疾病早期提供充足的营养，还能够使胰腺获得充分的休息。早期研究发现，它可以降低重症胰腺炎的病死率，所以在临床上得到推崇并不意外。但是多项研究综合分析发现，肠外营养支持可能因增加感染而使临床病死率增高。重症胰腺炎的死亡是多因素的，肠道通透性增加引发的感染也是导致器官衰竭和死亡的重要原因。不可忽视的是，肠外营养支持虽然可以纠正氮平衡，但属于非生理途径补充，肠道细菌过度繁殖造成细菌移位，感染的机会增加。认识到肠外营养支持的风险，目前更倾向于将其作为其他营养方案治疗失败后的最后选择。

慢性胰腺炎的肠外营养支持主要应用在十二指肠狭窄继发性胃出口梗阻的

患者中。胰腺手术前有明显严重营养不良的患者如果不能使用肠内营养支持，则应使用肠外营养支持。

肠外营养支持的途径取决于临床实施肠外营养支持的时间长短。经外周静脉营养简单易操作，但是仅适用于短期使用者。中心静脉置管则需要在深度镇静或麻醉下才能进行。静脉营养支持的并发症与成人相似，但是代谢紊乱造成的长远期影响比成人更明显。

2. 肠内营养支持的优势与临床现状

随着临床研究的不断深入，越来越多的报道表明肠内营养支持是重症胰腺炎患者营养支持的首选。肠内营养支持不仅能够降低胰腺和胰腺外感染性并发症的发生率，而且还可以降低多器官功能障碍综合征的发生率、外科干预率和病死率。因此，除非肠内营养支持不能耐受，否则应避免使用肠外营养支持。只要患者的血流动力学稳定，肠内营养支持应尽早开展，最好在入院 24～48 h 内就开始。多项回顾性研究、RCT 以及 Meta 分析均显示，入院 24～48 h 内开始肠内营养支持不仅优于肠外营养支持，而且优于 48 h 后开展肠内营养支持，其优势主要体现在减少疼痛和镇痛药物的使用、降低食物不耐受的发生率及缩短住院时间等。这一"时间窗"的重要性也被 ASPEN 推荐。相对来说，慢性胰腺炎的肠内营养支持可能适用范围更加广泛，也更加容易被接受。只要口服营养支持没有效果时即可使用肠内营养支持。建议有疼痛、胃排空迟缓、持续性恶心或呕吐的患者通过鼻-空肠途径进行肠内营养支持。在需要肠道营养支持超过 30 天的情况下，应考虑置入空肠营养管。肽、MCT 可用于胰腺外分泌不足的患者。

除了常规肠内营养制剂，包括精氨酸、谷胱甘肽、核苷酸以及鱼油等免疫增强成分配方的肠内营养制剂也备受关注，但效果尚未能得到证实。有一项研究提出，在确诊急性胰腺炎的 24 h 内给予患儿生理需要量 1.5～2 倍的静脉输液量，结果发现早期给予更大剂量静脉补液并在 48 h 内给予肠内营养支持的患儿住院天数更少，因病情加重而转入重症监护室的比例更低。当肠内营养支持不能耐受或不能满足营养目标时，可以考虑肠外营养支持。而关于轻度胰腺炎饮食管理的研究表明，低脂饮食与去除油脂的清汤相比，不仅没有增加不良反应的发生率，还可以提供更高的能量，所以低脂饮食更有优势。目前尚未证明低脂饮食较正常饮食更有优势。

近年来，早期肠内营养支持在治疗儿童急性胰腺炎的地位逐年升高，但由于儿科相关研究数据的缺乏，业内仍有争议。就鼻胃管和鼻空肠管两种途径的选择而言，也存在分歧，主要还是考虑到鼻胃管的营养液会刺激消化道相关激素分泌，引起胰腺外分泌腺分泌增加，加重胰腺炎症反应与自身消化；鼻空肠管则相对更安全。而庄睿丹等人的研究及相关的 Meta 分析比较了急性胰腺炎患者鼻胃管与鼻空肠管肠内营养支持的差异，发现两者的食物耐受性、气道误吸、腹泻、腹痛加重和能量均衡等方面均没有显著差异。由于没有高质量的 RCT 为依据，所以没有证据建议为了使用鼻空肠管而延迟肠内营养支持，特别是在 48 h 内开始肠内营养支持有利于降低病死率。另外，由于儿童置管的依从性差，可能会意外拔管而导致多次重复置管，因而增加置管机械损伤和可能的心理创伤。此外，不少患儿家长认为鼻饲管可能比静脉营养置管的创伤更大，而且也比较顾虑鼻空肠管置管时的辐射暴露。

总之，儿童胰腺炎早期肠内营养支持的重要性逐渐被接受，但是由于缺乏强有力的临床证据支持，使得推广工作困难重重，故亟待开展大型前瞻性随机对照研究以提供临床治疗的证据参考。

（石杰如　黄　瑛）

 参 考 文 献

［1］中华医学会儿科学分会消化学组,《中华儿科杂志》编辑委员会. 中国儿童急性感染性腹泻病临床实践指南［J］. 中华儿科杂志,2016,54(7)：483－488.

［2］ Guarino A, Ashkenazi S, Gendrel D, et al. European Society for Pediatric Gastroenterology, Hepatology, and Nutrition/European Society for Pediatric Infectious Diseases evidence-based guidelines for the management of acute gastroenteritis in children in Europe：update 2014 ［J］. J Pediatr Gastroenterol Nutr, 2014,59(1)：132－152.

［3］徐罗佳,陈洁. 小儿慢性腹泻营养支持治疗分析［J］. 中国当代儿科杂志,2016,18(6)：511－516.

［4］ Critch J, Day AS, Otley A, et al. Use of enteral nutrition for the control of intestinal inflammation in pediatric Crohn disease ［J］. J Pediatr Gastroenterol Nutr, 2012,54(2)：298－305.

［5］ Duncan H, Buchanan E, Cardigan T, et al. A retrospective study showing maintenance treatment options for paediatric CD in the first year following diagnosis after induction of remission with EEN：supplemental enteral nutrition is better than nothing ［J］. BMC Gastroenterol, 2014,14：50.

［6］ Penagini F, Dilillo D, Borsani B, et al. Nutrition in pediatric inflammatory bowel disease：from etiology to treatment. a systematic review ［J］. Nutrients, 2016,8 (6). pii：E334.

［7］ 黄耿文,申鼎成. 意大利重症急性胰腺炎共识指南（2015）解读［J］. 中国普通外科杂志,2016,25(3)：313－317.

［8］ Szabo FK, Fei L, Cruz LA, et al. Early enteral nutrition and aggressive fluid resuscitation are associated with improved clinical outcomes in acute pancreatitis ［J］. J Pediatr, 2015,167(2)：397－402. e1.

［9］ Hashimoto N, Yotani N, Michihata N, et al. Efficacy of pediatric acute pancreatitis scores at a Japanese tertiary center ［J］. Pediatr Int, 2016,58(3)：224－228.

［10］ Isa HM, Al-Arayedh GG, Mohamed AM. Intestinal lymphangiectasia in children. A favorable response to dietary modifications ［J］. Saudi Med J, 2016,37(2)：199－204.

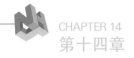

小儿肠衰竭的营养支持

掌握 短肠综合征和慢性假性肠梗阻的定义、临床表现和治疗原则。

熟悉 短肠综合征和慢性假性肠梗阻的并发症和治疗难点。

了解 短肠综合征和慢性假性肠梗阻的病因。

小儿肠衰竭的定义是由于肠道梗阻、动力障碍、外科肠切除、先天畸形或疾病相关的吸收障碍,导致正常饮食时蛋白质能量、水电解质或微量营养素不能维持患儿正常生长发育。肠衰竭的发病率还没有精确报道,欧洲成人估计是2/100万,儿科在发达国家NICU入院新生儿中发病率是7/1 000。其病死率各家报道不一,发达国家随着肠康复中心的建立,其病死率明显下降,总体报道在10%~40%。新华医院肠康复中心是5年前建立的国内儿科唯一的肠康复团队,由消化内、外科医师,营养师,临床药师,护士组成,到2018年底,该中心总的病死率是14%。小儿肠衰竭的主要病因是短肠综合征和慢性假性肠梗阻(肠动力问题),下面分别描述。

一、短肠综合征

短肠综合征(SBS)的全球发病率尚无准确资料。据报道,加拿大新生儿SBS的发病率在活产儿中估计是24.5/10万,英国SBS年发病率估计为(2~3)/100万,其中半数是儿童,我国的儿科SBS发病率未见报道。随着国内医疗水平与经济水平的提高,临床上儿科SBS的病例数日益增多。为了提高这些患儿的生存率,积极促进剩余小肠的代偿,合理的营养支持非常重要,但相关并发症也较难处理,本章将对其合理应用作一阐述。

（一）SBS 的定义

将儿科 SBS 定义为:由于小肠大部分切除、旷置或先天性短肠、小肠吸收能力障碍等,无法满足患儿正常生长发育的需求,需要肠外营养支持 42 天以上者。也有定义为需肠外营养支持 60 天或肠外营养支持 90 天。所以我们可以将儿童 SBS 分为轻型(需肠外营养支持 42～60 天)、中等程度型(需肠外营养支持 61～90 天)、严重型(需肠外营养支持>90 天)。由于不同年龄、不同原发病、不同部位残存肠管之间消化吸收功能差异较大,仅凭长度定义 SBS 并不理想,因此,近年来逐渐倾向于根据剩余小肠是否能满足肠内营养物质消化吸收来定义,而不再单纯依据长度。

SBS 患儿临床表现为严重腹泻、水电解质紊乱、体重丢失和生长迟滞。根据病史和肠外营养使用时间并不难诊断。由于 SBS 患者的生存率和生存质量取决于剩余小肠的代偿程度,而剩余小肠的代偿与其年龄、剩余小肠长度、部位、是否保留回盲瓣和结肠以及进食状况等因素有关,因此,应识别导致短肠的原发疾病,了解剩余解剖结构、营养状况,以此预测患儿肠康复潜能。

（二）儿科 SBS 的原因

由于导致儿科 SBS 的原因不同,剩余肠管的功能与预后亦存在差别,如腹裂与肠闭锁患儿剩余肠管的功能与代偿能力往往受损,因此,应注意识别原发疾病。临床上导致婴幼儿 SBS 常见的原发病如下:肠闭锁、NEC、肠扭转、腹裂。其他还包括全消化道型无神经节细胞症、先天性短肠等。儿童以肠扭转为主。

（三）SBS 按剩余小肠解剖结构分型

儿科 SBS 分为 3 型(考虑到小儿本身小肠不长,细分亚型意义不大):Ⅰ型为小肠造口型,Ⅱ型为小肠-结肠吻合型(无回盲瓣),Ⅲ型为小肠-小肠吻合型(保留回盲瓣)。

（四）治疗

以肠康复治疗为核心,促进肠内自主营养,允许脱离肠外营养支持的过程,通常由饮食、药物以及外科等多种方案、多学科共同完成。治疗的基本原则:①供给充足的营养以实现正常的生长发育;②促进剩余肠道代偿;③避免与肠切除和应用肠外营养支持相关的并发症。剩余小肠得到代偿是指在脱离肠外营养支持后,其肠道消化和吸收营养的能力可保证小儿正常生长和维持水、电解质平衡。本章主要聚焦营养支持及并发症防治等内容。

1. 评估

(1) 消化道功能评估：通过影像学方法评估剩余小肠长度，另可口服碳片了解碳片通过肠道的时间，以帮助预估肠内营养支持的耐受情况，评估消化吸收功能。

(2) 营养状况评估：连续地精确测量体重、身高/身长和头围变化极为重要。但是，在脱水、水肿等情况下，建议监测中上臂围和三头肌皮褶厚度。生化检测还包括肝肾功能、白蛋白、前白蛋白、血小板和 CRP 等感染指标等。

2. 分阶段治疗

(1) 第一阶段：急性期。

此阶段以肠外营养支持为主，尽早开始肠内营养支持，首要目标是稳定液体电解质平衡。在病情允许情况下，应尽早给予营养支持。肠内营养支持以微量喂养开始，逐渐缓慢加量。如是新生儿和婴儿 SBS 推荐母乳喂养，有利促进肠道代偿。术后早期往往伴随高胃泌素血症，需要进行抑酸治疗。肠道丢失量应额外补充液体和电解质溶液。

(2) 第二阶段：代偿期。

该阶段应逐渐提高肠内营养支持应用比例，并逐步撤离肠外营养支持，主要目标为促进剩余肠管的最大代偿能力。但应注意肠道耐受性，识别喂养不耐受，定期评估营养状况。由于 SBS 患儿肠道吸收情况不尽相同，当肠内供给热卡不能完全吸收时，逐步撤离肠外营养支持过程中不可按增加的肠内营养热卡等量减少。代偿期可持续数月或数年，直至剩余肠管达到最大代偿能力。

(3) 第三阶段：稳定期。

剩余肠管的代偿能力已接近极限，以撤离肠外营养支持为起始点，由肠内营养支持提供全部热卡所需，逐渐增加经口摄入量与种类。现有报道中，小儿 SBS 最终能获得肠道代偿，保留回盲瓣者中，剩余小肠长度最短仅 10 cm；无回盲瓣者中，最短为 15～38 cm。加强定期随访，监测营养指标，主要目标为减少 SBS 远期并发症的发生。

3. 营养支持

(1) 肠外营养支持：推荐 PICC 或 CVC 途径。需长期肠外营养支持者建议予以非单一大豆油来源的脂肪乳剂。根据相关文献推荐：当肝功能受损时，建议采用含鱼油的脂肪乳剂。营养液应含有各种维生素和微量元素，以及钠、钾、氯、钙、镁、磷、铁等。对于回肠末端切除的患者,应特别注意补充维生素 B_{12} 和脂溶性维生素(A、D、E、K)。

热卡需求:参考由 ESPGHAN 和 CSPEN 儿科学组专家共同修订的 2016 版儿科肠外营养指南(《中华儿科杂志》2018 年 12 期),当肠内营养摄入不足,予以部分肠外营养时,理论上应补充的热卡计算公式为:肠外营养所需热卡=(1-肠内营养摄入热卡/肠内营养推荐热卡)×肠外营养推荐热卡。然而,由于 SBS 患儿肠内营养吸收的热卡较正常肠功能的婴儿要低,且个体差异大,因此,肠外营养的实际供给量需要高于计算值,以保证良好的体重增长为目标。

肠外营养各成分推荐量、常见并发症和监测详见 2016 版儿科肠外营养指南。

(2) 肠内营养支持:肠内营养支持是 SBS 治疗的重点,合理的肠内营养支持可促进肠康复,尽早脱离肠外营养支持,缩短住院时间。肠切除术后确认不存在禁忌证的情况下,应尽早开始肠内营养支持。推荐微量喂养(婴儿喂养量为 $12\sim25\ ml \cdot kg^{-1} \cdot d^{-1}$,持续 $5\sim10$ 天),以充分利用剩余的肠道,促进其代偿。SBS 治疗早期,采用持续滴注并以 1 ml/h 的速度增加可改善对肠内营养支持的耐受,减少渗透性腹泻。当持续滴注的肠内营养热卡达到 50% 所需能量的情况下,可考虑过渡至间歇喂养,包括尽早开始少量经口喂养。完全管饲者也应辅以非营养性吸吮。管饲超过 3 个月者,应考虑予以经皮胃造瘘喂养。

婴儿 SBS 患者应鼓励母乳喂养。当母乳不可用或母乳不耐受时,可根据胃肠道耐受情况,合理选择要素配方、半要素配方或整蛋白配方。固体食物添加取决于年龄、肠切除术式、保留功能肠段的长度及患儿健康状况。6 月龄(早产儿根据校正月龄)可考虑开始添加固体食物,为防止腹泻建议每次少量给予。

肠内营养过程中,需每天记录呕吐、腹胀、排便量、大便 pH 值以及还原糖测定,及时识别喂养不耐受:①呕吐(超过每天 3 次或者超过每日肠内摄入量的 20% 称为过量,表示不耐受);②每日排出粪便或造瘘量超过 $50\ ml \cdot kg^{-1} \cdot d^{-1}$,或出现便血、脱水、体重降低的情况。此时应及时减少肠内营养量与输注速度。

有研究指出,膳食纤维可改善肠内营养的耐受性,在结肠存在的情况下可考虑使用,但应注意粪便或造瘘口排出量。

(五) 并发症与随访

SBS 治疗与随访过程中,需密切监测相关并发症,最重要的 2 个并发症为导管相关并发症和肠外营养支持相关性肝病(见表 14-1)。为减少 SBS 治疗过程中并发症的产生,建议 SBS 一旦诊断,过了急性期应尽早转诊至有经验的治疗中心进行肠康复治疗。

表 14-1 短肠综合征相关并发症

中心静脉导管相关并发症	静脉栓塞 导管相关血流感染
肠外营养支持相关性肝病	胆汁淤积 脂肪性肝炎 纤维化/肝硬化 肝功能衰竭 胆石症 胆囊炎
代谢性并发症	水和电解质失衡 微量元素缺乏/中毒 D-乳酸性酸中毒
代谢性骨病	
肾脏并发症	肾结石 高草酸尿症
小肠细菌过度增殖	
胃肠道	消化性溃疡

1. PNALD

其病因至今不明,相关因素包括高热卡摄入、感染、植物固醇摄入过多、应用肠外营养支持时间长、腹部外科手术次数、肠动力障碍等。一般来讲,肠外营养支持超过 3 个月的 SBS 患儿,会有肝损害表现,早期可有胆汁酸升高、直接胆红素升高和 ALT、AST 升高等,绝大多数停用肠外营养支持后可以回到正常。一旦出现肝功能损害,建议脂肪乳剂采用含鱼油的脂肪乳剂,剂量可以减至 $1\,g\cdot kg^{-1}\cdot d^{-1}$,肝功能大多可以减轻或好转,但少数不能脱离肠外营养支持的严重 SBS 患儿有可能出现肝硬化及肝功能衰竭。欧美国家建议这些情况下做肝肠联合移植。

2. 导管相关的感染

长期肠外营养支持导管的护理尤其重要,无论是 PICC 导管还是中心静脉导管,都有发生导管感染的可能,一般发生率是每应用导管 1 000 天发生 1~3 次,主要致病菌是葡萄球菌,包括金黄色葡萄球菌和表皮葡萄球菌,此外还有肺炎球菌和大肠杆菌等。一旦诊断导管相关感染,需拔除导管和应用合适抗生素2周。

建议营养专科门诊随访,进行营养评估和生长发育监测,包括身高/身长、体重、头围、中上臂围及皮褶厚度等;并检测总蛋白、前白蛋白、CRP、血红蛋白、电解质、微量元素、25-OH 维生素 D;必要时监测铁蛋白、视黄醇结合蛋白、叶酸、维生素 B_{12} 等。

二、慢性假性肠梗阻

假性肠梗阻是指肠道无法推动内容物前进,但是并不存在机械性梗阻情况。如果出生时即发病,症状需持续 2 个月以上,否则需持续 6 个月以上才可以诊断为慢性假性肠梗阻(chronic intestinal pseudo-obstruction,CIPO)。所有患者均累及小肠,而食管、胃、十二指肠、结肠在部分患者也受到影响。本病较为罕见,但是病情严重,患者往往不能维持正常的经口营养,并造成严重营养不良,儿科病患中约 15%最终出现肠功能衰竭。儿科 CIPO 患者的病情较成人患者更加严重,在 1 岁之内的病死率也极高,总病死率 10%~40%。

（一）病因

虽然少数成人 CIPO 病例明确继发于代谢性疾病(如糖尿病)或自身免疫性疾病(如系统性红斑狼疮),但儿科病患主要为先天性,并常常累及膀胱等肠道外器官。本病多为散发病例,但有常染色体显性、常染色体隐性及 X 连锁遗传的报道。随着全外显子扫描等基因技术的发展,许多 CIPO 亚类已找到部分相关基因,如 ACTG2 与巨膀胱小结肠肠蠕动不良综合征(megacystis microcolon intestinal hypoperistalsis syndrome,MMIHS)密切相关。

临床上对于病因的诊断一般依赖于病理结果,而肠壁全层活组织检查有助于正确诊断 CIPO 及其病理损害。CIPO 为肠道动力异常疾病,因而所有影响收缩功能的因素均可能引起 CIPO。CIPO 的主要病理基础包括神经病变、平滑肌病变、间质细胞(ICCs)病变以及炎症细胞浸润等,他们可以单独或混合存在。神经病变无论在成人还是儿科 CIPO 中均更常见,但是平滑肌病变所造成的CIPO病情更加严重。

根据 2010 年 Gut 上发表的肠道神经肌肉疾病病理分类,先天性 CIPO 的主要病理改变包括无神经节细胞、神经节细胞减少、神经退行性变、固有肌层结构异常和平滑肌退行性变性、也有可能出现 B 型肠神经元发育不良(intestinal

neuronal dysplasia，IND)、神经化学物质异常、神经元不成熟以及 ICCs 异常。
而继发性 CIPO 的病理改变有神经、肌肉的退行性改变，以及炎症细胞造成的神
经和肌肉损害。该指南对于上述每个病理改变都有详细的数量或质量上的标
准，比如 IND 必须符合 HE 或 LDH 染色；25 个黏膜下神经节中，超过 20% 出现
8 个以上的神经元；而且这仅仅是病理形态，并未纳入疾病范畴。

（二）临床特点

儿科 CIPO 患者大多在出生或 1 岁之内发病，但许多患儿在产前已经出现
征象，在孕晚期即可出现极度扩张的肠段。如果合并有泌尿道病变，产前超声或
MRI 都可以发现巨大的膀胱，严重病例合并输尿管扩张及肾盂积水。患儿如果
出现反复感染、发热、全身麻醉等均是病情恶化的因素，合并泌尿道病变、肠旋转
不良、SBS、肌源性 CIPO 等，则提示预后不良。虽然主要为肠梗阻症状，但是肠
道细菌过度生长后，患者常常出现便秘/部分梗阻和腹泻交替出现。由于往往接
受过多次手术，肠粘连等并发症会造成的机械性肠梗阻在 CIPO 患者中也要警
惕。造成死亡的主要原因是长期静脉营养支持、手术并发症、肠道细菌过渡生长
后的感染性休克等。

（三）诊断

诊断 CIPO 的主要依据为临床病史，并结合影像学资料。对于 CIPO 疑似
病例，必须要先排除肠道器质性梗阻，并探究可能的致病原因以及存在的并
发症。

影像学检查是诊断 CIPO 最重要的检查之一。腹部平片可以见到典型的肠
梗阻征象，如扩张的肠段伴多个液平。所有患者建议行全小肠显影(small bowl
follow through，SBFT)，除了可以排除机械性梗阻，还可能发现肠旋转不良或
传输速度减慢现象，但是不能用造影来作为判断传输速度的依据。CT 及 MRI
则可以排除是否存在肠道外部压迫情况，多排螺旋 CT 和肠道 MRI 检查能更有
效地评估肠壁和粘连情况。当患者出现泌尿道症状时，应该进行静脉尿路造影
明确是否合并泌尿系统问题。

食管和结肠测压可以评估病变范围，直肠测压及直肠活检对排除巨结肠意
义重大。小肠测压可以区分器质性或功能性梗阻，并且有助于区分病理机制，所
以所有怀疑为 CIPO 的患儿均应该进行小肠测压。持续时间不等的不协调性收
缩提示为神经源性 CIPO，而基础运动模式的整体节律正常，但是压力波幅明显
下降是肌源性 CIPO 的特点，小肠机械性梗阻则表现为长时间同步收缩或簇状

爆发性收缩波。

实验室检查方面,CIPO 患者除了要定期检测肠衰竭患者常规监测的营养学、肝功能指标外,炎症指标及抗神经自身抗体的检测有助于明确某些继发性 CIPO 的原因。

CIPO 患者进行病理检查时,如有可能应尽量取得扩张肠段及非扩张肠段的肠壁全层活检。除了常规染色之外,针对神经、肌肉、炎症及 ICCs 的免疫组化检查也是非常重要的。

(四)治疗

CIPO 的治疗目前仍是一个难题,缺乏有效、特异的治疗手段。治疗目标为改善营养状况,缓解症状,防治感染;如为继发性,则积极治疗原发病;而提高生活质量是最主要的目标。儿科病患正处于生长发育阶段,而且随着营养状况的改善,部分患儿的肠道动力情况有所改善,所以营养支持可能是最重要的治疗手段。

1. 营养支持

儿科 CIPO 患者营养不良情况较成人更加严重,所有患儿都应该由营养医师进行营养评估,营养支持原则和其他肠衰竭相似。肠内营养支持对于肠道动力仍有部分功能的患儿来说是首选,但是如果病变累及大部分小肠时,肠内营养支持很难耐受,此时肠外营养支持至关重要。但是要注意长期使用全肠外营养支持可能出现的肝功能损害、导管相关并发症、胰腺炎等严重并发症。特别是当患者<2 岁、有肌源性病变、合并 SBS 时,并发症风险会增加。国外近年来开展的家庭肠外营养支持明显提高了患者的生存概率,并且未降低患者的生活质量。

2. 药物治疗

CIPO 药物治疗的目的是控制症状,避免并发症。由于 CIPO 的核心问题是肠道动力的降低,所以临床经常使用促动力药物来改善肠道动力,但是可能发病机制不同,所有的药物均仅在散在病例里有效。红霉素是儿科常用的促动力药物,它能特异性激动近端胃肠道胃动素受体,进而促进胃窦收缩及胃排空。但是红霉素仅在少数病例中有效,并且易出现快速耐药现象。其他药物如新斯的明、多潘立酮、奥曲肽等药物整体效果不佳。文献记录在儿科 CIPO 中唯一较有效的药物为西沙必利,然而由于肠外不良反应明显,目前国内儿科并无应用。所以有限的研究资料使得目前儿科 CIPO 并无推荐用药。

儿科 CIPO 防治肠菌过度生长非常重要,推荐使用周期循环抗生素疗法来治疗或预防。激素类或其他免疫抑制药物在确诊为炎症性神经炎所致的 CIPO 患者中推荐使用。

3. 手术治疗

手术治疗在 CIPO 治疗中效果有限,甚至可能加重病情,所以必须经过谨慎严格筛选的患者才能考虑手术治疗。特别如果伴有巨大膀胱患者,手术更要谨慎。儿科 CIPO 患者的手术目的主要是排除机械性梗阻,明确病因,缓解症状,开放肠内营养支持通道以避免肠外营养支持并发症。由于 CIPO 病变一般累及整个消化道,所以很少有患者能从肠切除术中获利。为防止肠衰竭和肠外营养支持并发症,以及为日后肠移植保留腹腔容量,应严格避免切除小肠。如果进行手术,应该进行肠壁全层活检以帮助明确病理基础。

胃/空肠造瘘及肠道造瘘可以有效降低腹胀、呕吐,并且提供一个可能的肠内营养支持途径。腹胀减轻后可明显改善消化道运送能力,从而降低住院率和手术率。国外资料显示,虽然近年来移植技术不断发展,但目前 CIPO 病患在小肠移植或多器官联合移植后,5 年生存率仍然只有 50% 左右。可能是移植前的各种情况影响了移植后生存率,所以移植中心在这些患者出现威胁生命的并发症之前,就应该彻底仔细地评估各个病例。

4. 其他治疗

胃肠起搏、肉毒杆菌毒素、针灸、草药等其他一些治疗方案目前无研究证明,仅有少量病例报告,仍属于经验治疗。

综上所述,儿科 CIPO 的诊治需要多学科的合作;产前、产后仔细检查,防止误诊、漏诊;严格手术指征,防止不必要的手术,术中尽量取得全层活检;进行个体化的营养支持等;最终提高患者的生存率和生活质量。

（蔡　威）

 参考文献

［1］Wales PW，Christison-Lagay ER. Short bowel syndrome：epidemiology and etiology［J］. Semin Pediatr Surg，2010，19(1)：3 - 9.

［2］Olieman JF，Penning C，Ijsselstijn H，et al. Enteral nutrition in children with short-bowel syndrome：current evidence and recommendations for the clinician［J］. J Am Diet Assoc，2010，110(3)：420 - 426.

［3］ D'Antiga L，Goulet O. Intestinal failure in children：the European view［J］. J Pediatr Gastroenterol Nutr，2013,56(2)：118－126.

［4］ Wales PW，de Silva N，Kim JH，et al. Neonatal short bowel syndrome：a cohort study［J］. J Pediatr Surg，2005,40(5)：755－762.

［5］ Quirós-Tejeira RE，Ament ME，Reyen L，et al. Long-term parenteral nutritional support and intestinal adaptation in children with short bowel syndrome：a 25-year experience［J］. J Pediatr，2004,145(2)：157－163.

［6］ De Meijer VE，Gura KM，Meisel JA，et al. Parenteral fish oil monotherapy in the management of patients with parenteral nutrition-associated liver disease［J］. Arch Surg，2010,145(6)：547－551.

［7］ Miller M，Burjonrappa S. A review of enteral strategies in infant short bowel syndrome：evidence-based or NICU culture［J］. J Pediatr Surg，2013,48(5)：1099－1112.

［8］ Lauro A，De Giorgio R，Pinna AD. Advancement in the clinical management of intestinal pseudo-obstruction［J］. Expert Rev Gastroenterol Hepatol，2015,9(2)：197－208.

［9］ Billiauws L，Corcos O，Joly F. Dysmotility disorders：a nutritional approach［J］. Curr Opin Clin Nutr Metab Care，2014,17(5)：483－488.

［10］ Lu W，Xiao Y，Huang J，et al. Causes and prognosis of chronic intestinal pseudo-obstruction in 48 subjects：A 10-year retrospective case series［J］. Medicine (Baltimore)，2018,97(36)：e12150.

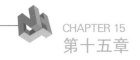

CHAPTER 15
第十五章

外科消化道疾病围手术期的营养支持

学习目的

掌握 小儿消化道手术的特点以及围手术期营养支持的必要性。

熟悉 围手术期营养支持的指征、技术要点。

了解 各种小儿消化道手术围手术期营养支持的方法。

消化道是人体食物消化、营养吸收的器官,也是人体的内分泌、免疫器官,更是人体应激反应的中心器官,因此消化道外科疾病与机体营养和代谢关系最密切。在机体遇到手术、创伤等应激刺激时,更要保护、利用好消化道功能。合理的围手术期营养支持可以改善患者的营养状况,减轻患者分解状态和瘦体重组织丢失,帮助患者安全度过手术创伤所致的应激反应,满足术后营养需求,维持机体有效的代谢和器官、组织功能,降低术后并发症的发生率。本章从小儿消化道外科疾病的特点、围手术期营养支持的益处、如何在术前和术后进行营养支持等方面介绍外科消化道疾病围手术期营养支持,希望促进临床技术的提高,使患儿获益。

一、围手术期机体状态

围手术期是指从患者决定需要手术治疗开始至完全康复的全过程,包括术前、术中和术后 3 个阶段。小儿围手术期营养不良发生率为 $18\% \sim 60\%$,其中消化道疾病占多数。围手术期发生营养不良的原因很多,可分为原发性营养不良和继发性营养不良,前者主要是营养素摄入不足、营养素吸收不良以及疾病状况所致;后者则由于手术创伤应激、炎性反应以及疾病等因素导致分解代谢和机体自身组织消耗增加,从而产生营养不良。食物摄入不足是消化道手术患儿营养不良最常见的原因。疾病造成无法正常进食或进食不足,术前禁食时间过长、手术创伤使肠壁通透性增高、肠道上皮绒毛萎缩,发生消化、吸收不良和肠屏障功能受损,术后较长时间无法正常进食均可影响营养物质的摄入。手术创伤可引起机体的应激反应,激素、血液、代谢及免疫系统随之发生变化以维持机体内稳态,动员能源储备物质(糖原、脂肪、骨骼肌)来为代谢过程、组织修复、免疫反应、蛋白合成提供能量。大量临床研究结果显示,围手术期营养不足不仅损害机体组织、器官的生理功能,而且术后并发症(包括感染、吻合口瘘等)的发生率、病死率升高,ICU 停留时间及住院时间延长,医疗费用增加,影响患者的临床结局及生活质量。

消化道是人体食物消化、营养吸收的器官,也是人体的内分泌、免疫器官,更是人体应激反应的中心器官。消化道手术以后,胃肠道在一段时间内处于麻痹、功能障碍状态,肠管受到手术创伤、肠绒毛倒伏、肠屏障受损、肠壁纤维增生修复形成暂时性粘连,再加上有肠道吻合口,因此外科疾病中的消化道疾病与机体营养和代谢的关系最密切,在机体遇到手术、创伤等应激刺激时,更要保护、利用好消化道功能。

二、围手术期营养支持与加速康复外科

营养支持是围手术期处理的重要组成部分,合理的围手术期营养支持可以改善患者的营养状况,减轻患者分解状态和瘦体组织丢失,帮助患者安全度过手术创伤所致的应激反应,满足术后营养需求,维持机体有效的代谢和器官、组织功能,降低术后并发症发生率。最近一项 Meta 分析纳入 15 项 RCT 共 3 831 例手术患者,结果显示,围手术期营养支持能改善营养不良患者的临床结局,包括降低并发症发生率和缩短住院时间。近年来,随着临床营养支持研究理论和技术的进步,围手术期营养支持无论在适应证选择、临床实施以及疗效评价上均有较大进展。

现代加速康复外科的理念要求采用有循证医学证据的一系列围手术期优化处理措施促进患者康复,包括术前预康复、术前肠道准备优化和减少禁食时间、微创手术、术后早期进食、术后镇痛等措施。其中围手术期营养支持是最重要的内容之一,包括术前营养评估和营养支持,术后早期肠内营养支持等措施,目的

是减少创伤应激代谢、减少并发症,达到患者快速康复、缩短住院时间的目的。任何临床治疗成功与否取决于患者是否从该治疗中获益。尽管营养支持并不能完全阻止和逆转手术应激状态下的分解代谢和机体自身组织的消耗,但通过正确甄别需要围手术期营养支持的患者,合理、有效地提供合适的营养底物,选择正确的营养途径和时机,联合应用肠外与肠内营养支持以满足机体对热卡和蛋白质的需求,应用合适的药理营养素等措施,可改善手术患者的营养状况,降低手术应激造成的分解代谢,提高围手术期的营养支持疗效,从而改善临床结局,使患者受益。临床上许多消化外科患者围手术期存在营养风险或营养不良,不仅损害机体组织和器官的生理功能,而且增加了手术风险及术后并发症的发生率和病死率。因此,及时改善围手术期患者的营养状况,已成为降低术后并发症发生率及提高疗效的重要手段。

围手术期的营养除了人体的整体营养外,还有肠道营养的问题。肠道营养只能通过肠内营养支持来解决,肠内营养支持具有促进肠道运动,减少肠管间粘连,刺激消化液和胃肠道激素分泌,改善胃肠道血液循环,促进吻合口愈合,保护黏膜屏障,增强机体对细菌和内毒素的免疫,减少细菌移位,减少肠源性感染等益处。

三、小儿消化道手术的特点

小儿消化道手术从手术时机上分为急诊手术、限期手术和择期手术。急诊手术包括各种小儿急腹症如消化道穿孔,各种原因导致的肠梗阻,各种类型的消化道发育畸形如肠闭锁、十二指肠梗阻、胎粪性腹膜炎,各种原因引起的肠坏死等;限期手术如婴儿肥厚性幽门狭窄、胆道闭锁等;择期手术如先天性巨结肠,先天性胆总管囊肿,先天性肛门闭锁造瘘后二期、三期手术,各种原因肠造瘘后的关瘘手术等。从年龄特点上可以分为新生儿期手术、婴幼儿期手术和儿童期手术。不管是急诊手术、限期手术、择期手术或是不同年龄阶段的手术,术前都应进行营养风险筛查和评估,为围手术期的营养支持提供指征,为合理、恰当的营养治疗奠定基础。

小儿消化道外科中有部分患儿患有胃肠道功能障碍,主要是因为消化道先天性发育异常造成梗阻近端肠管扩张、肥厚、动力障碍,由于消化道近端的功能异常导致患儿长期不能经口进食,需要长期肠外营养支持。对这部分患儿更要注意围手术期营养支持。

四、术前干预

目前对消化道手术患儿术前的营养问题重视还不够,大多数在术后出现相关并发症时才考虑到营养问题。现代医学的发展,尤其是加速康复外科理念的提出,使人们对术前的营养处理有了新的认识。大量研究证据表明,18%~60%的小儿外科患者术前存在营养不良,因此有必要在术前首先进行营养风险筛查,继而对有营养风险的患儿进行全面的营养评估和合理营养干预,才能保证规范、安全、有效、及时地进行营养支持治疗。对存在营养风险或已有营养不良的患儿,营养支持不仅能补充热量、促进正氮平衡,还可调节机体的免疫功能,使机体进行正常或接近正常的代谢,降低术后并发症的发生率。

(一)择期消化道手术

许多研究结果表明,术前1~2周的营养支持对重度营养不良患儿临床结局的改善尤为明显,说明营养不良高风险患儿能从围手术期营养支持中明显获益,也预示着对于有高度营养不良风险的患儿,立即手术并非最佳选择。因此,对择期消化道手术的患儿,如术前有条件、有时间进行营养调理,推荐进行营养风险筛查,对有营养风险的患儿进行营养评估,并对存在高营养风险或营养不良的患儿制定营养支持计划。营养状况良好或无营养风险的择期手术患儿一般可以耐受手术创伤,术前无需营养支持。对于营养风险小且手术创伤较小的患儿,如手术后早期就能够通过消化道进食,同样也不需要术前营养支持。而对营养风险高、重度营养不良或中等程度营养不良并将接受大手术、术后应激状态严重的患儿,术前要给予合适的营养干预,以改善蛋白质的量和内稳态以及器官的功能和结构,使患儿以最佳的营养和生理状态迎接手术治疗,提高手术成功的可能性,降低手术风险。术前营养支持应持续1~2周。上述患儿即使因为术前营养支持而推迟手术,依旧会获益。营养支持的方法首先要想到优先利用消化道功能,如果胃肠道有功能,应该进行肠内营养干预,如果不能经口或肠内途径营养支持,则给予肠外营养支持。

(二)限期消化道手术

限期消化道手术术前虽然没有足够时间进行营养调理,但也需进行营养风险筛查和评定。有了营养状况的信息,将有利于术后的管理。对营养风险高的患者,手术的范围、难度与复杂性都必须加以考虑,以免影响手术成功率、增加术后并发症发生率,这也是"损伤控制性外科"(damage control surgery)理念、原则的拓展应用。外科急腹症具有发病急、进展快、病情危重等特点,由于疾病本身造成的进食障碍、应激反应,加之手术创伤、术后禁食等因素,其各项应激损伤水平及病理生理紊乱较择期手术更为严重,因此这部分患儿多合并严重营养不良或有潜在的高营养风险,从而导致住院时间延长、并发症多以及病程恢复慢等特点。急腹症患儿虽无充分条件进行术前营养支持,但术前对各项营养指标进行评估,可以更好地制定个体化的手术方式和术后的营养管理,以减少并发症的发生率和病死率。

（三）术前禁食时间问题

术前禁食时间问题虽不是直接的营养问题,但与机体营养代谢密切相关,也是加速康复外科管理模式的重要内容。传统的消化道手术患儿术前 12 h 内禁止摄食和饮水,其目的是确保患儿麻醉时胃排空以防止发生反流误吸以及肠内容物过多影响手术操作。而术前长时间禁食、禁水易导致低血糖、水电解质酸碱平衡紊乱,加重应激反应和内稳态失衡,促使机体蛋白质分解提前,增加机体自身组织消耗,不利于术后康复。术前避免长时间禁食和禁水可有效降低机体过早出现蛋白质分解和低血糖的发生率,有利于术中体液管理,减轻手术后的胰岛素抵抗。大量研究结果证实:将禁饮开始时间推后 2 h 并不增加误吸风险,因为在无排空障碍情况下流质饮食 60～90 min 即可排空。近年来,欧美国家的指南和专家共识提倡术前 6 h 可进清流质饮食,术前 2 h 可以给予口服葡萄糖液。对由于各种原因不能进食的患者,可以采用静脉途径给予葡萄糖液。

五、术中处理

术中虽然关于营养支持的手段不多,但是外科医生要考虑术后患儿营养支持的措施和方法,对术后营养支持的途径和方案做出必要的事先安排。如果患儿术后长时间不能经口喂养的,应该术中同时给予胃造瘘;如果胃、空肠等上消化道功能障碍导致术后长时间不能经口、经鼻胃管喂养的,要在术中放置经鼻空肠营养管或经腹壁穿刺放置空肠营养管;如果术后远端消化道得不到合理、有效使用时,必要时要做 Santulli 造瘘、Bishop 造瘘,或双腔造瘘以便术后应用远端肠道。这些手术都可以在术后最大限度地使用肠道功能,便于术后的营养管理。

术中要维持胃肠道的良好灌注,尽量减少阿片类药物的使用,控制性输液,竭力减少影响胃肠道蠕动、造成胃肠道水肿的因素,同时尽量减少术中肠道应激,包括采用微创手术,精细、轻柔操作,避免不必要的引流等。

六、术后干预

外科手术所致的代谢改变和生理创伤会使患儿营养状况恶化,再加上消化道手术后肠功能受到损害、长时间禁食,情况会更严重。营养不良会导致心、肺、肾、胃肠道等器官功能受损,降低机体免疫和肌肉收缩的功能,患儿容易出现感染性并发症。营养不良还会导致伤口愈合延迟,活动受限,手术恢复和住院时间延长,再入院概率升高,医疗费用显著增加。因此,术后营养支持是消化道手术围手术期管理中一项重要的环节,它涉及手术患儿创伤的愈合、感染的防治、肠道免疫屏障功能的恢复,可提高疾病的治愈率,缩短住院时间,改善患儿的预后。科学、合理的营养支持能够刺激胃肠道相关激素的分泌,促进胃肠道激素的合成和释放,保持肠黏膜的完整和功能的健全,并且能够维持肠黏膜的新陈代谢,帮助重要器官生理功能的恢复,改善患者的临床症状,同时提高免疫力。

术后营养支持的指征有:①术前接受营养支持的患儿,术后应继续;②严重营养不良的患儿或者急诊手术、限期手术患儿,术前未能进行营养支持,术后应进行;③术后估计超过 5 d 不能进食者;④术后出现严重并发症,需要长时间禁食,或存在代谢明显增加的患儿。

术后的营养支持方式有肠内营养支持和肠外营养支持。当肠道有功能时应选择肠内营养支持,当肠内营养支持提供能量不足时应加上肠外营养支持作为补充,当肠道没有功能或存在肠内营养支持禁忌证如肠梗阻、血流动力学不稳定、肠缺血坏死等情况时,应及早采用肠外营养支持。Wilmore 等提出肠道是外科应激的中心器官,使人们认识到应激时保护肠道的重要性。近年来,随着对肠功能认识的深入和肠内营养制剂的发展,肠内营养支持在外科营养支持中的地位日渐重要。所以只要没有肠内营养支持禁忌,消化道手术后可以实施早期肠内营养支持。术后早期肠内营养支持的重要性不仅仅是提供营养底物,更重要的意义在于促进肠道运动和功能恢复,降低机体高分解代谢反应、应激反应和胰岛素抵抗,减少炎性因子释放,促进合成代谢和机体恢复,维护肠黏膜屏障及免疫功能,防止肠道细菌移位,增强机体免疫功能,减少手术后感染并发症的发生,促进快速康复。大多数胃肠道手术后 6~24 h,胃和小肠的电生理活动及蠕动已恢复,这为消化道手术后的早期肠内营养支持奠定了理论基础,而长期禁食不仅不利于胃肠道功能的恢复,而且容易引起肠黏膜屏障功能损害。欧美国家在循证基础上的相关指南也推荐"术后尽早恢复经口喂养和术后早期营养"。尽管该理念在临床实践中逐步得到认同和实践,但传统的术后常规禁食的观念仍经常左右临床医师的决策,在实施时多会疑虑术后早期喂养可能伴发腹胀和吻合口瘘等并发症。对此,一项包括 1 173 例患者、13 个 RCT 的荟萃研究系统分析了术后早期肠内营养支持的可行性和临床意义,结论是:早期肠内营养支持减少吻合口裂开、腹腔脓肿、伤口感染的发生,但不良反应中呕吐的发生率有所增加,其他不良反应有腹胀、腹泻、胃排空延迟和反流性吸入。因此,早期肠内营养支持一般从小剂量开始,在耐受的前提下逐步添加至正常所需量。肠内营养支持可通过口服、经胃、经空肠途径供给。具体途径的选择则取决于疾病情况、喂养时间长短、患者的精神状态及胃肠道功能等,临床上应根据具体情况进行选择。正确的肠内营养支持途径可避免或减少可能出现的并发症。不耐受的常见症状是腹胀、腹痛、呕吐或胃潴留。若不耐受,可采取以下措施:①减慢肠内营养支持的速度;②改用含有可溶性膳食纤维的肠内营养配方;③如考虑消化吸收功能受损,可考虑换用深度水解配方或要素配方。如果怀疑胃排空延迟,需考虑减少镇静剂的应用剂量,更换肠内营养为低脂配方,减慢输注速率及给予促胃动力药物。同时要持续监测患儿营养相关指标,以此来对其营养状态变化进行准确的评估,及时调整营养支持方案。在肠内营养未能达到目标剂量时宜同时使用肠外营养补足。对于术后伤口感染、吻合口瘘等并发症也应密切监测,一旦出现须及时处理。

七、注意事项

虽然理论上术后 6 h 小肠蠕动已恢复,肠内营养支持是能接受的支持方式,但"术后 24 h 或 48 h 内开始肠内营养支持"并非对所有患儿都是"最合适"和"最好的"。若应用不当,反而会增加相关并发症或不良反应。因此,术后早期营养支持更应理解为因人而异地"尽早开始",根据患儿的年龄、疾病特点和需求有计划地渐进性实施,包括建立合适的营养途径、选择合适的营养方法、正确评估胃肠道的功能状态、反复尝试肠内营养支持开始的合适时间和对肠内营养支持的耐受性等。对确实不能耐受者,考虑肠外营养补充或改用肠外营养支持。

由于小儿消化道手术的相关疾病病种多,病情复杂多变,患儿年龄相差大,肠道功能状态各异,诸多因素会干扰营养支持的实施,所以在小儿消化道疾病围手术期营养实施过程中,不能机械照搬指南条例,而要根据患儿具体情况采取个体化治疗方案,将围手术期营养干预和管理视作一门"艺术",将指南、病情和临床经验"巧妙地剪裁和组合",促进接受消化道手术的患儿围手术期营养支持取得最好效果。

八、常见小儿外科消化道疾病的营养支持

（一）食管闭锁

先天性食管闭锁(esophageal atresia)与气管食管瘘是一种严重的先天性畸形,常伴有早产和(或)低出生体重,宫内发育不良,围手术期营养风险高。食管闭锁手术多是限期手术,术前可以先经外周静脉开始肠外营养支持,一旦有合适的静脉通路就开始经中心静脉的肠外营养支持,通常有 3 种途径：经临时的脐静脉导管、PICC 或直接放置中心静脉导管。

术中可以放置跨吻合口的鼻胃或鼻空肠喂养管,用于术后早期肠内营养支持,一旦出现吻合口漏,则可以空肠喂养。胃造瘘的应用主要限于长段型的食管闭锁需要随后进行食管再建、由于伴发疾病(如小下颌综合征)而出现吞咽功能差或存在其他喂养功能障碍的患儿。

术后 5～7 d 吻合口愈合良好时即可以开始经口喂养,喂养量不能满足生理需要量时要给予肠外营养支持作为补充。如果出现吻合口漏,应该停止经口喂养,进行空肠内营养支持,若事先留置了鼻空肠营养管则可以直接进行鼻空肠营养支持,如果没有留置鼻空肠营养管,可以经腹壁穿刺造瘘放置空肠营养管用于肠内营养支持,否则只能给予全肠外营养支持。

（二）肥厚性幽门狭窄

肥厚性幽门狭窄(pyloric stenosis)是婴儿期常见的消化道畸形,以幽门环肌增生肥厚和胃输出道梗阻为主要特征。诊断明确后应积极术前准备,尽早施行手术治疗。术前准备主要是纠正脱水、电解质紊乱,不能因为纠正营养不良而延迟手术。只要手术解除梗阻后能够正常进食,营养不良状况可自动恢复。术后喂养时机目前趋于一致：术后 6 h 可以先喂以少量糖水,若患儿没有呕吐,给予母乳或配方乳喂养并逐渐加量,体重和营养状况将在短时间内达到正常发育水平。如果术前重度营养不良需要追赶生长的,可以口服高热卡配方奶。

（三）先天性十二指肠梗阻

先天性十二指肠梗阻(congenital duodenal obstruction)主要包括环状胰腺、十二指肠闭锁和狭窄、肠旋转不良,都需要急诊或限期手术解除梗阻,恢复消化道通畅,所以术前给予营养支持的时间不多,只能在术后给予营养支持。这类先

天性肠梗阻由于功能问题，术后禁食时间往往比较长，多数超过 5 天甚至数周，因此可以在术中经鼻放置空肠营养管。无论是开腹手术还是腹腔镜手术，都可以经鼻放置空肠营养管，术后 24～48 h 开始给予早期肠内营养支持，开始泵注 5%葡萄糖液，患儿耐受性良好时泵注母乳或低渗透压深度水解配方奶，从 1 ml/h 开始，根据患儿耐受情况、腹部体征和排便情况逐渐增加奶量，能量不足部分可由肠外营养支持补充，直到肠功能完全恢复，开始经口喂养达到生理需要量为止。

（四）肠闭锁及胎粪型腹膜炎合并肠闭锁

肠闭锁（intestinal atresia）以小肠闭锁为多，结肠闭锁较少。小肠闭锁又可以分为空肠闭锁和回肠闭锁。手术的目的是解除梗阻、恢复肠道的连续性或建立肠道排空出口。所以手术方法分为闭锁盲端肠切除后一期肠吻合术、闭锁盲端肠切除后一期肠造瘘＋二期吻合术或闭锁盲端肠切除后一期 T 型吻合＋肠造瘘术（Santulli 造瘘或 Bishop 造瘘）。胎粪型腹膜炎是胎儿期消化道破裂穿孔造成炎症、包裹、腹膜炎，往往与肠闭锁伴发，手术方法与肠闭锁类似。由于闭锁近端肠管的扩张肥厚导致功能障碍，而过多切除又会造成剩余肠管长度过短甚至 SBS，所以肠闭锁手术后或多或少都会保留一部分近端扩张肠管，这就会在一定程度上影响肠道动力，造成功能性肠梗阻。患儿长时间不能经口喂养，需要长期静脉营养支持，而长期静脉营养支持又会引起胆汁淤积、肝脏损害、感染等并发症，因此还是需要利用肠道来解决营养问题。一期吻合者中，对于高位空肠闭锁，可以在手术时经鼻放置空肠营养管，头端过吻合口约 10 cm；对于中远端肠闭锁，经鼻放置空肠营养管有困难的，可以经腹壁穿刺将空肠营养管放到吻合口远端肠道。根据远端肠管质量在术后 48 h 或更长时间给予肠内营养支持。先从等渗的 5%葡萄糖液开始泵注，每小时 1 ml，然后根据患儿耐受情况改为母乳或低渗透压深度水解配方奶泵注并逐渐加量，直到近端肠管功能完全恢复，经口喂养量达到生理需要量。这样就能跨过有功能障碍的扩张肠管而将功能良好的远端肠管充分利用起来，逐渐减少直到最后停用肠外营养支持，避免肠外营养支持的并发症和经济花费。对一期肠造瘘患儿的营养支持将在下文中单独描述。对做一期 T 型吻合＋造瘘的患儿，其手术设计原理就是让部分肠内容物进入远端肠道而被消化吸收、利用。

（五）先天性巨结肠

先天性巨结肠（Hirschsprung's disease）是由于消化道远端肠神经节细胞缺

如导致便秘、腹胀的一种消化道发育异常。对短段型、常见型和部分长段型巨结肠多采取一期经肛门拖出巨结肠根治术或一期腹腔镜下巨结肠根治术。由于消化道远端缺乏神经节细胞导致病变肠管痉挛狭窄，出现便秘、腹胀甚至食欲不佳、呕吐等临床表现，久而久之患儿会出现营养不良。因此，先天性巨结肠患儿术前均应进行营养风险筛查和营养评估，对有高营养风险的患儿或者已出现营养不良的患儿，术前要给予1~2周的营养支持。这类患儿可以经过清洁回流灌肠或留置肛管辅助排便、缓解腹胀，因此多采用肠内营养支持。可以给予半要素配方或高热卡配方，目的是既要短期内纠正营养不良或给予营养储备，又要少形成粪便残渣。术前禁食时间不必过长，一般术前 6 h 停止固体食物摄入，术前 2 h 可以给予 5% 葡萄糖液 10 ml/kg 口服。术后第 2 天就可以经口喂养，早期可以选择半要素配方或高热卡配方，以后逐渐向正常饮食过渡。对于部分长段型巨结肠洗肠困难的、全结肠型巨结肠甚至全肠型巨结肠、合并严重小肠结肠炎的巨结肠、并发肠穿孔的巨结肠患儿，需要先行肠造瘘缓解症状、挽救生命，以后择期行二期巨结肠根治术。这类患儿造瘘后按照造瘘患儿的营养管理模式进行营养支持（见下文），在行二期根治手术前仍要进行营养风险筛查和营养评估，对有高营养风险的患儿或者已出现营养不良的患儿，二期术前要给予1~2周的营养支持。术后根据结肠切除多少决定营养支持方案。对只切除少部分结肠的患儿，基本不影响营养消化和吸收，不需要特殊的营养支持。对大部结肠切除、全部结肠切除甚至切除部分小肠的患儿，要重视术后的营养管理。大便过稀、次数多、长期慢性腹泻的患儿可以给予半要素配方或深度水解配方，用鼻饲推注或泵注方法，延长食物在肠道停留时间，减轻脑胃肠反射，增加营养消化吸收能力和程度。

（六）先天性肛门直肠畸形

先天性肛门直肠畸形（anorectal malformations）居消化道畸形第 1 位。一般来说，不管是造瘘分期手术的患儿还是一期肛门成形术的患儿，营养上没有特别需求。高位直肠肛门畸形的患儿，由于盆底肌肉和神经发育缺陷，术后可能出现大便失禁。对于这些患儿，饮食管理和肠道管理非常必要，饮食的考虑主要是提供足量的不吸收的纤维和足量的液体以保证每天、每次的排空。对于一些因各种原因治疗延迟、每天虽有排便但未能完全排出而出现腹胀、食欲不佳的患儿，往往存在营养不良，或者因合并其他畸形导致的营养不良，需要在围手术期给予营养支持，纠正营养不良。

（七）急腹症术后的营养支持

急腹症患儿发病急、进展快、病情危重，其各项应激损伤水平及病理生理紊乱较择期手术更为严重，因此多有潜在的高营养风险，从而导致住院时间延长、并发症多以及病程恢复慢等。急腹症患儿的营养支持只能在术后进行。术后第一阶段是维持生命体征和血流动力学的稳定，在此基础上，当肠道功能有所恢复、肠鸣音出现、肛门有排便排气后，可以给予微量或少量肠内营养以保护肠黏膜屏障、促进胃肠道运动、减轻肠道毒素吸收，能量不足部分由肠外营养补充。如果肠功能逐渐恢复至正常水平，则恢复到全量经鼻饲喂养或经口喂养，如果患儿不耐受肠内营养支持，则应减量甚至停止肠内营养支持，由肠外营养支持来执行营养支持治疗。

（八）肠造瘘患儿的营养支持

肠造瘘是严重消化道疾病手术时进行粪流改道来挽救生命的一种手术方法。结肠造瘘患儿由于大部分营养物质已在小肠被消化吸收，因此其营养状况受影响不大。而小肠造瘘特别是中高位小肠造瘘，由于营养物质的消化吸收面积大幅度减少而出现严重营养不良和生长发育障碍，此外还使机体出现一系列其他病理生理改变：①大量肠液丢失于体外，引起脱水、电解质紊乱和酸碱平衡失调，严重时可导致周围循环和肾功能衰竭；②蛋白质大量丢失，且患儿因感染而处于高分解状态，如不补充营养，可出现营养不良，最终出现恶病质；③含有消化酶的肠液外溢，可引起瘘周围皮肤和组织的腐蚀、糜烂、继发感染。对中高位小肠造瘘的患儿，目前主张以肠内营养支持为主，肠外营养支持为辅，并逐渐摆脱肠外营养支持。高流量型小肠造瘘，经口喂养后经造瘘口排出的乳液和消化液会更多，更容易导致脱水、电解质紊乱和酸中毒，更影响营养吸收和生长发育。这样的患儿需给予鼻饲微泵泵奶，小婴儿可以选择母乳或低渗透压深度水解配方奶，幼儿或儿童可以选择半要素配方。这种营养液渗透压低，对肠壁微循环和肠腔内渗透压影响小，可以尽量避免渗透性腹泻。泵奶方式：一开始可以采用 24 h 持续泵注，用鼻饲泵奶而不是经口喂养，可以减轻脑胃肠反射带来的肠道快速蠕动，使食物在肠道内停留时间延长，同时减少胃肠激素和消化液的分泌，减少体液过多排泄。如果 24 h 持续泵注后造瘘口排泄量仍然较多而稀，需要减少每小时的泵注量，必要时可以应用山莨菪碱抑制肠蠕动，其他部分由肠外营养补充。如果 24 h 持续泵注后造瘘口排泄量减少，大便变稠厚，可以逐渐增加泵注量，或者改为每泵注 2 h 停 1 h。如果效果仍然好，改为每泵注 1 h 停 2 h，直至一次推注全奶量。患儿消化吸收功能良好，排泄量少，体重增加，营养指标改善。在泵注营养制品的同时，可以经肛门或远端造瘘口间断注入生理盐水、稀米糊、新鲜造瘘口排泄物或奶液，以保持远端肠管的使用并吸收一定量的营养素。

（九）胆道闭锁

胆道闭锁因疾病引起厌食、恶心、呕吐、饮食口感不佳以及住院相关的负面情绪等，易引起营养摄入量减少。因胆道闭锁术后胆汁分泌量较正常状态时少，肠腔内胆汁浓度低，Roux-Y 形成肠袢导致细菌过度增殖引起胆盐分解，对脂类及脂溶性维生素等营养素的消化吸收能力下降。胆道闭锁患儿由于胆汁淤积以及胆管炎、感染等并发症使机体代谢紊乱，使患儿处于高代谢状态，能量需求增加，所以其营养代谢处于异常状态：胆汁淤积，肝细胞和胆管细胞内胆盐浓度增高，增加细胞对机体内胰岛素的摄取，加快糖类的代谢，引起低糖血症；糖利用不足，蛋白质和脂类代谢增强，扰乱机体正常的能量代谢活动；糖异生过程对氨基酸的利用增加，蛋白质分解加速，发生蛋白质-营养不良；糖利用不良，促进脂类氧化，使脂类储备减少，外源性脂类利用减少，机体得不到补充；对必须脂肪酸吸收利用减少，引起长链多不饱和脂肪酸不足。有学者对 Kasai 术后的胆道闭锁患儿进行随访预后评估，发现患儿营养不良及生长发育迟缓与肝脏移植时间提前密切相关。而术后胆管炎的发生会加重营养不良，造成恶性循环，可能会使患儿需要肝脏移植的时间提早。因此要重视胆道闭锁术后患儿的营养管理，使患儿能够得到正常生长发育或接受以后的肝移植手术。提供给胆道闭锁患儿的营养制剂有如下要求：消化、吸收无须胆盐、胰酶帮助，提高脂肪利用；高能、高脂、高蛋白配方，提高机体合成代谢；渗透压低，易排空，耐受性好，避免腹泻；营养全面，含有不平衡氨基酸；能量密度高，快速改善营养状况；避免对肝功能进一步损害。总能量首先要满足机体的能量需求，需提供 110%～160%RDAs 的能量。

（1）糖类：占总能量的 40%～60%。由于糖利用不足和代谢速度加快，所以患儿易患低糖血症，要注意监测血糖。

（2）蛋白质供给：蛋白质是生长发育所必须，在没有出现肝性脑病、肝功能衰竭等严重并发症的情况下，不应该对蛋白质的供给过于限制，可以适当增加，以免引起蛋白质能量供应不足；BCAA 的应用利于负氮平衡的纠正，应该占总的氨基酸量的 10%。短肽是人体蛋白质的主要吸收形式，利用率高，能快速纠正负氮平衡。

（3）脂类：患儿对 LCT 的消化吸收能力受损，MCT 无须胆盐、胰脂酶预消化,易吸收且排空快,能获得足够的能量维持生长和体重的增长,因此需供应一定量的 MCT。

胆道闭锁营养补充途径:母乳喂养需慎重,因脂质含量高,对其消化吸收可能耐受性差,建议通过肠内营养支持途径提供营养。不能耐受肠内营养支持或有难治性营养素缺乏时,可考虑使用肠外营养支持。

(十)先天性胆总管扩张症

先天性胆总管扩张症多为择期手术,在术前应常规进行营养风险筛查和营养评估,对营养状况良好或没有/只有轻度营养风险的患儿,可以直接接受根治手术。不管是开腹手术还是腹腔镜手术,术后 48 h 可以早期肠内营养支持。先口服葡萄糖液,情况良好可以给予奶液或流质,这样能促进肠功能恢复,减轻炎症反应和应激损伤,缩短住院时间,减少住院花费。如果术前并发感染,需要在治疗感染的同时,给予营养支持。口服营养制剂最好是能量密度高,含中链脂肪酸为主,营养素能被充分消化利用。感染控制、营养状况得到纠正后行根治手术,术后营养方案同前。如果感染不能控制或囊肿穿孔,需要做囊肿外引流,外引流术后将导致胆汁的大量丢失和营养消化吸收障碍,更要注重营养支持。

(唐维兵)

参考文献

[1] Boelens PG, Heesakkers FF, Luyer MD, et al. Reduction of postoperative ileus by early enteral nutrition in patients undergoing major rectal surgery: prospective, randomized, controlled trial [J]. Ann Surg, 2014, 259(4): 649-655.

[2] Amanollahi O, Azizi B. The comparative study of the outcomes of early and late oral feeding in intestinal anastomosis surgeries in children [J]. Afr J Paediatr Surg, 2013, 10(2): 74-77.

[3] Yadav PS, Choudhury SR, Grover JK, et al. Early feeding in pediatric patients following stoma closure in a resource limited environment [J]. J Pediatr Surg, 2013, 48(5): 977-982.

[4] Lewis SJ, Andersen HK, Thomas S. Early enteral nutrition within 24 h of intestinal surgery versus later commencement of feeding: a systematic review and meta-analysis [J]. J Gastrointest Surg, 2009, 13(3): 569-575.

[5] Weimann A, Braga M, Carli F, et al. ESPEN guideline: Clinical nutrition in surgery [J]. Clin Nutr, 2017, 36(3): 623-650.

[6] Canada NL，Mullins L，Pearo B，et al．Optimizing perioperative nutrition in pediatric populations [J]．Nutr Clin Pract，2016,31(1)：49 - 58．

[7] Reismann M，von Kampen M，Laupichler B，et al．Fast-track surgery in infants and children [J]．J Pediatr Surg，2007,42(1)：234 - 238．

[8] Sangkhathat S，Patrapinyokul S，Tadyathikom K．Early enteral feeding after closure of colostomy in pediatric patients [J]．J Pediatr Surg，2003,38(10)：1516 - 1519．

[9] Suri S，Eradi B，Chowdhary SK，et al．Early postoperative feeding and outcome in neonates [J]．Nutrition，2002,18(5)：380 - 382．

[10] Jiang W，Lv X，Xu X，et al．Early enteral nutrition for upper digestive tract malformation in neonate [J]．Asia Pac J Clin Nutr，2015，24(1)：38 - 43．

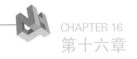

CHAPTER 16
第十六章

儿童慢性肝病的营养支持

━━ 学习目的 ━━

掌握 儿童慢性肝病的营养支持。

熟悉 肝脏的营养代谢特点。

了解 慢性肝病营养不良的发生机制;肝脏移植术后儿童的营养支持。

营养不良是慢性肝病(chronic liver disease,CLD)儿童的常见问题。肝脏在机体的许多代谢过程中起着至关重要的作用,包括调节蛋白质、脂肪和碳水化合物的新陈代谢,维生素的储存和活化,解毒和废物的排泄。在儿童 CLD 发生时,肝脏代谢过程遭受破坏,从而导致营养物质的消化、吸收和使用不当,最终导致营养不良的发生。CLD 常导致肝功能不可逆损害。随着结构和血液供应的变化,血清蛋白和凝血因子的合成受损,使血糖控制和氨代谢异常,造成胆汁分泌障碍和胆汁淤积。儿童 CLD 的患病率、病因和发病年龄在不同国家有所不同,常见病因包括胆道闭锁、代谢紊乱、慢性肝内胆汁淤积症、肥胖相关的脂肪性肝炎、药物性肝炎、病毒性肝炎、抗胰蛋白酶缺乏症和 Alagille 综合征。

因为个体生长的高能量需要,儿童特别容易受到营养不良的影响。早期文献显示,全球约 25% 的 CLD 儿童患有营养不良,而在发展中国家的发生比率还要更高。此外,许多儿童 CLD 最终需要肝移植。营养不良与肝移植的预后,包括并发症、生存率以及认知功能的损害密切相关。CLD 儿童的营养不良需要积极和适当的营养支持与管理来纠正。随着我国医学的快速发展,对患病儿童进行营养支持的观念越来越受到人们的关注。肝脏是机体的主要生化工厂,CLD

导致的营养问题在疾病的治疗过程中起着非常重要的作用。本章节主要探讨儿童 CLD 营养不良的发生机制以及营养支持策略。

一、儿童慢性肝病营养不良的发生机制

肝脏参与调节机体许多代谢过程,包括调节糖、蛋白质和脂肪代谢,维生素的储存和活化,解毒和废物的排泄等。肝脏是胰岛素和胰高血糖素作用的靶器官,在血糖平衡的调节中起重要作用。空腹状态时,肝脏主要通过糖原分解与糖异生来维持机体正常葡萄糖水平;餐后肝脏通过糖原合成、抑制糖原分解和糖异生来降低葡萄糖的浓度。肝脏通过分泌胆汁促进脂肪的消化。肝脏脂质主要来自 3 条途径:食物中的游离脂肪酸、肝脏的从头合成途径和外周脂肪组织分解的游离脂肪酸,通过肝脏乙酰辅酶 A 羧化酶等合成长链脂肪酸。而脂质代谢主要通过肝脏游离脂肪酸 β 氧化反应和与 VLDL 结合转运两种途径,同时可将糖类和蛋白质代谢的中间产物转化为脂肪,并将多余的脂肪以脂蛋白的形式转运出肝脏。肝脏是体内蛋白质合成的重要场所,肝脏可合成血浆蛋白中的纤维蛋白原和凝血酶原等,通过氨基转换作用将必需氨基酸转换为非必需氨基酸,同时还是解毒和脱氨基作用的重要场所,当肝功能严重衰竭时可引起血氨升高甚至肝昏迷。

综上可以看出,肝脏如同一个代谢工厂,负责人体营养物质的代谢和废物的排出。儿童 CLD 发生时,肝脏代谢过程遭受破坏,从而导致营养物质消化、吸收和使用不当,最终导致营养不良的发生。

(一)能量摄入降低

CLD 的儿童往往无法摄取足够的卡路里来满足自身的能量需求,影响因素包括厌食、味觉变化、早期饱腹感、恶心和呕吐。厌食是由氨基酸代谢变化引起的,这会导致色氨酸水平的增加和脑内血清素活性的增加。色氨酸是血清素的氨基酸前体,它调节饮食行为。CLD 厌食症患者脑脊液中的色氨酸浓度明显升高。锌或镁的缺乏对味觉感知的改变造成影响,不合理的配方奶喂养往往加重味觉改变,阻碍了摄入量。儿童 CLD 患者由于腹水、脏器增大等原因,导致胃部不适、胃容积减少、腹内压力升高,进而出现早饱,并增加餐后呕吐的风险。此外,炎症发生与促炎细胞因子增多在儿童 CLD 非常常见,容易导致恶心和呕吐。这些因素共同引起食物摄入不足,导致能量摄入下降。

（二）能量需求增加

相对健康儿童,CLD 患儿有更高的能量需求。研究显示 CLD 患儿至少有同龄健康儿童 1.5~2 倍的能量需求。终末期 CLD 患儿处于高代谢状态,代谢活性的增加和脂质的过度氧化都需要消耗能量。CLD 并发症的发生进一步加重了患儿对能量的需求,包括脓毒症、腹膜炎、胆管炎以及静脉曲张出血等。CLD 患儿持续高水平的促炎因子也与能量需求增加导致的营养不良相关。

（三）内分泌功能紊乱

除了减少能量摄入和新陈代谢增加,CLD 儿童存在 GH/IGF 轴的异常,从而导致生长迟缓。IGF-1 及其主要循环结合蛋白——IGF-BP3 主要在肝脏合成,摄入蛋白质的不足导致 IGF-1 合成的减少,并增加了 IGF-1 的血清清除率和降解。由于 GH 受体的表达下调导致的 GH 外周耐受进一步降低了 IGF-1 水平,从而造成生长发育落后。

（四）吸收不良和底物代谢紊乱

1. 碳水化合物

肝脏通过门静脉接受富含葡萄糖的血液,由此产生糖原并贮存在肝脏内。葡萄糖从肝脏循环运输到肌肉组织进行糖酵解,产生丙酮酸并提供能量。然而,在 CLD 儿童中,长期的耗能状态使糖原贮存严重不足,并导致低血糖。CLD 发生时,如暴发性肝衰竭时肝细胞的显著丢失,也可导致低血糖的发生。由于自身能量储备的不足,婴幼儿尤其容易受到碳水化合物吸收不良的影响。

2. 蛋白质

由于 CLD 儿童肝脏糖原合成和贮存的严重不足,蛋白质被越来越多地用于糖异生来提供能量。然而,在 CLD 过程中,蛋白质的合成也因底物缺乏、肝细胞功能减退和新陈代谢水平增加而减少。蛋白质合成障碍和过度消耗引起低蛋白血症的发生,导致水肿、腹水、肠内摄入减少。此外,除了凝血因子Ⅷ外,肝脏是其他所有凝血因子合成的场所,因此凝血障碍也是 CLD 的并发症之一。蛋白质分解代谢增加也导致含氮化合物的累积(如氨),这通常由肝脏代谢转化为尿素。这种代谢转化在 CLD 儿童中是受损的,从而导致细胞中氨水平的增加。CLD 中异常蛋白的代谢导致 AAA 的增加和 BCAA 的减少,BCAA 与 AAA 的比例异常与组织学损伤和脑损伤相关。伴随着氨水平的增加,脑摄入 AAA 增加,导致假性神经递质的形成,引起神经功能障碍。因此,CLD 儿童通常不需要限制蛋白质的摄入。

3. 脂肪

在胆汁淤积性肝病发生时,由于分泌到小肠的胆汁盐减少,导致脂肪吸收障碍。在经过 Kasai 手术的胆道闭锁儿童中,由于小肠细菌过度繁殖,进一步加重了脂肪吸收障碍。同时,门静脉高压引起的胃肠黏膜充血也可进一步加重脂肪吸收障碍。一些药物的使用,比如消胆胺、结合胆盐,可减少胶束增溶作用,从而影响单甘酯和双甘酯的吸收。Alagille 综合征儿童的胰腺功能不全和脂肪酶减少也会影响甘油三酯的水解。由于这些原因,高达 50% 的甘油三酯、脂溶性维生素和必需 PUFAs 的吸收都受到影响。CLD 儿童 LCPUFA 缺乏可明显影响神经系统的生长发育,如 AA 和 DHA。此外,由于碳水化合物的储备减少,进一步增加了 CLD 儿童脂肪氧化,这也减少了脂肪的贮存。

(五)脂溶性维生素的代谢特点

CLD 时胆汁盐分泌到小肠的减少将影响脂溶性维生素的吸收、代谢和储存,包括维生素 A、D、E 和 K。在不额外补充维生素的情况下,脂溶性维生素缺乏症可在 CLD 新生儿出生后 6~12 周内发生。即使在补充维生素的情况下,严重胆汁淤积儿童仍然会发生脂溶性维生素缺乏。

维生素 A 具有全反式视黄醇的活性,视紫红质的形成以及视觉细胞的正常分化都需要视黄醇。在日常饮食中,乳制品、鸡蛋、鱼油是维生素 A 的动物性食品来源,绿叶蔬菜、橙色水果、蔬菜等含有类胡萝卜素的植物是维生素 A 的植物性食品来源。肠道内胆盐的缺乏减少了视黄酯到视黄醇的水解,也影响了胶束形成,从而影响了维生素 A 的吸收。由肝脏合成的视黄醇结合蛋白(retinol-binding protein, RBP)在 CLD 儿童中也减少,从而影响维生素 A 的转运,影响其利用。维生素 A 缺乏会导致夜盲症、干眼症和角膜软化症。

维生素 D 为固醇类衍生物,具有抗佝偻病作用,又称抗佝偻病维生素。目前认为维生素 D 也是一种类固醇激素,维生素 D 家族成员中最重要的成员是 D_2(麦角钙化醇)和 D_3(胆钙化醇)。维生素 D 必须先经肝和肾的羟基化,然后才可被机体利用。维生素 D 有助于调节钙磷比例,在骨稳态中起关键作用。维生素 D 可在紫外线的作用下在皮肤中合成,也可以从鱼油和强化乳制品中摄取。由于吸收不良和摄入量不足,CLD 儿童容易发生维生素 D 缺乏,导致骨矿化不良,如果不予治疗,易造成佝偻病和骨折。由于骨质的流失,婴儿特别容易在生命的前两年里患上骨质疏松症。

维生素 E 包括生育酚和生育三烯酚,具有重要的抗氧化性能。维生素 E 存在于绿叶蔬菜、植物油和坚果中。CLD 儿童维生素 E 缺乏可导致神经信号传导问题,包括周围神经病、肌病、脊髓小脑功能障碍。维生素 E 缺乏也会引起红细胞膜的氧化损伤,导致溶血性贫血。

维生素 K 是凝血因子 Ⅱ、Ⅶ、Ⅸ、Ⅹ 以及蛋白质 C 和 S 的谷氨酸残基在肝脏内发生羧化的必要因子。维生素 K_1(叶绿醌)存在于绿叶蔬菜和奶制品中,维生素 K_2(甲基萘醌)则是由肠道细菌合成。由 CLD 导致的维生素 K 缺乏,容易引起出血和挫伤。由于身体储存维生素 K 的能力有限,维生素 K 缺乏是 CLD 儿童最早发生的脂溶性维生素缺乏之一。

(六)矿物质与微量元素的代谢特点

在 CLD 儿童中,也容易发生微量元素和金属离子的缺乏与紊乱。由于维生素 D 的缺乏,导致钙和镁在肠道的吸收减少。钙和镁也容易与未被吸收的脂肪酸结合,从而进一步减少肠道吸收。铁缺乏可发生于复发性胃肠道出血。缺铁可损害 CLD 儿童的神经系统发育。吸收不良引起的锌缺乏可导致尿损失增加,也可导致肢端皮炎、免疫缺陷和蛋白质代谢改变。此外,缺锌和硒会加剧生长发育迟缓和蛋白质合成减少。相反,由于胆汁淤积的发生,铜和锰的含量在 CLD 患儿增多。因此,在 CLD 患者行 TPN 时,应加强对锰的监测,防止锰在基底神经节过度沉积。

二、儿童慢性肝病的营养支持

(一)营养评估

准确的营养评估是儿童 CLD 营养管理的关键。在 CLD 儿童中,由于常发生液体超负荷、腹水和脏器肿大等情况,所以标准身高和体重的测量可能并不完全适应 CLD 儿童的营养评估。体重这一单项指标可能低估 CLD 人群 50% 的营养不良发生率。线性增长是一个更加敏感的参数,但生长迟缓往往在生长发育后期才能体现。因此,在 CLD 儿童的营养评估中,应该引入其他测量指标,如肱三头肌皮褶厚度、肩胛下皮褶厚度、上臂围、上臂肌测量(上臂肌面积)等。肱三头肌皮褶厚度、上臂围是身体脂肪和蛋白质的指标,可以显示身高和体重出现问题之前的脂肪储存损失。在儿童中,肱三头肌皮褶厚度已被证明是营养评估体重别身高 Z 评分的高敏感指标。此外,这些上肢测量数据不容易受水肿的躯干或下肢影响。在记录和处理数据时,应记录与儿童的性别和年龄对应中位数的标准差分数,Z 值为 0 相当于第 50 百分位数,这将有助于评估营养干预是否有

效。儿童营养不良的高危人群包括年龄在 2 岁以下的严重胆汁淤积(胆红素＞
4 mg/dl)、进展性肝脏疾病(胆道闭锁和严重家族性肝内胆汁淤积症)、终末期肝
病、等待肝移植和复发肝病并发症(腹水、静脉曲张出血)的患儿。标志蛋白如白
蛋白、前白蛋白在 CLD 儿童营养评估的作用有限。白蛋白可能由于肝脏合成功
能障碍、炎症或急性生理应急反应而减少。由于前白蛋白的半衰期更短,前白蛋
白是营养不良的更敏感参数。另一方面,血清三烯与四烯的比例升高可用于必
需脂肪酸缺乏症的诊断。虽然每一个的营养评估方法都有不足之处,但我们可
以通过多种方法组合来更加准确地进行 CLD 儿童的营养评估。

（二）营养支持

1. 能量营养素的补充

由于 CLD 患儿对能量需求的增加,能量摄入量应增加至平均需求量的
1.5～2 倍。在婴儿中,这可以通过高含量的 MCT 的配方奶来实现热卡的增加。
年龄大一些的孩子可以补充高热量、高营养饮料。如果口服不能满足热卡的摄
入,可采用鼻饲喂养。

（1）碳水化合物：碳水化合物是主要的能量来源,尤其对需要增加热卡摄入
者特别有用。它们可以是单体、聚合物和淀粉。由于使用限制渗透压喂养,复合
碳水化合物如麦芽糊精和葡萄糖聚合物是非常适合的,可保持大于 1 kcal/ml 的
高能量密度需求。在婴儿喂养中,可添加葡萄糖聚合物,而在较大的儿童,可以
在饮料和食物中进行补充。

（2）蛋白质：在 CLD 患者中,往往不需要进行蛋白质摄入的限制。CLD 儿
童需要摄入 2～3 g・kg^{-1}・d^{-1} 的蛋白质,但可以耐受高达 4 g・kg^{-1}・d^{-1} 的
蛋白摄入。在发生急性脑损伤的情况下,需要短期进行严格的蛋白质摄入限
制(2 g・kg^{-1}・d^{-1}),但不应长期持续,因为这会导致内源性肌肉蛋白质的过度
消耗。

给予非正常比例的 AAA 与 BCAA 已被用来研究高含量 BCAA 配方奶对
CLD 儿童的营养益处。目前已有低盐、低乳糖、高含量的 MCT 和 BCAA 的特
殊的高热卡配方奶。虽然有研究显示富含 BCAA 配方奶可能的潜在好处,但是
到目前为止,证据仍然不足以支持富含 BCAA 配方奶在 CLD 营养管理的广泛
应用。一项研究比较了 CLD 儿童接受 32％BCAA 配方相比标准配方的结果,
显示其可改善消瘦。与 22％BCAA 配方相比,接受 50％BCAA 配方的婴儿可增
加蛋白质的保留。

（3）脂肪：与 LCT 不同，MCT 不需要胶束增溶，可直接被肠上皮细胞吸收，不需要发生再酯化而进入门脉循环。即使在发生严重胆汁淤积的儿童，95% 的MCT 仍可被吸收，因此，MCT 的补充是儿童 CLD 营养管理的关键。虽然 30%～50% 的总脂肪可由 MCT 提供，但是并不能将 LCT 从饮食中剔除，因为 LCT 是必需脂肪酸的来源。对于较大的儿童，可以添加 MCT 油和乳剂到膳食中，并应平衡不饱和脂肪酸的比例。在婴儿喂养中，可给予高达 75% 的 MCT 配方奶粉，但高于 80% 的 MCT 配方奶喂养会导致必需脂肪酸缺乏。另外，过度增加 MCT含量也可加重腹泻。对婴儿亚油酸最低摄入量的建议是总能量摄入的 1%～2%，亚油酸与亚麻酸的比例为 5:15.1。另外，可通过补充坚果、鱼油或高含量的 PUFA 食物（如蛋黄）来增加亚油酸的摄入。

2. 脂溶性维生素的补充

在直接血清胆红素水平大于 2 mg/dl 的情况下，饮食中应补充脂溶性维生素。应监测血清胆汁酸作为替代标志物来检测脂溶性维生素缺乏症目前没有被完全认可。在胆道闭锁婴幼儿中，与血清胆汁酸相比，血清总胆红素似乎是更好的预测脂溶性维生素缺乏症的指标。应监测血清维生素和凝血酶原水平，以便适当调整剂量以满足患者的具体需要。

（1）维生素 A：血清视黄醇水平是测量维生素 A 状态最方便和实用的方法，虽然维生素 A 的剂量反应（retinol dose response，RDR）被认为是更可靠的方法，但目前没有被广泛使用。对儿童维生素 A 添加量的监测非常重要，因为过度的维生素 A 添加可导致致命的肝毒性。在 CLD 儿童中，可每天补充 5 000～10 000 IU 的维生素 A。

（2）维生素 D：血清 25 - OH 维生素 D 是体内最丰富的维生素 D 代谢物，并可用于监测维生素 D 状态。低水平的 25 - OH 维生素 D 与 CLD 儿童的骨矿物质密度降低有关。在肝移植前，维生素 D 水平的调节是非常重要的，因为移植术后使用皮质类固醇可危及骨密度。给胆汁淤积儿童适当地补充胶束维生素 E 可以改善维生素 D 的吸收。25 - OH 维生素 D_3 更易溶于水，从而可被更好地吸收。应监测 25 - OH 维生素 D 以及钙和磷的水平，以防止维生素 D过量。CLD 儿童可补充 400 IU/d 的维生素 D，对于维生素 D 严重缺乏的儿童，可适当提高剂量。

（3）维生素 E：尽管 α-生育酚/总脂比值更加精确，但通常使用血清生育酚水平来测量维生素 E 的状态。D-α-生育酚聚乙二醇 1 000 琥珀酸是胆汁淤积患者最容易吸收的维生素 E 形式,因为它不需要胆盐的胶束运输。在 CLD 儿童中,纠正维生素 E 缺乏并不能扭转严重的脊髓小脑变性,但它可以扭转大多数其他神经系统并发症。对有维生素 E 缺乏的 CLD 儿童,可补充 50~400 IU/d 的 D - α -生育酚聚乙二醇 1 000 琥珀酸。

（4）维生素 K：维生素 K 缺乏引起的血清异常凝血酶检测是敏感的维生素 K 缺乏症的检测方法,但目前并没有被广泛使用。因此,维生素 K 的状态通常是通过评估凝血值,包括凝血酶原时间（prothrombin time，PT）和国际标准化比值（international normalized ratio，INR）。如果这些值在注射 1 次维生素 K 后改善,就可以诊断维生素 K 不足。在 CLD 儿童中,可口服补充 2.5~5 mg/d 的维生素 K,但吸收效果往往不佳,可通过肠外营养支持补充,也可通过改善肠道菌群来促进肠道细菌生产维生素 K。

3. 水溶性维生素与矿物质的补充

在 CLD 儿童中,水溶性维生素应以复合维生素的形式予以补充。根据血清矿物质水平,也应补充相应缺乏的矿物质,包括硒、锌、钙、镁。慢性胃肠道出血症状的患儿需要补充铁,同时应特别注意锌和镁的补充,锌在免疫功能和组织修复中起着重要作用,而镁有助于改善骨状况。

4. 营养支持的方法

营养支持在任何时候都应首先考虑肠内营养支持。肠内营养支持与肠外营养支持相比有很多优点,如更便宜,更具生理性,不存在导管相关血流感染的风险,可维持胃肠道免疫以及肠道屏障的完整性,可减少细菌的过度生长等。许多 CLD 儿童往往无法口服摄入足够的热卡来治疗或预防营养不良,因此需要鼻胃管喂养。CLD 儿童一般应避免胃造口管的使用,因为门静脉高压容易导致肠造口静脉曲张,脏器肿大时置入困难,并增加腹腔感染的风险。通常鼻胃管是夜间营养支持的首选,白天患儿可正常经口进食,而晚上可用鼻胃管补充摄入。夜间摄食对重度 CLD 的婴儿有帮助,因为可以防止空腹低血糖和减少蛋白质水解。严重的吸收不良或喂养不耐受的儿童可能需要持续喂养。强化肠内营养可成功逆转 CLD 儿童的营养不良,并减少父母的焦虑。然而,鼻胃管喂养也可发生喂养厌恶,特别是接受长期鼻胃管喂养的婴儿。因此,多学科护理小组的参与（包括营养师、心理学家、职业治疗师）对 CLD 儿童的营养支持至关重要。防止进食厌恶的策略包括促进日间口服摄入量,以及鼓励儿童尝试不同口味和质地的食物。

一部分 CLD 儿童需要肠外营养的支持,包括因喂养不耐受或静脉曲张复发性出血而不能耐受肠内营养支持的儿童。短期内,肠外营养支持与肝胆功能障碍、胆汁淤积恶化无关,但是长期的肠外营养支持可引起肝胆功能障碍和胆汁淤积的恶化。在病情稳定的 CLD 儿童中,标准氨基酸和脂类制剂有较好的耐受性,但在严重肝病、肝性脑病和脓毒症患儿中应密切监测甘油三酯水平,同时还应监测氨基酸含量。如果脑损伤进展,氨基酸含量应下降到 $1\sim2\,\mathrm{g\cdot kg^{-1}\cdot d^{-1}}$。由于存在潜在加剧 CLD 的风险,锰的水平也需要严密监测。肠外营养支持对急性暴发性肝衰竭的儿童特别有益,因为这些儿童处于一个高分解代谢状态。在这些儿童中,可以使用标准配方,但总体积应限于维持剂量的 75%,浓度可能需要进一步增加以防止低血糖。没有必要限制蛋白质的摄入,尤其是正处于机械通气的患儿。

(三) 肝脏移植术后儿童的营养支持

营养不良是肝脏移植高发病率和病死率的重要危险因素,因此在儿童 CLD 接受肝脏移植前进行营养支持非常重要。营养不良的 CLD 儿童在移植前可进行必要的肠外营养支持。对于营养状态正常的 CLD 儿童可在肝脏移植术前增加肠内营养支持,并在术后增加热量摄入 $3\sim5\,\mathrm{d}$。肝移植术后儿童至少需要 1.2 倍以上的热量需求,可口服或鼻胃管给予高热量的配方奶。术前需要鼻饲的儿童可在术后通过鼻胃管持续补充营养 2 个月,一般术后 6 个月后可恢复正常饮食。能量摄入应包括 $6\sim8\,\mathrm{g\cdot kg^{-1}\cdot d^{-1}}$ 的碳水化合物,$2.5\sim3\,\mathrm{g\cdot kg^{-1}\cdot d^{-1}}$ 的蛋白质,和 $5\sim6\,\mathrm{g\cdot kg^{-1}\cdot d^{-1}}$ 的脂肪。

总之,CLD 儿童的营养不良非常常见,需要积极和适当的方式来纠正营养不良。多学科团队合作、早期干预、积极纠正营养不良,将使 CLD 儿童从中获益,并可优化终末期肝病患儿的肝移植预后。

(张 婷)

参考文献

[1] Yang CH, Perumpail BJ, Yoo ER, et al. Nutritional needs and support for children with chronic liver disease [J]. Nutrients,2017,9(10). pii: E1127.

[2] Nightingale S, Ng VL. Optimizing nutritional management in children with chronic liver disease [J]. Pediatr Clin North Am,2009,56(5): 1161 - 1183.

［3］ Aranda-Michel J. Nutrition in hepatic failure and liver transplantation ［J］. Curr Gastroenterol Rep，2001,3(4)：362 – 370.

［4］ Argao EA，Specker BL，Heubi JE. Bone mineral content in infants and children with chronic cholestatic liver disease ［J］. Pediatrics，1993,91(6)：1151 – 1154.

［5］ Trocki O，Wotton MJ，Cleghorn GJ，et al. Value of total body potassium in assessing the nutritional status of children with end-stage liver disease ［J］. Ann N Y Acad Sci，2000,904：400 – 405.

［6］ Sokol RJ，Stall C. Anthropometric evaluation of children with chronic liver disease ［J］. The American journal of clinical nutrition. 1990;52(2)：203 – 8.

［7］ Beath SV，Booth IW，Kelly DA. Nutritional support in liver disease ［J］. Arch Dis Child，1993,69(5)：545 – 547.

［8］ Kelly D，Duggan C，Watkins JB. Acute and chronic liver disease ［M］. Shelton：People's Medical Publishing House-USA，2016：851 – 863.

［9］ Guichelaar MM，Kendall R，Malinchoc M，et al. Bone mineral density before and after OLT：long-term follow-up and predictive factors ［J］. Liver Transpl，2006,12(9)：1390 – 1402.

［10］ Moreno LA，Gottrand F，Hoden S，et al. Improvement of nutritional status in cholestatic children with supplemental nocturnal enteral nutrition ［J］. J Pediatr Gastroenterol Nutr，1991,12(2)：213 – 216.

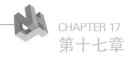

儿童血液肿瘤的营养支持

营养不良在血液肿瘤患儿中为常见问题,疾病及治疗过程中的并发症可影响患儿的营养状况。儿童血液肿瘤的预后不仅仅取决于其本身特性,还与患儿的营养状况密切相关。营养支持治疗是现代医学研究的重大进展之一,在儿童血液肿瘤综合治疗过程中起到重要作用。

肿瘤是引起 1~14 岁儿童死亡的常见疾病。据估计,每 475 例儿童中有 1 例可在 15 岁前发生肿瘤,美国 0~19 岁人群中每年约有 13 000 例新发肿瘤患者。因儿童时期生长发育及肿瘤代谢应激等原因,肿瘤患儿发生进行性体重下降和营养消耗的情况非常常见。6%~50%的肿瘤患儿初诊时即可表现出急性营养不良,8%~32%的患儿则在长期治疗过程中发生营养不良。笔者团队发现不同治疗时期的急性白血病患儿,其人体成分发生明显变化。除疾病本身原因外,各种抗肿瘤治疗也可造成和加重营养不良。严重的营养不良常导致并发症和病死率上升、治疗不良反应增加、住院天数延长、生活质量下降,甚至生存期缩短。厌食、体重下降、组织消耗,直至死亡,是癌性恶病质的特点,老人及儿童尤为常见,且随病情发展更为突出。恶病质的发生率在进行性和转移性肿瘤患儿中高达 40%,占直接死亡原因的 20%。癌症恶病质是一种以食欲减退、体重减轻、肌肉萎缩、虚弱、抑郁、长期恶心和贫血为特征的营养不良状态,最终导致生理上的痛苦,机体组分的改变,碳水化合物、脂质和蛋白质代谢的改变。这些代谢方面的改变与摄入不足、食欲减退一起导致了肌肉和脂肪组织的重量减轻。癌症患者的 TNF - α、IL - 1 等细胞因子水平提高,可能是癌症恶病质所引起的复杂代谢反应引起的。在患者发生食欲下降和经口摄入量减少之前,癌症患者的糖、蛋白质和脂质代谢改变就可引起患者的体重减轻。

目前,儿童白血病的治愈率接近 90%。早期发现、增强治疗(包括使用多种治疗方案)、感染控制以及优化的营养支持治疗都使得白血病患儿的生存率得到进一步提高。儿童肿瘤治疗的实质性进展却带来了一系列药物的不良反应,从而增加了评估营养状况和营养需求的难度。这些不良反应会在早期或晚期发生,其中最常见的营养相关不良反应便是抗氧化剂消耗,这对处于药物预处理期的患者影响很大,因为药物预处理是短期内给予患者高剂量化疗药以便疾病得到缓解,而同时机体正常免疫系统受到摧毁,这使得患者处于较危险的状态。许多化疗药物会释放氧自由基,从而中和并清除患者体内的抗氧化物质储备。另外,患者在此时会感到身体不适,较难耐受和(或)摄入适量的营养物质,这也就无法补充体内的抗氧化物质。其他药物不良反应包括营养不良、BMI 增加或肥胖,常见于接受头颅放疗的女性急性淋巴细胞性白血病(acute lymphocytic leukemia,ALL)患者。蛋白质转化效率增加见于接受高剂量甲氨蝶呤和糖皮质激素治疗的患儿。据统计,4 岁前诊断出 ALL 的患者在治愈后会呈现 BMI 增加($\geqslant 25 \, kg/m^2$)。其他不良反应包括内分泌失调、甲状腺功能减退、生长发育紊乱、心血管疾病、呼吸系统疾病、神经和感知功能紊乱、骨坏死、疲乏和慢性疼痛等。应在诊断、治疗、短期及长期随访中均重视对血液肿瘤儿童的营养评估和营养支持,进一步改善其生存和生活质量。

一、血液肿瘤患儿的营养代谢特点

血液肿瘤患儿能量、碳水化合物、脂肪及蛋白质代谢均有很大程度改变,对营养供给不足的反应表现为能量消耗、蛋白质分解、糖异生增加的急性代谢应激特点。能量消耗增加和低效利用常被认为是荷瘤机体营养不良的原因。

因胰岛被白血病细胞浸润,药物(如糖皮质激素、左旋门冬酰胺酶)可致胰岛功能损害及机体对胰岛素敏感性下降,白血病患儿葡萄糖耐受性可下降,出现糖耐量受损和胰岛素抵抗等糖代谢异常。非肿瘤患者在肌糖原和肝糖原消耗后,脂肪代谢逐渐代替肌肉蛋白分解,从而节省肌肉蛋白。肿瘤患者因丧失了应激状态下保存体内蛋白的正常机制而致葡萄糖产生及蛋白质分解均增加,相应的合成减少,大量氨基酸包括 BCAA 被用来进行糖原异生,导致血清氨基酸谱异常;对于那些自身不能合成的氨基酸,如谷氨酰胺、门冬酰胺,肿瘤细胞则大量摄取。谷氨酰胺不仅是肿瘤细胞生长必需,也是迅速生长的正常细胞如骨髓细胞、胃肠道黏膜细胞消耗的主要氨基酸之一,这些迅速生长的正常细胞对化疗十分敏感,再次修复时也需大量谷氨酰胺。

体内许多抗肿瘤反应的细胞因子,如 TNF-α、IL-1α、IL-1β,能增加脂肪分解。白血病患儿体内脂蛋白脂肪酶(lipoprotein lipase,LPL)活性低,脂蛋白中甘油三酯分解减少,血清甘油三酯升高。白血病细胞为合成细胞膜增加了胆固醇的利用,使血清总胆固醇下降。对于白血病患儿,一方面脂肪分解增加、储存减少,需补充外源性脂肪;另一方面体内 LPL 活性下降,脂蛋白及甘油三酯分解减少,对外源性脂肪利用能力下降,易引起高甘油三酯血症。这些均给白血病患儿摄入脂肪和使用脂肪乳剂造成困难。

血液肿瘤患儿营养不良的病理生理过程会导致其生长发育异常和营养不良。此过程包括炎症、骨骼肌破坏、体内蛋白质丢失和脂肪氧化。较为激进的多重抗肿瘤治疗药物及其诱导产生的毒物会改变消化系统正常消化、吸收、利用的功能,从而改变机体对激素的反应和代谢需求。疼痛(如黏膜炎)和食欲紊乱、味觉紊乱和口干症则会增加营养摄入量异常的风险,从而增加营养不良的风险。人体成分的改变也会影响抗肿瘤药物的吸收、分布、代谢和清除。阿片类药物(如吗啡)会导致恶心、便秘和厌食,从而导致进食减少。

其他的药物不良反应包括药物和营养素之间的相互作用。例如:甲氨蝶呤抑制叶酸代谢;环孢素影响钾和镁的浓度;糖皮质激素诱发的高血糖、体液潴留、体质量增加,进一步改变机体成分比例,导致电解质水平异常,钙、锌、维生素 D 和维生素 C 需求增加。接受糖皮质激素联合甲氨蝶呤长期治疗的白血病患儿被证实会出现体脂含量增加的症状。

很大一部分接受化疗或放疗的血液肿瘤患儿都会患口腔黏膜炎,这是一种由电离射线或化疗药物所致的黏膜炎症。口腔黏膜炎病灶会增加全身感染、疼痛和口腔出血的风险,也会导致患儿进食减少从而增加营养不良的风险。所以在抗肿瘤治疗的同时,经常进行口腔护理也是至关重要的。重组人角化细胞生长因子可用于预防或治疗成人血液病高剂量化疗、放疗或造血干细胞移植后带

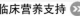

来的口炎。

肝静脉阻塞综合征是某些化疗药或造血干细胞移植后所发生的肝窦状隙阻塞综合征,肝内血管及附近由门静脉供血的器官血供都发生阻塞。由于氧化应激导致肝及附近器官血管内皮受损,从而产生静脉阻塞。谷胱甘肽缺乏与这种不良反应相关,饮食中增加 GSH、适量蛋白质和能量成分可以减少肝静脉阻塞综合征的发生率。

二、血液肿瘤患儿的营养支持

患儿被确诊为血液肿瘤时的营养状况与其治疗结果有关。进行合理的营养支持,首先需正确评定血液肿瘤患儿的个体营养状况,以便早期发现、及时治疗。营养支持的方式包括肠内营养支持和肠外支持营养,或两者联合使用。若患儿胃肠道功能存在并治疗许可,应首选肠内营养支持;若因局部病变或治疗限制而不能利用胃肠道营养,可考虑肠外营养支持。营养支持的有效性往往与实施对象的选择、支持是否及时等诸多因素有关。

(一)血液肿瘤患儿的营养评估

营养评估应在疾病确诊时即开始,一直持续进行至整个治疗过程,同时需及时调整治疗方案。尽早地营养评估和营养支持能改善血液肿瘤患儿的营养状况。

血液肿瘤患儿的营养评估包括病史、体格检查、实验室检查、机体测量等多项指标综合判断(见表 17-1)。在病史指标中应做膳食调查,患儿或家属应将患儿每天的食物摄入情况做好记录。必须包括的内容有全部肠内外营养液、其他静脉补液和经口摄入食物。膳食调查能为合理的营养支持提供可靠依据。2 岁以下儿童的体格检查还应测量头围。评价肿瘤患儿营养状况的标准与成人不同。糖皮质激素引起的水肿可能掩盖患儿的营养消退状况,化疗带来的脱水也可能改变体重,因此不能用体重作为营养状态的精确评价指标。同时,体重不能作为衡量长期体细胞质量的标准,因为在瘦体重降低时体重不一定减轻。另外,肌肉质量减低不代表脂肪质量的降低。肌肉质量的减轻与免疫系统和肺功能下降有关,从而增加了其致残率和致死率。因此,利用生物电阻抗(bioelectrical impedance,BIA)技术测定人体成分变化,将更能精确检测血液肿瘤患儿的营养状态。因身高别体重的百分位与皮褶厚度和中臂围值有直接联系,对不能测得体重,或者体重不能代表精确营养状态的情况下,可以测量(尤其是系列测量)中上臂围和三头肌皮褶厚度,也能较简便可靠地反映肿瘤儿童营养状况。

表 17-1 血液肿瘤患儿营养评估的内容

医疗史	诊断时所处阶段和诊断日期 既往病史 用药史 预期治疗方案
人体测量	体重随时间的变化曲线 年龄别体重 年龄别身高 近来的生长趋势及生长曲线 中臂围 (肱)三头肌皮褶厚度 体成分(生物电阻抗测量)
饮食摄入评估	目前摄入(量,等级,进食次数) 通常摄入量 摄食行为 限制经口进食 管饲 肠外营养 维生素/矿物质的补充
胃肠道症状/不良反应	恶心,呕吐,便秘,腹泻 口干,口味变化,口腔溃疡 吞咽困难 过早饱腹感
实验室评估	电解质 血糖 血清蛋白 中性粒细胞绝对计数 全血细胞计数 肝功能试验
生活质量	活动度 家庭支撑体系 抑郁/焦虑 疼痛 治疗方案 资产

血清蛋白标志物,如血清白蛋白、前白蛋白、运铁蛋白及视黄醇结合蛋白等

的变化虽能反映出机体的营养状况,但因为其受肝脏合成、清除速率和循环系统漏出速率的影响,感染、肝功能受损及某些化疗药物也可改变其浓度。因此,仍需结合患儿本身情况进行营养评估。炎症急性期,肝脏加速合成铜蓝蛋白、CRP和铁蛋白,而其他急性期蛋白(例如白蛋白、前白蛋白、视黄醇结合蛋白和转铁蛋白)由于受到应激反应的影响,合成速率有所下降。另外,化疗药物和反复感染以及脓毒症会更进一步加重体内营养物质的消耗(尤其是锌的消耗),这对于患儿生长发育是非常不利的。微量营养素的减少可能是由于进食减少、胃肠道丢失过多或机体对营养物质需求增加,这也使肿瘤患者营养不良的评估变得更为复杂。全面监测及评价血液肿瘤患儿电解质及维生素、微量元素的变化,并进行相应营养补充,也是至关重要的。

(二) 饮食、口服营养补充及肠内营养支持

中国抗癌协会肿瘤营养与支持治疗专业委员会提出了针对营养不良患者的"五阶梯治疗"方案。由下而上首先选择口服饮食及营养教育,然后选择饮食+口服营养补充、完全肠内营养支持、部分肠内营养支持加肠外营养支持,最后选择全肠外营养支持。当下一阶梯不能满足 60% 目标能量需求 3～5 天时,应选择上一阶梯营养支持治疗。

血液肿瘤患儿饮食的总体原则是高蛋白、高热量、优质脂肪,并辅以适当的维生素和矿物质。个体病例应根据实际情况灵活调整。对患儿而言,营养补充的最大限制是患儿的接受及耐受能力,虽然医护人员为患儿提供了各种营养物质,但往往因为各种原因,患儿无法完成营养物质的摄取。血液肿瘤患儿常见症状的饮食干预策略如表 17－2 所示。当肿瘤患儿存在营养不良、经口摄食少于需求量的 80% 时,应考虑进行肠内营养支持。

表 17－2　血液肿瘤患儿常见症状的饮食干预策略

症状	饮食干预策略
恶心/呕吐	少食多餐,低纤维高碳水化合物膳食,不食用碳酸饮料、冷的食物和饮料,避免温度极端和煮得过老的食物,避免高脂肪含量的食物
食欲减退	少食多餐,食用含营养素丰富的食物和补充品,碳水化合物和蛋白质,营造一个愉快的氛围,和小孩一起进餐,改变食物的颜色、味道、质地
腹泻	食用低脂、冷的或室温下的食物,避免咖啡因,鼓励摄入足量的液体
味觉障碍	食用草药、香料和腌渍的、冷的食物和果味饮料,维持良好的口腔卫生,用薄荷漱口剂或柠檬味的饮料,酸口味

（续表）

症状	饮食干预策略
黏膜炎	软食,食用光滑、温和、湿润的食物,食用冰冻的雪泥/冰/冰激凌,喝热量高的液体饮料
口干燥(症)	食用湿润的食物,鼓励流质饮食,添加调味料/肉汁/黄油/肉汤,添加醋和柠檬来促进唾液分泌,维持良好的口腔卫生

造血干细胞移植后的患儿由于伴有中性粒细胞减少,大多数移植医疗中心都推荐移植后食用低细菌性饮食(无菌饮食)。中性粒细胞减少性饮食是对被认为含有大量潜在致病菌的食物进行限制,这些潜在致病菌可能会使缺乏免疫力的患者发生感染。这些食物包括未经巴氏消毒的乳制品,成熟干酪,新鲜水果和蔬菜,即食肉类和奶酪,熟食店的即食沙拉,未煮熟的肉类、家禽、鸡蛋、鱼和海鲜,用模具做的食物,鸡蛋和发霉的奶酪做的沙拉调味汁,烘焙食品等。食源性疾病的最常见的致病菌有单核细胞增多性李斯特菌、大肠杆菌、沙门氏菌、隐孢子虫和弯曲杆菌。食源性疾病的症状和体征包括腹痛、腹泻、恶心、呕吐、头痛、发热和寒战。目前 ASPEN 关于造血干细胞移植成人患者的指导方针表示,在进一步的研究成果出现之前,对中性粒细胞减少患者都应该谨慎限制如上所述的高风险食物。此外,还要鼓励患者和看护人实行安全的食品加工和处理。

肠内营养支持是通过经口或管饲的方法将特殊医学用途配方食品(food for special medical purpose,FSMP)注入胃、十二指肠或空肠。口服 FSMP 能显著改善肿瘤患者体重丢失,并减少并发症发生,增加其营养摄入,改善生活质量。口服营养补充(oral nutritional supplementation,ONS)对继续推进儿童适当喂养的标准化和发展非常重要,因其在医学上是非常合理的,所以应尽可能多地鼓励患者进行 ONS。一般而言,肠内营养支持主要用于经口进食不能满足能量和营养需求而又保留一定胃肠道功能的患儿。与肠外营养支持相比,肠内营养支持有众多优点,如保持胃肠道功能、花费低、易于管理和安全性高等。对于行骨髓移植的患儿,肠内营养支持能改善其早期预后。不同肠内营养配方的原料、营养成分、能量密度、渗透压和价格各不相同。

常用的肠内营养配方的原料有碳水化合物、麦芽糊精、水解淀粉或玉米糖浆、蛋白成分[大部分来源于牛奶(酪蛋白或乳清蛋白)或大豆]、脂类(主要是LCT,含或不含 MCT)。与 LCT 相比,MCT 的优势为水解速度更快,且可被直接吸收进入外周血循环，即便在胰酶和胆汁酸浓度较低时；但其不足为能量密度较低、渗透压较高、不含人体必需脂肪酸。所以中长链甘油三酯混合的配方临床实用性广。儿童肠内营养配方根据蛋白质水解程度不同分为3种：多聚体配方提供完整蛋白质，半要素配方或低聚体配方以短肽类为主，单聚体或要素配方的蛋白质成分为氨基酸。

对于血液肿瘤患儿而言，选择肠内营养配方时应考虑以下因素：①营养素和能量的需要量，并根据患儿年龄和身体状况进行调整；②有无食物不耐受或过敏史；③胃肠道功能，尤其是在放化疗和骨髓移植之后的胃肠道功能情况；④配方给予途径和方式：短期可通过鼻饲进行，长期则推荐采用经胃或肠造口管饲，特殊情况（如胰腺炎）下采用空肠管饲；可采用间断喂养、持续喂养或两者相结合的方式进行；⑤配方本身特点，如渗透压、黏滞度、营养密度；⑥口味偏好；⑦价格。对于大多数患儿而言，标准多聚体配方已足够，且有较好的耐受性和性价比。

接受肠内营养支持的患儿应定期监测生长发育、液体量、营养素摄入情况和治疗效果。肠内营养支持可能会出现技术层面、代谢、胃肠道、感染及心理上的并发症。因此，需跨学科的NST严密监测和管理。

（三）肠外营养支持

对于经口进食和肠内营养不足及因放化疗致严重胃肠道并发症的肿瘤患儿，应进行肠外营养支持，此举非常必要且证明有效，不仅能提高肿瘤患儿对治疗的耐受性，还能加速骨髓功能的恢复。

葡萄糖是肠外营养液中的主要功能物质之一，是最易获得且经济有效的营养物质。因肿瘤患儿常使用一些影响糖代谢的药物（如激素、FK506等），尤其是进行骨髓移植的患儿，因此常发生糖耐量受损和胰岛素抵抗，对其葡萄糖摄入量需做相应调整，避免过量。

脂肪乳剂作为肠外营养的另一功能物质，也起到非常重要的作用。肿瘤患儿在疾病治疗前后可存在脂代谢紊乱，加上疾病本身和放、化疗致血液系统三系降低、肝功能和凝血功能受损，导致此类患儿脂肪乳剂应用受限。应在密切监测血脂、肝功能和凝血功能的情况下，慎用脂肪乳剂。静脉用脂肪乳剂（IVFE）输入之前应检测患者的空腹血甘油三酯浓度，以后在IVFE治疗持续期间每周测1次。环孢霉素、糖皮质激素、他克莫司和西罗莫司都可能使甘油三酯浓度升高。所以，如果患者有服用上述任何一种药物，则应该每周监测血清甘油三酯浓度。移植后最初 4 周,患者有发生肝静脉阻塞综合征的风险,所以必须每周至少做 3 次肝功能试验(LFTs)。如果肝功能指标有升高,那么患者就必须更频繁地做 LFTs。

值得庆幸的是,从最早的以大豆油为主的脂肪乳剂、中长链脂肪乳剂,到现在的结构脂肪乳剂、橄榄油脂肪乳剂、鱼油脂肪乳剂,脂肪乳剂的发展已经过了几代的革新。新型的 SMOF 具有氧化更快、不易发生高脂血症、增强氮潴留、减少炎症反应和血小板活化的特点,可防止肿瘤生长、提高免疫功能,在血液肿瘤患儿使用脂肪乳剂时增加了更多选择。

氨基酸方面,因疾病专用氨基酸配方在创伤、肝病、肾病等领域的肠外营养应用中取得了满意的临床疗效,将其应用于抑制肿瘤生长方面也逐渐被人们重视;但至今仍未见肿瘤专用氨基酸商品问世,仅个别氨基酸如谷氨酰胺受到重视和强调,尤其是应用在进行骨髓移植患者中。尽管目前已知谷氨酰胺的众多有利作用,但因缺乏高质量的临床研究,在传统肿瘤治疗和骨髓移植中的应用仍需进一步细致地研究。

表 17-3 列出了血液肿瘤患儿营养支持期间常规实验室营养指标监测建议。

表 17-3 血液肿瘤患儿营养支持期间营养指标监测建议

实验室检查	频 率
钠、钾、氯、碳酸盐、血尿素氮、肌酐、钙、镁	每天测量直至全胃肠外营养(TPN)稳定,以后长期 TPN 期间每周 3 次
磷	每周 3 次直至 TPN 稳定,以后每周 1 次
离子钙	低血钙时长期监测
肝功能、白蛋白、总胆红素	TPN 期间每周测 3 次直至超过 30 天,以后每周一次
凝血酶原时间	使用多种抗生素时每周测 1 次
维生素 D(25 羟 D2+D3)	移植前需检测,以后每 3 个月测一次直至满 1 年
锌	怀疑丢失量增加时检测
锰、铜、硒	长期 TPN(4~6 周)时每个月测 1 次
甘油三酯	经静脉输入脂肪乳剂时每周测 1 次
体重	住院患者每天测量,门诊患者每次就诊时测量
出入量	住院患者每天监测

（四）造血干细胞移植常见并发症及其营养管理

造血干细胞移植（hematopoietic stem cell transplantation，HSCT）患儿发生各种并发症的风险极高，而这些并发症可对营养状况产生直接或间接的影响。应了解如下几种对营养支持影响最重的并发症及主要营养治疗原则。需要移植专业医护人员与营养专业多学科团队的共同管理。

1. 黏膜炎

即为覆盖在口腔和消化道的黏膜的炎症和破坏，它在接受高剂量化疗的HSCT患者的发生率可达100%。其严重程度取决于多种因素，包括化疗剂量强度和有无使用放疗。重度黏膜炎常需要静脉输入麻醉剂才能减轻。轻中度黏膜炎可通过加强口腔护理，改变食物质地、性状、温度等方法提高食物摄入。必要时可采用ONS或者鼻饲进行肠内营养支持。存在有中重度黏膜炎时，患者几乎不能经口进食，此时肠外营养支持是唯一的选择。

2. 移植物抗宿主病

移植物抗宿主病（graft versus host disease，GVHD）是造血干细胞移植最严重的与营养相关的并发症，是由免疫反应引起的。在这一免疫反应过程中，供体衍生的T细胞识别出宿主细胞，并将它们作为异物予以攻击。通常，急性GVHD发生于移植后100天之内，而慢性GVHD常在移植100天之后逐渐出现，但是这种界定/分类目前已经被美国国立卫生研究院颁发的新的分类方法取代，它包括迟发型急性GVHD（100天之后）和兼有急性和慢性GVHD特征的重叠综合征。联合使用免疫抑制药物可预防GVHD，如钙调磷蛋白磷酸酶抑制剂、环孢霉素和他克莫司通常与氨甲蝶呤、麦考酚酯、类固醇或西罗莫司联合使用。治疗急性GVHD常使用大剂量类固醇。同时，类固醇也可以用于治疗慢性GVHD，伴或不伴随使用钙调磷蛋白磷酸酶抑制剂。

急性GVHD最常影响的器官是皮肤（81%）、消化道（54%）和肝脏（50%），皮肤还是最先受影响的器官。急性胃肠道GVHD的症状有恶心、呕吐、食欲不振、腹痛和腹泻，腹泻的本质是分泌增加且过多（重症患者>2 L/d）。胃肠道GVHD最常影响的是下消化道，并导致与出血和痉挛样腹痛相关的严重大量腹泻，而上消化道的GVHD主要引起食欲下降、恶心和呕吐。活动性GVHD可引起黏膜变性、吸收不良和蛋白质丢失。虽然肝脏GVHD以胆汁淤积性高胆红素血症为特征，但是它很难与其他引起肝功能损害的原因相鉴别。鉴别诊断包括感染、脓毒症、药物效应、铁超负荷或肠外营养诱导的胆汁淤积。急性GVHD可根据皮肤、肝脏和消化道的受累程度分级(见表17-4和表17-5)。Ⅲ级患者的长期生存率(5年)为25%,而Ⅳ级患者仅为5%。接受完全匹配的同胞供体移植的患者其急性GVHD的患病率为35%~45%,而接受有1种HLA抗原不匹配移植的患者其急性GVHD的患病率为60%~80%。HLA不匹配程度相同时,接受脐血干细胞移植的患者发生急性GVHD的频率较低,为35%~65%,而接受无关供者移植物的患者为60%~80%。

表17-4 急性GVHD的分期

分期	皮肤*	胆红素	消 化 道#
+	斑丘疹<25%体表面积	2~3 mg/dl	腹泻,500~1 000 ml/d 或持续的恶心
++	斑丘疹累及 25%~50%体表面积	3~6 mg/dl	腹泻,1 000~1 500 ml/d
+++	泛发性红皮病	6~15 mg/dl	腹泻,>1 500 ml/d
++++	脱屑和大水泡	>15 mg/dl	腹痛,有或无肠梗阻

注：*使用"九分法"或烧伤图表来确定皮疹范围;†腹泻量使用成人标准;#持续恶心需要胃或十二指肠内窥镜活检,有GVHD史证据

表17-5 急性GVHD的分级

所有分级	皮肤	肝脏	消化道	功能障碍
0(无)	0	0	0	0
Ⅰ(轻)	+~++	0	0	0
Ⅱ(中)	+~+++	+	+	+
Ⅲ(重)	+~+++	++~+++	++~+++	++
Ⅳ(威胁生命)	+~++++	++~++++	++~+++	+++

慢性GVHD可累及皮肤、消化道、肝脏、肺、眼、口腔和骨髓,诱发慢性GVHD的危险因素包括患者的年龄和急性GVHD病史。约22%~29%的GVHD患儿可发生慢性GVHD,而接受HLA匹配的同胞移植的成人患者,慢性GVHD的发生率为30%~50%。

急性GVHD期间患者需进食低纤维、低乳糖、低脂的清淡饮食,但是使用这种调整的饮食并非准则。当患者腹泻恶化时,需联合使用肠外营养支持、肠内营养支持以及经口摄食。在GVHD的恢复期,需根据患儿胃肠道功能恢复情况逐

渐调整饮食(见表 17 - 6)。

表 17 - 6　依据 GVHD 病程进行营养管理的主要策略

阶段	临床症状	营养管理策略	食物不耐受的临床症状
1. 肠道休息	肠胃痛性痉挛 大量水样腹泻 血清白蛋白降低 肠道传输时间大大减少 小肠梗阻或肠鸣音消失 恶心和呕吐	经口:禁食 全肠外营养支持:满足能量和蛋白质应激需求	
2. 引入经口喂养	肠胃痛性痉挛极少 腹泻少于 500 ml/d 改善传输时间(最短 1.5 h) 恶心和呕吐的次数减少	经口:低残渣的等渗低乳糖配方,开始每 2~3 h 60 ml,持续几天 部分肠外营养支持:补充能量和营养素需求	大便体积增加 腹泻、呕吐增加 腹部痛性痉挛增加
3. 引入固体食物	肠胃痛性痉挛极少或没有 大便成形	经口:允许引入固体食物,每3~4 h 一次;乳糖极少、低纤维、低脂(20~40 g/d)、低酸性、对胃无刺激 部分肠外营养支持:补充能量和营养素需求	和阶段 2 相同
4. 扩展食谱	肠胃痛性痉挛极少或没有 大便成形	经口:乳糖极少、低纤维、低酸度、对胃无刺激 如果大便显示脂肪吸收不良:低脂饮食* 部分肠外营养支持:补充能量和营养素需求	和阶段 2 相同
5. 正常饮食	无肠胃痛性痉挛 大便正常 肠道传输时间正常 血清蛋白正常	经口:通过每天引入 1 种限制食物逐步过渡到正常饮食(有肉的食物,含纤维食物,含乳糖食物)。添加食物的顺序可以根据个人的耐受和喜好变化。不再出现脂肪泻的患者要慢慢解除脂肪限制 部分肠外营养支持:补充能量和营养素需求	和阶段 2 相同

注:*低脂饮食中脂肪能量供给不足部分由中链甘油三酯提供

（五）门冬酰胺酶相关性胰腺炎的营养支持

左旋门冬酰胺酶（L-asparaginase，L-Asp）是一种用来治疗 ALL 以及其他血液系统肿瘤性疾病的重要化疗药物。L-Asp 对人体的不良作用有超敏反应、肝脏毒性、胰腺炎和糖尿病等。其中门冬酰胺酶相关性胰腺炎（asparaginase-associated pancreatitis，AAP）是最常见的导致治疗中断的原因。然而，AAP 的发生机制和遗传易感性目前尚不明确。目前有研究表明高年龄组儿童（≥10 岁）在 L-Asp 化疗后患 AAP 的风险高于小年龄组儿童，提示年龄可能是 AAP 发病的危险因素。目前可供临床使用的 L-Asp 有 3 种，分别是大肠杆菌产 L-Asp（E. colil-Asp）、欧文氏菌产 L-Asp 以及聚乙二醇门冬酰胺酶（polyethylene-glycol asparaginase，PEG-Asp）。目前研究表明上述 3 种药物在引起儿童 AAP 概率方面无明显差异。AAP 的诊断要求满足下面 3 条标准中的至少 2 条：出现与胰腺炎类似的临床表现，淀粉酶或脂肪酶达到正常水平上限 3 倍以上以及影像学符合胰腺炎改变。目前的治疗原则主要是抑制胰酶的分泌，禁食、胃肠减压，纠正水、电解质平衡，对症支持及营养支持。如进展为严重出血坏死性胰腺炎，需要考虑急诊手术的必要性。其中营养支持是所有治疗的基础。营养支持目标是减少胰酶的异常分泌，补充必要的营养素，控制患儿体重进行性下降，促进疾病恢复。

对于已经在 L-Asp 化疗后患 AAP 的儿童，研究表明当上述儿童再次暴露于 L-Asp，依然存在患 AAP 的风险，且严重程度不一。目前有学者认为，对于首次 AAP 在 48 h 内能得到诊断，症状能够快速缓解，血清淀粉酶和脂肪酶能够降至正常高值的 3 倍以下，且无胰腺假囊肿形成及胰腺坏死出现者，可以尝试再次使用 L-Asp 治疗。但对于 AAP 复发者，不应再尝试使用 L-Asp 进行治疗。

导致小儿急性胰腺炎的病因多样，其中有 25% 的小儿急性胰腺炎是用药所导致的。根据 NASPGHAN 在 2018 年发表的《小儿急性胰腺炎诊治管理专家共识》，影响小儿急性胰腺炎发病的因素包括个体的解剖学结构、胆道、外伤、感染、毒素入侵、代谢紊乱、全身性疾病、遗传性代谢疾病以及遗传易感性等。传统的急性胰腺炎营养支持方式为禁食结合 TPN 支持。基于理论：现有用于肠内营养支持的食物都会促进胆囊收缩素分泌，进而刺激胰酶分泌，导致蛋白水解酶活化，加速胰腺自身消化作用，使病情恶化。因此认为禁食具有使肠道以及胰腺休息的作用，能加速疾病痊愈。但目前已有的临床研究则表明禁食会增加肠道菌群过度增殖、菌群移位，最终导致感染的风险。另外，重症急性胰腺炎患者的基础代谢增加，本身就有营养不良和疾病恶化的风险。因此，营养支持不但需要，而且越早越好。目前越来越多的研究表明,肠内营养支持在急性胰腺炎早期的治疗效果优于肠外营养支持。有学者提出以肠内按需营养支持的方式治疗小儿重症胰腺炎,效果优于肠外营养支持。也有学者建议在急性胰腺炎的早期治疗中肠内营养支持应该优先考虑,即至是患者存在瘘、腹水以及胰腺假性囊肿形成。

目前推荐肠内营养支持的使用时机是越早越好,以达到防止肠道菌群移位以及全身炎症反应综合征出现的目的。早期营养支持能够减少细胞因子应答、胃轻瘫以及肠梗阻的风险。已有研究表明,在急性胰腺炎发病48 h内开始肠内营养支持较肠外营养支持能有效减少患者的死亡、感染和多脏器功能衰竭风险,而72 h后开始肠内营养支持的患者预后与肠外营养支持者无明显差异,提示早期(不晚于72 h)的营养支持(肠内营养)能够减少并发症并改善预后。因此,对早期肠内营养支持应定义应为急性胰腺炎的一种治疗干预手段,具有改善急性胰腺炎患者预后的作用。

然而,由于急性胰腺炎患者在接受肠内营养支持的过程中可能存在腹痛加剧以及喂养不耐受等情况。因此肠内营养不一定能够适用于所有急性胰腺炎患者的早期治疗。一项研究随机将100名急性胰腺炎患者分别接受肠外营养支持、肠内营养支持以及肠内营养支持+肠外营养支持,结果发现使用肠内营养支持的两组败血症、腹腔内感染的发生率以及住院时间均低于肠外营养支持组,提示当患者早期不能完全耐受肠内营养支持时,肠内营养支持+肠外营养支持也是一种良好的选择。

常规的肠内营养的给予途径分为经胃和经空肠两种方式。之前的理论认为鼻空肠管较鼻胃管存在以下优点:①可避免胃轻瘫;②减少由炎症反应或胰腺假性囊肿引起的十二指肠梗阻风险;③增加小肠能量的供给,保证胰腺休息。然而,虽然存在理论优势,但目前有两项研究均表明两种喂养方式在患者预后上并无统计学差异。因此,目前认为经口、胃管及鼻空肠管对急性胰腺炎患者早期实施肠内营养干预都是可选择的途径。配方上,目前认为要素配方耐受性好且能够直接被肠道吸收,比多聚配方更为适合用于胰腺炎患者。但上述理论优势实际应用中在防治急性胰腺炎并发症方面与全营养素配方并无显著差异,提示全营养素配方与要素配方在急性胰腺炎患儿的肠内营养支持中均可使用。

如出现在急性胰腺炎早期(5~7 d内)无法使用肠内营养支持的情况,如肠梗阻、复杂瘘、腹腔间隔室综合征等,目前仍然推荐使用肠外营养支持来减少儿童的自身消耗，同时肠内营养支持应尽快给予。肠外营养支持能够为患者提供必要的能量以及营养素。配方上，氨基酸不会刺激胰液分泌，在目前急性胰腺炎的支持治疗中认为是安全的。有研究发现在肠外营养中加入谷氨酰胺能显著缩短急性胰腺炎患者的住院时间，提示谷氨酰胺不仅安全，而且具有治疗效果。葡萄糖能为重症急性胰腺炎个体快速供能，除减少蛋白质降解发生的糖异生外，且不会刺激胰液分泌。但是由于胰腺的炎症反应会导致胰岛素的应答功能发生障碍，且 L-Asp 对个体的远期不良反应也包括血糖异常，因此对 AAP 患儿输注葡萄糖时需更加注意定期检测血糖，以防止高血糖出现。目前认为高甘油三酯血症是急性胰腺炎发展为重症急性胰腺炎的危险因素之一，但目前尚无充足的理论推荐或不推荐脂肪乳剂在急性胰腺炎患者中使用。

根据 AAP 的严重程度，建议以下营养支持方案：

（1）轻至中度 AAP 患者如果预计禁食 5～7 天，则建议营养支持。建议使用低脂、高 MCT 饮食。急性重症 AAP 患者，先考虑经肠内营养支持。出现并发症如瘘、腹水、假性囊肿等，均建议行肠内营养支持（空肠置管）。

（2）推荐经空肠置管给予预消化的富含 MCT 的配方。空肠置管推荐在发病后 24～72 h 内及时放置。鼻空肠管有胃镜直视下放置，或盲插法放置螺旋型空肠管先至胃内，利用胃蠕动最终下至空肠 2 种方法。空肠喂养建议通过肠内营养泵持续输注，如气温较低，建议在鼻空肠管前段予加热器加热（37℃）营养液。

（3）进行肠内营养支持时，应注意患者的腹痛、肠麻痹、腹部压痛等胰腺炎症状体征是否加重，并定期复查电解质、血脂、血糖、总胆红素、血清白蛋白水平、血常规及肾功能等，以评价机体代谢状况，调整肠内营养的剂量。患者无法耐受肠内营养或肠内营养摄入不足时，给予肠外营养补充。行肠外营养支持时应监测血脂、血糖、电解质、肝肾功能、出入量等，待患儿症状、血清酶学、影像学等胰腺炎相关指标改善后逐步过渡至进口饮食。

血液肿瘤患儿是营养高风险人群，其营养状况不仅影响化疗效果和患儿生活质量，更直接影响患儿临床预后。对患儿进行营养评估，选择合适的营养支持方式，改善其营养状况，可改善其预后，并提高生存质量。但规范的临床营养支持治疗的实施还需进一步研究完善。

（洪　莉）

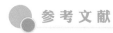 参 考 文 献

［1］ National Cancer Institute，Surveillance Epidemiology and End Results Program. SEER cancer statistics review，1975－2006［EB/OL］.［2009－12－03］http://seer. cancer. gov/csr/1975_2006.

［2］ 冯一，俞晓艳，连靖超，等. 急性白血病患儿治疗期人体组成成分的变化［J］. 中华临床营养杂志，2011，19（2）：88－92.

［3］ Bauer J，Jürgens H，Frühwald MC. Important aspects of nutrition in children with cancer［J］. Adv Nutr，2011，2（2）：67－77.

［4］ Owens JL，Hanson SJ，McArthur JA，et al. The need for evidence based nutritional guidelines for pediatric acute lymphoblastic leukemia patients：acute and long-term following treatment［J］. Nutrients，2013，5（11）：4333－4346.

［5］ Ballal SA，Bechard LJ，Jaksic T. Nutritional Supportive Care［M］// Principles and Practice of Pediatric Oncology. Philadelphia：Wolters Kluwer Health/Lippincott Williams & Wilkins，2011：1243－1255.

［6］ 洪莉. 住院患儿营养风险筛查工具介绍［J］. 中国小儿急救医学，2015，22（2）：77－81.

［7］ Murphy AJ，White M，Elliott SA，et al. Body composition of children with cancer during treatment and in survivorship［J］. Am J Clin Nutr，2015，102（4）：891－896.

［8］ 中国抗癌协会，中国抗癌协会肿瘤营养与支持治疗专业委员会，中国抗癌协会肿瘤康复与姑息治疗专业委员会等. 肿瘤营养治疗通则［J］. 肿瘤代谢与营养电子杂志，2016，3（1）：28－33.

［9］ Thompson KL，Elliott L，Fuchs-Tarlovsky V，et al. Oncology evidence-based nutrition practice guideline for adults［J］. J Acad Nutr Diet，2017，117（2）：297－310. e47.

［10］ Lipkin AC，Lenssen P，Dickson BJ. Nutrition issues in hematopoietic stem cell transplantation：state of the art［J］. Nutr Clin Pract，2005，20（4）：423－439.

［11］ Raja RA，Schmiegelow K，Albertsen BK，et al. Asparaginase-associated pancreatitis in children with acute lymphoblastic leukaemia in the NOPHO ALL2008 protocol［J］. Br J Haematol，2014，165（1）：126－133.

［12］ Abu-El-Haija M，Kumar S，Quiros JA，et al. Management of acute pancreatitis in the pediatric population：a clinical report from the north american society for pediatric gastroenterology，hepatology and nutrition pancreas committee［J］. J Pediatr Gastroenterol Nutr，2018，66（1）：159－176.

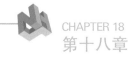

CHAPTER 18
第十八章

食物过敏儿童的营养管理

学习目的

掌握 食物过敏的诊断与营养管理。

熟悉 食物过敏的危险因素和诱发途径。

了解 食物过敏的定义、分类及流行病学。

近年来,过敏性疾病的发病在全球范围内有明显增加趋势,世界卫生组织称之为"21 世纪的流行病"。儿童期是食物过敏(food allergy,FA)的高发年龄段,食物过敏的症状呈非特异性,几乎涉及全身各个系统,增加了诊断的难度,常常容易被漏诊和误诊。食物过敏一旦得以诊断,以回避饮食和营养替代为治疗原则的营养管理格外重要,既要注意避免摄入过敏原,同时又要监测儿童的生长发育,并尽可能减少避食导致营养物质摄入不足或者不均衡的影响。

一、食物过敏的定义

食物过敏是指某一种或几种食物进入人体后,使机体致敏,机体再次暴露于该食物时,对之产生的异常的、可重复出现的免疫反应,导致机体生理功能的紊乱和(或)组织损伤,进而引发消化系统、呼吸系统、皮肤及全身症状。

食物过敏与食物不耐受(food intolerance)尽管可能会有相同的临床表现,如腹泻、腹胀、腹痛等,但两者是发病机制完全不同的两类疾病。前者一定是涉及了免疫系统的食物不良反应,后者是指消化酶分泌障碍、食物的药理样作用、食物毒素作用、心理作用等非免疫系统参与的食物不良反应、在临床上需要仔细鉴别。

二、食物过敏的流行病学

目前尚缺乏儿童食物过敏的流行病学资料,但多数学者认为儿童食物过敏比成人常见,学龄前儿童,特别是婴幼儿更容易发生食物过敏,其发病率(5%~8%)高于成人(1%~2%)。日本一项多中心研究显示新生儿牛奶蛋白过敏的发病率为0.21%,其中体重<1 000 g的早产儿发病率达0.35%。美国一项报道指出,2.27%~2.5%的儿童食物过敏发生在2岁之内。1岁以内婴儿牛奶过敏发病率为2.0%~7.5%。最近的一项流行病学调查发现,5岁以下儿童食物过敏患病率为5%,青少年和成人患病率为4%。澳大利亚儿童食物过敏总体发病率为3.2%,牛奶过敏为2.0%,鸡蛋过敏为3.2%,花生过敏为1.9%。国内有研究显示0~24个月的儿童的发病率约5.2%,0~12个月婴儿的发病率为6.1%,其中4~6个月为食物过敏的高发年龄段。一项包含了13个队列研究的Meta分析显示,2岁内食物过敏使以后哮喘、鼻炎、湿疹的发生风险显著提高。所以,有人认为食物过敏是"过敏历程(atopic march)"中的第一步。

三、食物过敏原与诱发途径

食物诱发儿童过敏的途径有胃肠道食入、呼吸道吸入、皮肤接触等。这种反应轻重不一,严重的可导致死亡。任何食物都可诱发免疫反应,引起免疫反应的食物抗原被称为"食物变应原",也就是人们常说的"过敏原"。几乎所有食物变应原都是蛋白质,并且蛋白质分子量越大,越容易引起过敏。不同食物的变应原性强度不同,同种食物的变应原性强弱也存在易感者年龄及地区、种族的差异。在欧洲,花生是最常见的过敏原。在我国,引起过敏的最常见的食物有牛奶、鸡蛋、鱼、虾、花生、小麦、大豆、某些水果等。

尽管大多数食物过敏的过敏原是经口摄入,但也有因为空气中的食物微粒吸入后引起严重过敏反应的报道。另外,有报道过敏小鼠模型吸入花粉的激发试验,取食管黏膜进行组织学检查,呈现嗜酸细胞增多。临床试验中有花粉过敏的患者,其十二指肠嗜酸细胞与IgE增加,提示吸入过敏原可同时引起气道和胃肠道的过敏。

四、食物过敏的分类及危险因素

食物过敏的分类方法并不统一,按照过敏原分类,可分为牛奶蛋白过敏、花生过敏等;按照累及的器官、系统可分为食物过敏相关的消化系统疾病、食物过敏相关的皮肤疾病、食物过敏相关的呼吸道疾病等等。

食物过敏按照发病机制可分为 IgE 介导、非 IgE 介导、IgE 和非 IgE 混合介导三类。

(1) IgE 介导的食物过敏的特点：发生较快,往往在摄入食物后数分钟至 2 小时内发生,机制明确,有确诊的方法,容易发生严重过敏症,剂量依赖性较弱。常见引起的食物有：花生、鸡蛋、牛奶、大豆等。

(2) 非 IgE 介导的食物过敏的特点：发生较慢,摄入食物后数小时甚至数天内发生,机制尚不明确,回避食物和再激发试验以及斑贴实验有助于诊断,剂量依赖性较强。引起非 IgE 介导的食物过敏的常见食物有牛奶、鸡蛋、大豆、小麦等。

(3) IgE 和非 IgE 混合介导是指发病机制中同时涉及 IgE 和非 IgE 介导的免疫反应。

食物过敏症状较为复杂,可以涉及全身各个系统,包括消化、呼吸、皮肤、神经系统等。食物过敏的发病危险因素主要涉及遗传因素、环境因素、胃肠道屏障功能、自身免疫状态等。

五、食物过敏的诊断

详细的病史询问在诊断中起到至关重要的作用。需要询问症状的出现是否与某种食物摄入有关,可疑食物的摄入量,摄入可疑食物到出现症状的时间、症状出现的频率、诊治情况,曾诊断为何疾病、治疗效果如何。有无食物污染的可能性,2 周的儿童饮食日记,相关症状及用药情况等。体格检查：检查累及的器官系统,但无特异性。

1. 家长记录患儿饮食日记

家长记录患儿饮食日记(母乳喂养的婴幼儿还需要记录母亲的每日饮食)即对每次进食的食物详细记录其品种用量,并与当日发病情况相参照,于发病期至少连续记录 2~3 周,根据记录进行分析,找出可疑的诱发性食物因素。记录要做到坚持不懈,不厌其烦,防止遗漏,尤其对于一些不经常食用的食物如水果、小吃等也要记录。

2. 明确食物过敏与症状之间的关系

有以下病史需要明确疾病是否与食物过敏有关：①症状反复出现或持续存

在,如腹泻、便血、呕吐、反流、喂养困难等伴或不伴生长发育障碍;湿疹、荨麻疹、瘙痒、血管、神经性水肿,喘息,揉鼻眼,喷嚏,除外了其他原因的反复哭闹。②症状出现可能与某种摄入食物有关。③不能用其他疾病解释。

3. 对症状的轻重进行评估

如有以下情况之一,则考虑为食物过敏重度,否则为轻中度:①症状持续存在;②有生长发育障碍;③对多种过敏原过敏;④症状累及多个器官。

4. 食物过敏检查方法及特点

(1) 食物激发试验(oral food challenge,OFC):包括双盲安慰剂对照食物激发试验(a double-blind,placebo-controlled food challenge,DBPCFC,诊断的金标准)、单盲食物激发试验(single-blinded food challenge)、开放性食物激发试验(open food challenge)等,是食物过敏诊断的主要方法。

(2) 皮肤点刺试验(skin prick test,SPT):是比较方便、简单、快速、重复性好、阳性率高的试验,试验可以判断 IgE 介导的过敏反应,测得每个过敏原反应强度,为进行免疫治疗和过敏原回避提供依据。

(3) 斑贴试验(patch test,APT):标准过敏原制成的贴剂,贴于皮肤表面,在 48 h 后移去,观察皮肤的变化及是否有其他临床表现。对非 IgE 介导的特别是小麦导致的食物过敏有一定诊断价值。

(4) 血清特异性 IgE 检测:可协助了解 IgE 介导的食物过敏的机体致敏情况,但值得注意的是结果判断因年龄、过敏原、检测方法不同而不同,并且其结果阴性的临床意义要小于结果阳性。过敏原组分检测将是进一步明确诊断的手段。

(5) 其他实验室检查。血常规:部分食物过敏患儿会出现外周血嗜酸性粒细胞升高。乳糜泻(celiac disease)特异性抗体检测:抗麦胶蛋白/麦醇溶蛋白抗体(AGA)、抗肌内膜抗体(EMA)和抗组织型谷氨酰胺转移酶(tTG)IgA 阳性,提示乳糜泻可能性大。肺含铁血黄素沉积症:肺泡灌洗液等。

(6) 内镜检查。

六、食物过敏的营养管理

食物过敏目前除了食物回避外,没有特效治疗。法国一项研究纳入 96 例食物过敏儿童,平均年龄 4.7±2.5 岁,95 例对照(年龄、性别与病例组相同),平均年龄 4.7±2.7 岁,比较两组儿童年龄别体重、年龄别、身高的 Z 值,发现两者的差异有统计学意义。对 3 种以上食物过敏的儿童身高、体重均小于对 1 种或 2 种过敏的儿童。食物过敏组中 65%、对照组中 55% 的儿童完成了膳食调查（完成调查和没有完成调查的儿童生长发育没有差异），两组儿童能量、蛋白质、脂肪、碳水化合物、钙铁镁磷的摄入没有差异，过敏组中维生素 A/E 的摄入量大于对照组。过敏组儿童在能量摄入与对照组相同的情况下身高、体重低于对照组，可从两个方面解释：一是由于肠道炎症和通透性增加导致营养素丢失过多，二是食物过敏儿童能量和蛋白质的需要量多于对照组。更多报道显示诊断延迟、发病年龄小、多种食物过敏、持续肠道炎症、回避营养价值高的食物、家长过度限制儿童饮食、伴有其他过敏性疾病或慢性病等影响食物过敏患儿的营养状况，需要规范的营养管理。其目的是预防和治疗食物过敏，保证和促进儿童生长发育，发现和治疗营养不良。

1. 回避饮食

过敏原明确时，进行靶向回避或采用加热、消化酶处理，减轻过敏原性；如对水果过敏，水果可以去皮，或者微波炉加热后再食用。过敏原不明确时，可以短期采用经验性限制性食物疗法，即在 2～4 周内限定患儿只食用很少引起过敏的食物如：蔬菜、猪肉、谷物等。如果在这段时间过敏症状消失，可以定期有计划、有步骤地引入单一食物。例如经过 2～4 周，孩子过敏症状消失后，可先引入面食；如果 1～2 周未发病，可尝试第 2 种食物，如新鲜鱼类；如食用后出现症状，则在 6 个月内禁用鱼类。按此办法，经过一段时间的尝试，可以探明孩子可能的过敏食物，对于不过敏的食物继续食用。对于过敏的食物则进行回避。回避过程中注意营养的均衡。还要注意的是一部分口过敏综合征的患儿会有桦树粉或乳胶过敏，除回避饮食之外，还要回避可能的交叉过敏原。特殊疾病需要特殊的饮食回避，比如乳糜泻患儿需要回避麦胶蛋白。食物依赖运动诱导的过敏患儿除回避饮食外，还要注意避免剧烈运动。

2. 营养替代

替代品的营养成分需要满足以下条件：临床证实有助于生长发育和营养状态良好，有效的、无过敏原性的，还要注意避免呼吸道和皮肤接触过敏。教育家长配合，提高依从性，定期激发试验避免不必要的饮食限制。

母乳喂养的牛奶蛋白过敏患儿尽量进行母乳喂养至 6 个月月龄，可尝试回避牛奶及奶制品、花生、豆类等 2～4 周，母亲每天摄入钙 800～1 000 mg，维生素 D 400～600 IU。观察患儿症状改善情况。除非出现以下情况才可以考虑转换为特殊的低敏配方粉喂养,而且这些情况并不多见:①母亲饮食回避,患儿症状持续且严重;②患儿生长迟缓和其他营养缺乏;③母亲饮食排除导致严重体重减轻和影响母亲健康;④母亲无法应对饮食/幼儿的心理负担。暂停母乳1个月后可尝试逐渐恢复母乳喂养。

配方粉喂养的牛奶蛋白过敏的婴儿除回避外还需要进行特殊低敏配方粉替代治疗。

1) 特殊低敏配方的特点及选择

牛奶蛋白中最主要的变应原是乳清蛋白和酪蛋白。乳清蛋白中的变应原包括 α-乳清蛋白(Bos d4)、β-乳球蛋白(Bos d5)、牛血清白蛋白(Bos d6)和牛免疫球蛋白(Bos d7)。酪蛋白中的变应原(统称 Bos d8)包括 4 种不同的蛋白质(α_{s1}、α_{s2}、β 和 κ 酪蛋白)。牛奶蛋白过敏患儿主要是对 β-乳球蛋白(Bos d5)、α 酪蛋白和 κ 酪蛋白过敏。

不同种系哺乳动物的乳汁变应原间存在交叉反应。最有同源性的是牛、绵羊和山羊的奶蛋白,因同属反刍动物牛科家族。绵羊和山羊 β-乳球蛋白序列与牛的同源性为 93.9% 和 94.4%,α_{s1} 酪蛋白为 83.3% 和 87.9%,α_{s2} 酪蛋白为 89.2% 和 88.3%,κ 酪蛋白为 84.9% 和 84.9%。牛科类的乳蛋白成分与猪科(猪)、马科(马和驴)和骆驼科(骆驼和单峰驼)的不同,也和人乳不相同。单峰驼奶中不含 β-乳球蛋白。α_{s1} 酪蛋白、α_{s2} 酪蛋白、κ 酪蛋白序列与牛的同源性分别为 42.9%、58.3%、58.4%。马奶中 β-乳球蛋白、κ 酪蛋白与牛的同源性为 59.4%、57.4%,其 α_{s1} 酪蛋白、α_{s2} 酪蛋白序列与牛不具有同源性。猪奶中 β-乳球蛋白、α_{s1} 酪蛋白、α_{s2} 酪蛋白、κ 酪蛋白序列与牛的同源性分别为 63.9%、47.2%、62.8%、54.3%。

要想使牛奶蛋白不产生过敏,就要想办法降低其变应原性。常用的降低牛奶蛋白变应原性的方法包括热加工、非热加工[高压、超声、辐照、发酵、糖基化、基因法和酶变性(酶交联和酶水解)]等。热加工主要是利用高温对牛乳进行处理,高温能使乳蛋白结构和功能发生变化,但易导致蛋白变性,使营养成分流失;而非热加工处理不仅能够达到蛋白变性的目的,而且能维持乳蛋白原有的感官品质和营养成分,具有热加工无法比拟的优势。在非热加工中,又以生物酶法水解乳蛋白的应用居多。生物酶法水解工艺简单,技术成熟,可行性强,且辅助其他非热加工技术如高压、超声波等,水解效果将会显著增加。

牛奶蛋白的水解配方最早出现于 20 世纪 40 年代,目的是减低或消除牛奶蛋白的变应原性,以减少牛奶蛋白过敏的风险,用来作为牛奶蛋白过敏患儿的替代治疗。近年来,来源于牛奶蛋白的水解配方或其他一些非牛奶蛋白配方(主要蛋白来源为大豆蛋白)被称为"低变应原性"的配方。低变应原性配方的加工过程主要有以下步骤:首先,对不同来源的蛋白(主要包括牛奶中的主要蛋白组成成分——酪蛋白或乳清蛋白,或者是大豆蛋白)进行酶切水解,随后进一步对酶切后的组分进行加热处理和(或)超滤,最后得到水解配方。根据蛋白水解的程度可将水解蛋白配方产品分为深度水解蛋白配方和部分水解蛋白配方。水解蛋白配方所包含肽段的分子量低于原始的蛋白来源,而且蛋白质结构在序列组成和空间构象上也发生了改变。根据美国儿科学会的定义,深度水解蛋白配方只包含分子量小于 3 000 Da 的肽段,而部分水解配方相对于深度水解配方奶粉,其分子质量在 3 000～5 000 Da 的肽段含量要高。另外,除了对天然的蛋白进行水解外,一类用于治疗食物过敏的婴儿配方是直接基于氨基酸混合物的氨基酸制剂,该制剂完全不含食物蛋白,由单体氨基酸代替蛋白质,是各种必需氨基酸与非必需氨基酸的混合制剂,被认为是真正意义上的无变应原性的营养来源。

(1) 深度水解配方:深度水解配方是将牛奶蛋白通过加热、超滤、水解等特殊工艺使其形成二肽、三肽和少量游离氨基酸的终产物,大大减少了过敏原独特型抗原表位的空间构象和序列,从而显著降低抗原性,故适用于大多数牛奶蛋白过敏患儿。依据 AAP 的要求,在双盲对照研究中应用深度水解蛋白配方奶粉后应至少能让 90% 的婴儿不出现牛奶蛋白过敏的症状和体征。Dupont 等对111 名经过食物激发试验证实为牛奶蛋白过敏的 6 个月内的婴儿进行研究,给予这些患儿深度水解配方奶粉喂养 6 个月。6 个月后经过食物激发试验证实这些儿童中,61 名儿童对牛奶蛋白完全耐受,其余 50 名婴儿仍然不能耐受牛奶蛋白。而这 50 名婴儿虽然不能对牛奶蛋白耐受,但是他们过敏的症状较干预前减轻,特应性皮炎评分明显改善。Von Berg 等开展了德国牛奶蛋白过敏婴儿的营养干预研究。这是一项前瞻性研究,随机双盲设计,纳入对象是过敏高风险婴儿,然后随机分配到 4 种配方奶组中:普通配方奶粉、部分水解乳清蛋白配方奶粉、深度水解乳清蛋白配方奶粉和深度水解酪蛋白配方奶粉。观察终点指标是不同年龄阶段(1 岁、3 岁、6 岁、10 岁、15 岁)过敏临床表现(定义为湿疹、胃肠道食物过敏表现、过敏性荨麻疹或上述症状联合表现)的发生情况。该研究显示深度水解酪蛋白配方奶粉可以显著降低特应性皮炎、过敏性鼻炎及哮喘的发生。其中对湿疹的保护作用一直持续到研究结束(即研究对象 15 岁时)而没有改变,但是到 14 岁时服用深度水解酪蛋白配方奶的儿童有少部分又出现了过敏性鼻炎及哮喘，要明显少于服用其他配方奶粉的儿童。然而，深度水解乳清蛋白却没有展现出对上述过敏性疾病的预防作用。世界过敏组织（World Allerge Organization，WAO）、ESPGHAN 以及我国相关指南共识均推荐深度水解配方作为轻中度牛奶蛋白过敏患儿的营养替代配方。深度水解配方粉有一些添加了乳糖，对菌群建立、神经递质的发育有益，可应用于无腹泻症状的轻中度牛奶蛋白过敏患儿。

（2）氨基酸配方：虽然深度水解配方奶粉能解决大部分婴幼儿的牛奶蛋白过敏问题，但是仍有约 10% 的儿童对深度水解牛奶蛋白过敏，他们多表现为严重的食物过敏、多种食物过敏或生长发育迟缓。对于这些儿童，只能选择以氨基酸为氮源的配方粉。WAO、ESPGHAN 指南推荐：牛奶蛋白导致的严重过敏反应；嗜酸细胞性食道炎；多种食物过敏；食物蛋白诱导的肠病、直肠结肠炎、胃食管反流等伴生长发育迟缓；严重湿疹；母乳喂养的患儿对短肽有反应，欲使用配方粉者；牛奶诱导的肺含铁血黄素沉积症（Heiner's 综合征）；食物蛋白诱导的小肠结肠炎综合征（FPIES）伴生长发育迟缓等需要应用氨基酸配方粉作为替代治疗。近年来，氨基酸配方在不断改进，如加入不同比例的中链脂肪酸，加入核苷酸、DHA、AA 等。配方优化的同时，对于食物过敏的替代治疗作用并没有降低。此外，国外也有研究发现，极少数婴幼儿即使应用游离氨基酸配方粉仍然有过敏症状的发生，分析可能与配方粉中含有来自玉米淀粉的葡聚糖多聚体中的蛋白成分有关，于是进一步改良配方，应用来自大米淀粉的葡萄糖多聚体，对过敏婴幼儿的保护作用得到提高。在关注氨基酸配方粉对牛奶蛋白过敏的替代治疗作用的同时，有人也担心其能否提供足量的营养素，是否会影响婴幼儿生长发育。Borschel 等对 134 名健康足月出生的新生儿进行研究发现，应用氨基酸配方粉喂养的新生儿在生后 14 天、28 天、56 天、84 天、112 天，其体重、身高、头围和应用深度水解配方奶粉的新生儿相比没有差异。在 Borschel 等的另一项研究中，27 名患食物过敏、SBS、嗜酸细胞性胃肠炎，平均年龄 3.3 月的婴儿，经过完全氨基酸配方粉喂养 3 个月后，他们的年龄别体重的 Z 值得到明显提高。因此，摄入足够的氨基酸配方粉完全可以满足婴幼儿体格发育需求。

（3）部分水解配方：部分水解配方奶粉也叫适度水解配方奶粉，水解程度稍低，减少了奶粉中的部分变应原成分。乳蛋白部分水解配方根据水解蛋白的来源可分为部分水解乳清蛋白和部分水解酪蛋白配方，其营养价值与普通配方没有区别，只是口味上稍逊色于普通乳蛋白配方，但是要优于深度水解配方和游离氨基酸配方，对婴儿接受性没有影响。通常用于特应性高风险婴儿（婴儿父母或兄弟姐妹患有过敏性疾病，或婴儿自身患其他过敏性疾病）的一级干预，以及牛奶蛋白过敏患儿经过一段时间的深度水解配方治疗症状缓解后的序贯治疗。Alexander 和 Cabana 将部分水解乳清蛋白配方和普通牛奶蛋白配方相比，对是否可以降低过敏高风险婴儿特应性皮炎的发病率的试验研究进行 Meta 分析。所纳入的 18 项研究结果具有一致性，即所有结果均显示部分水解乳清蛋白配方可降低特应性皮炎的发生率，得出结论是如果不能进行母乳喂养，部分水解乳清蛋白配方可以代替普通牛奶配方在婴幼儿尤其是过敏高风险患儿中应用，以降低特应性皮炎的发病率。与纯人乳相比，水解配方对于预防高危儿牛奶蛋白过敏不具优势，并且不能用于治疗怀疑或者是已经诊断牛奶蛋白过敏的儿童；但对于不能纯人乳喂养的高风险婴儿，有研究发现与普通牛奶蛋白配方相比，采用部分水解配方可预防或推迟婴幼儿牛奶蛋白过敏的发生。但是最近一项 Meta 分析却发现，部分水解配方奶粉并不能减少特应性高风险婴儿过敏性疾病的发生。

（4）其他配方：大豆配方，大米水解物配方（extensively hydrolysed rice protein formula，eRHF）。由于大豆蛋白与牛奶蛋白之间存在交叉过敏反应且含有少量雌激素，ESPGHAN 不建议 6 个月以下婴儿选用大豆蛋白配方进行营养替代治疗。Berni 等将 260 名平均年龄 5.9 月的、经过食物激发试验证实为牛奶蛋白过敏的婴儿分成 5 组：深度水解酪蛋白配方奶粉组、深度水解酪蛋白配方奶粉加鼠李糖乳酸杆菌组、水解大米蛋白配方奶粉组、大豆蛋白配方奶粉组、氨基酸配方粉组。经过 12 个月回避饮食，应用相应配方奶替代治疗后再次进行牛奶蛋白激发试验，发现水解大米蛋白配方奶粉组、大豆蛋白配方奶粉组对牛奶蛋白的耐受率低于其他配方奶粉组，认为水解大米蛋白配方奶粉、大豆蛋白配方奶粉不适于对牛奶蛋白过敏进行治疗。但是在另外一项前瞻性研究中，36 例平均年龄 3.6 月、经过牛奶蛋白激发试验证实的牛奶蛋白过敏的患儿，给予 6 个月的深度水解大米蛋白配方的奶粉喂养。这些婴儿对深度水解大米蛋白全部耐受，过敏症状评分明显改善，并且这些婴儿的年龄别身高、年龄别体重和 BMI 的 Z 值均在正常范围内，认为深度水解大米蛋白配方奶粉在治疗食物过敏的有效性和安全性方面同深度水解牛奶蛋白配方奶粉相当。英国变态反应学会指南不建议首先应用水解大米配方粉进行牛奶蛋白的替代治疗。在应用此类配方之前应通过激发试验证实婴幼儿对大米蛋白没有过敏反应。

（5）其他来源动物奶：虽然有少数研究认为马奶、山羊奶等其他动物来源的配方奶可以用作牛奶蛋白过敏儿童的营养替代品，但是这些不同动物来源的蛋白变应原具有交叉性。有研究发现，山羊奶 β-酪蛋白与牛奶 β-酪蛋白的序列有 91% 的相似性，因此羊、绵羊、水牛的乳汁不宜用于牛奶蛋白过敏营养替代，因其可致交叉过敏反应。

目前对牛奶蛋白过敏仍缺乏有效治疗方法，回避牛奶蛋白进行营养替代治疗是最主要的措施，临床中应根据患儿的年龄、病情、家庭经济状况综合考虑选择合理的营养替代方案。

2）特殊低敏配方喂养的时间

特殊低敏配方粉的喂养时间为 6 个月，或者到婴儿 9～12 个月；IgE 介导的牛奶蛋白过敏喂养时间要持续至 2 岁。所有患儿需要在喂养 6 个月时评估是否出现口服免疫耐受。

特殊配方喂养的注意事项：等到婴儿饥饿再喂养，6 个月后使用大口杯喂养，配方转换时缓慢调整速度，1 岁以内不建议使用蜂蜜/调味剂。

3）家长教育

教育家长每次购买食物时需要认真阅读食物和营养补充剂的标签，避免摄入潜在的过敏原。特别注意未包装食品、餐厅或外卖的食物、交叉污染的食物（在家制作食物、自助餐或 BBQ 等）。

4）评估营养状态及生长发育情况

牛奶或奶制品等食物可提供生长发育依靠的能量、营养素（蛋白质、脂肪、钙、磷、碘等），回避存在过敏原的食物可能会影响关键营养素的摄入，导致营养不良并影响生长发育。监测营养状态时首先要考虑膳食的营养是否充足，生长发育曲线如何，是否存在吸收不良，营养物质排出增多的情况，是否有代谢问题，并寻找宏量营养素和微量营养素减少的影响因素。母乳喂养的患儿需要评估母亲营养状态。注意各种营养素的补充，如维生素 A、D、E 的补充。

（1）营养的评估：食物过敏患儿需要在随访过程中进行营养评估，包括既往饮食史、人体学测量、饮食摄入评估、实验室指标。

（2）既往饮食史：婴儿的喂养方式、固体食物引入的时间、回避的食物和回避的原因、特殊配方奶粉的种类和每天摄入量、维生素和矿物质摄入、有无挑食、偏食、每日餐次和每餐食物分配量等。

（3）人体学测量：身长、头围、体重等。

(4) 饮食摄入评估：膳食问卷方法。

(5) 实验室指标：血常规、电解质、白蛋白和前白蛋白、肾功能、铁代谢、维生素和矿物质等。

5) 辅食的添加和食物再引入

根据 WHO 建议：添加食固体辅食不宜早于 4 个月，不宜晚于 6 个月。"对于有或无过敏风险的婴儿，没有令人信服的证据表明潜在过敏食物的回避或延迟激发可减少过敏"。英国一项单中心 RCT 研究纳入 1 303 例 3 个月纯母乳喂养的婴儿，分为两组——早期添加可能致敏食物组和正常添加致敏食物组（6 月龄后），添加致敏的食物为牛奶、花生、煎/煮鸡蛋、芝麻、鱼、小麦。结果显示两组食物过敏总患病率没有差异。

食物过敏的患儿添加辅食可先加含铁米粉、蔬菜等，逐步过渡到肉类食物、鸡蛋、海产品。如果同时需要进行从氨基酸奶粉到高度水解配方的转换时，则暂停添加新辅食，先进行转换。对于非 IgE 介导的过敏患儿鼓励尽量尝试多种食物。

(1) 家庭再引入食物适应证：轻度症状者（非 IgE 介导），过去 6 个月无过敏反应者，SPT 显著降低（IgE 介导）者。

(2) 医院内再引入食物适应证：中重度过敏反应者（包括 FPIES），微量食物暴露出现严重反应者，常规哮喘预防性治疗者，多种过敏原过敏或过敏累及多个器官者，SPT 无显著降低（IgE 介导）者，患儿父母无法理解激发试验方案者。

牛奶蛋白过敏患儿的牛奶阶梯法（milk ladder）家庭引入：患儿 12 月龄起可考虑再引入牛奶蛋白，每 6～12 个月评估一次（如果是 IgE 介导的，重测 SPT），从引入致敏性低的烘烤后的牛奶蛋白开始，采用牛奶梯度方法逐步引入牛奶蛋白。第一步：少许每块牛奶蛋白<1 g 的饼干，逐渐增加至整块饼干超过 5 周。第二步：其他含牛奶蛋白的烘烤产品，如饼干、蛋糕、华夫饼、苏格兰饼、黄油、人造奶油、调味的奶酪粉等。第三步：含熟奶酪或加热的全奶成分，如奶油冻、芝士酱、比萨、大米布丁、巧克力、巧克力包被的食品、发酵甜品、酸奶等。第四步：鲜奶制品。如果出现过敏再返回上一步。

蛋白质是构成机体组织和器官的重要成分，次要功能是供能。儿童处于生长发育期，保证优质蛋白的供应十分重要。优质蛋白来源：牛奶、鸡蛋、鱼、坚果、大豆。应特别关注多种动物来源蛋白过敏的儿童。可利用植物蛋白者需要提高蛋白摄入量，2～6 岁增加 20%，6 岁以上增加 15%。

脂肪摄入不足导致能量和必需脂肪酸缺乏，$n-3$ 多不饱和脂肪酸通过抑制环加氧酶-2抑制花生四烯酸转换为前列腺素,通过维持细胞膜稳定性、信号转导、基因转录影响 T 细胞功能。所以脂肪摄入量应个体化(注意每个患儿每天食物摄入种类、摄入量),保证摄入充足的必需脂肪酸,满足生长发育需求。

碳水化合物是供能的主要来源,占总能量的 40%~60%。谷物、水果和蔬菜是碳水化合物的良好来源,对谷物过敏的儿童也应该从其他途径获取足够的碳水化合物。

除宏量营养素外,还要注意微量营养素的摄入。保证维生素 D 和锌的摄入。

需要注意食物制作过程中的乳化剂和晚期糖基化终末产物会也导致食物过敏,尽量避免此类物质的摄入。

食物多样化的摄入可减轻食物过敏的发生。奥地利、法国、瑞士、芬兰、德国多中心郊区出生队列研究表明,生后第 1 年食物多样性与食物过敏、哮喘等过敏性疾病呈负相关。

七、益生菌和益生元的应用

越来越多的研究指向"过敏症发生与肠道菌群存在强烈内在联系"。婴儿期膳食和肠道菌群驱动着婴儿免疫系统成熟发育,生命早期环境微生物暴露影响着儿童期过敏性疾病的易感性。研究证实,婴儿期肠道缺乏某种特定菌群与儿童期过敏性疾病发生高度关联,这个时期既是"过敏性疾病易感时间窗",也是临床干预的重要时期。

美国的一项前瞻性、多中心平行队列研究,研究目的是婴儿期肠道菌群与牛奶鸡蛋过敏症儿童期治愈的关联性,纳入各种食物过敏症(牛奶、鸡蛋、中重度湿疹)的 3~15 月龄婴幼儿(N=226),3 月龄、6 月龄、12 月龄和 8 岁前每年 1 次临床评价、牛奶鸡蛋特异性 sIgE 检测、皮肤针刺试验和取粪便做功能性菌群丰度分析。主要结果显示 8 岁时牛奶鸡蛋过敏症治愈儿童占 56.6%,过敏症治愈儿童在 3~6 月婴儿期粪便厚壁菌门及梭菌科丰度显著增高($P=0.047$),代谢组学提示婴儿期肠道 SCFA 高水平(ANOVA $P=0.034$)。也有研究显示鼠李糖乳杆菌等可修饰食物抗原易感性的阈值,从而诱导口服免疫产生,达到诊断和治疗的目的。但是 WAO 建议因为需要更多循证依据,所以目前仅推荐益生菌用于高危儿(父母或兄姐有过敏史)。高危儿母亲孕期和哺乳期可预防 2 岁内湿疹的发生,而不是其他过敏性疾病的预防,对于治疗尚未确定疗效。

益生元有直接和间接的免疫调节作用,一是通过调节肠道菌群对固有免疫和适应性免疫发挥作用。在无菌小鼠模型中,暴露于免疫刺激性微生物成分可以激活幼鼠肠道黏膜的固有免疫。正常肠道微生物菌群的定植可抑制致病菌导致的感染,通过定植抵抗,阻止致病菌接触黏附位点,并或者通过环境产生抑制的物质限制致病菌的增殖,肠道菌群可促进黏膜淋巴组织的发育,促进 sIgA 的产生,以及促进机体对于非己的肠道菌群免疫耐受的形成,刺激适应性免疫还可使肠道黏膜在促进炎症反应和抑制炎症反应方面产生平衡。二是直接发挥免疫作用。一项关于 HMOs 的报道显示,HMOs 可直接与免疫细胞表面的糖基受体结合发挥免疫调节作用,对白细胞有趋化作用。体外实验还发现低聚糖有调节 Th_1 和 Th_2 细胞的作用。但在 2015 年版 WAO 益生元使用指南中也仅推荐益生元用于非纯母乳喂养的患儿过敏的预防(无论是否高危)。

八、口服免疫治疗

鉴于食物过敏对生活质量的影响,以及有可能造成的营养缺乏,甚至发生严重过敏反应、过敏性休克的风险,迫切需要一种安全有效的治疗措施。其中包括过敏原特异性免疫治疗和非特异性的治疗。食物过敏口服免疫治疗是通过逐渐增加食物变应原的摄入量,使患者对致敏食物达到耐受的特异性治疗方法。适应证:适用于致敏食物为人体营养所必须,日常生活中难以严格回避、症状相对严重的食物过敏患者。英国 LEAP 研究观察高危婴儿过敏原暴露是否可以显著降低幼儿期花生过敏症风险,研究婴儿期摄入或规避花生策略,哪一种能最有效预防发生花生过敏症。此为前瞻性开放队列研究,年龄 4~11 月龄、对花生敏感的婴儿($N=640$),分别每日摄入花生膳食或花生规避膳食,干预到 60 月龄,行皮肤点刺实验。结果显示:花生规避组治疗依从率 90.4%;干预组依从率 69.3%。花生规避组皮肤点刺实验阳性率 13.7%,而干预组仅 1.9%($P<0.001$)。98 例基线针刺实验阳性者,规避组花生过敏症发生率 35.3%,而干预组 10.6%($P=0.004$),提示适当的呈阶梯的饮食暴露有利于口腔免疫耐受的形成。针对牛奶鸡蛋等过敏原也有类似报道。但在治疗过程中,仍有风险存在,并且即使口腔免疫耐受出现,但在感染和运动情况下,过敏可能重现,所以对口服免疫治疗仍然存在争论。

(李在玲)

参 考 文 献

［1］ Waserman S，Watson W. Food allergy［J］. Allergy Asthma Clin Immunol，2011，7 Suppl 1：S7.

［2］ Fiocchi A，Brozek J，Schünemann H，et al. World allergy organization(WAO) diagnosis and retionale for action against cow's milk allergy (DRACMA) guidelines［J］. World Allergy Organ J. 2010,3(4)：157 – 161.

［3］ Miyazawa T，Itabashi K，Imai T. Retrospective multicenter survey on food-related symptoms suggestive NICU neonates［J］. Allergol Int，2013,62(1)：85 – 90.

［4］ Sicherer SH，Sampson HA. Food allergy：Epidemiology，pathogenesis，diagnosis，and treatment［J］. J Allergy Clin Immunol，2014,133(2)：291 – 307；quiz 308.

［5］ Prescott S，Allen KJ. Food allergy：Riding the second wave of the allergy epidemic ［J］. Pediatr Allergy Immunol，2011,22(2)：155 – 160.

［6］ Alduraywish SA，Lodge CJ，Campbell B，et al. The march from early life food sensitization to allergic disease：a systematic review and meta-analyses of birth cohort studies［J］. Allergy，2016,71(1)：77 – 89.

［7］ Magnusson J，Lin XP，Dahlman-Hoglund A，et al. Seasonal intestinal inflammation in patients with birch pollen allergy［J］. J Allergy Clin Immunol，2003,112：45 – 50.

［8］ Kjellman NL，Johansson SG. IgE and atopic allergy in newborns and infants with a family history of atopic disease［J］. Acta Paediatr Scand，1976,65(5)：601 – 607.

［9］ Ruiz RG，Kemeny DM，Price JF. Higher risk of infantile atopic dermatitis from maternal atopy than from parental atopy［J］. Clin Exp Allergy，1992,22(8)：762 – 766.

［10］ Ling Z，Li Z，Liu X，et al. Altered fecal microbiota composition associated with food allergy in infants［J］. Appl Environ Microbiol，2014,80(8)：2546 – 2554.

［11］ 中华医学会儿科学分会消化学组.食物过敏相关消化道疾病诊断与管理专家共识 ［J］.中华儿科杂志,2017,55(7)：487 – 492.

［12］ Halken S，Larenas-Linnemann D，Roberts G，et al. EAACI guidelines on allergen immunotherapy：Prevention of allergy［J］. Pediatr Allergy Immunol，2017,28(8)：728 – 745.

［13］ Venter C，Brown T，Meyer R，et al. Better recognition，diagnosis and management of non-IgE-mediated cow's milk allergy in infancy：iMAP-an international interpretation of the MAP (Milk Allergy in Primary Care) guideline ［J］. Clin Transl Allergy，2017,7：26.

［14］ Ebisawa M，Ito K，Fujisawa T，et al. Japanese guidelines for food allergy 2017

［J］. Allergol Int，2017,66(2)：248－264.

［15］ Von Berg A，Filipiak-Pittroff B，Schulz H，et al. Allergic manifestation 15 years after early intervention with hydrolyzed formulas—the GINI Study［J］. Allergy，2016,71(2)：210－219.

［16］ Koletzko S，Niggemann B，Arato A，et al. Diagnostic approach and management of cow's-milk protein allergy in infants and children：ESPGHAN GI committee practical guidelines［J］. J pediatr Gsatroenteral Nutr，2012,52(2)：221－229.

［17］ Nowak-Wegrzyn A，Czerkies LA，Collins B，et al. Evaluation of hypoallergenicity of a new，amino acid-based formula［J］. Clin Pediatr，2015,54(3)：264－272.

［18］ Berni Canani R，Nocerino R，Leone L，et al. Tolerance to a new free amino acid-based formula in children with IgE or non-IgE-mediated cow's milk allergy：a randomized controlled clinical trial［J］. BMC Pediatr，2013,13(2)：1－6.

［19］ Jirapinyo P，Densupsoontorn N，Kangwanpornsiri C，et al. Improved tolerance to a new amino acid-based formula by infants with cow's milk protein allergy［J］. Nutr Clin Pract，2016,4(1)：1－10.

［20］ Borschel MW，Ziegle EE，Wedig RT，et al. Growth of healthy term infants fed an extensively hydrolyzed casein-based or free amino acid-based infant formula：a randomized，double-blind，controlled trial［J］. Clin Pediatr，2013,52(10)：910－917.

［21］ Vandenplas Y，De Greef E，Hauser B，et al. Safety and tolerance of a new extensively hydrolyzed rice protein-based formula in the management of infants with cow's milk protein allergy［J］. Eur J Pediatr，2014,173(9)：1209－1216.

［22］ Luyt D，Ball H，Makwana N，et al. BSACI guideline for the diagnosis and management of cow's milk allergy［J］. Clin Exp Allergy，2014,44(5)：642－672.

［23］ 李在玲,毛萌. 益生元对婴幼儿健康的影响［J］. 中华儿科杂志［J］. 2017,55(7)：481－482.

［24］ Fiocchi A，Pawankar R，Cuello-Garcia C，et al. World Allergy Organization-McMaster University Guidelines for Allergic Disease Prevention（GLAD-P）：Probiotics［J］. World Allergy Organ J，2015,8(1)：4.

［25］ Cuello-Garcia1 C，Fiocchi A，Pawankar R，et al. World Allergy Organization-McMaster University Guidelines for Allergic Disease Prevention（GLAD-P）：Prebiotics［J］. World Allergy Organ J，2016,9：10.